MATHIEU BOUARFA @NUTRASTREAM

Biólogo y bioquímico

La revolución de los complementos alimenticios

Eleva tu rendimiento, potencia tu salud y vive mejor

GROU

Papel certificado por el Forest Stewardship Council®

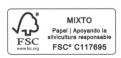

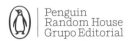

Título original: *Compléments alimentaires. Votre révolution santé*

Primera edición: mayo de 2025

© 2024, Mathieu Bouarfa
© 2024, Hachette Livre (Marabout)
© 2025, Penguin Random House Grupo Editorial, S. A. U.
Travessera de Gràcia, 47-49. 08021 Barcelona
© 2025, Francesc Reyes Camps, por la traducción

Penguin Random House Grupo Editorial apoya la protección de la propiedad intelectual. La propiedad intelectual estimula la creatividad, defiende la diversidad en el ámbito de las ideas y el conocimiento, promueve la libre expresión y favorece una cultura viva. Gracias por comprar una edición autorizada de este libro y por respetar las leyes de propiedad intelectual al no reproducir ni distribuir ninguna parte de esta obra por ningún medio sin permiso. Al hacerlo está respaldando a los autores y permitiendo que PRHGE continúe publicando libros para todos los lectores. De conformidad con lo dispuesto en el artículo 67.3 del Real Decreto Ley 24/2021, de 2 de noviembre, PRHGE se reserva expresamente los derechos de reproducción y de uso de esta obra y de todos sus elementos mediante medios de lectura mecánica y otros medios adecuados a tal fin. Diríjase a CEDRO (Centro Español de Derechos Reprográficos, http://www.cedro.org) si necesita reproducir algún fragmento de esta obra.
En caso de necesidad, contacte con: seguridadproductos@penguinrandomhouse.com

Printed in Spain – Impreso en España

ISBN: 978-84-10396-88-3
Depósito legal: B-4.570-2025

Compuesto por Miguel Ángel Mazón Studio
Impreso en Artes Gráficas Huertas, S. A.
Fuenlabrada (Madrid)

GT 96883

ADVERTENCIA

El autor y la editorial declinan cualquier responsabilidad que provenga directa o indirectamente de la utilización de este libro.

Las informaciones recogidas en él son a título informativo y no pueden sustituir las recomendaciones del personal sanitario. No abandones nunca un tratamiento en curso sin la opinión de tu médico de cabecera y de tu farmacéutico.

Los complementos alimenticios no son medicamentos; su objetivo no es tratar una enfermedad. De igual modo, no pueden utilizarse como sustitutos de una alimentación variada y, en general (salvo en casos específicos), no deben consumirlos las mujeres embarazadas o en periodo de lactancia ni los menores de 18 años.

Las contraindicaciones descritas en estas páginas, así como la interpretación de los textos legales en vigor, pueden evolucionar, sobre todo en función de los descubrimientos científicos. Al final del libro encontrarás todos los estudios y publicaciones científicas que en él se citan clasificados por capítulos.

Este libro tiene como objetivo llegar al público en general y el autor se permite la licencia de simplificar los términos que considera más técnicos.

Índice

Introducción 9

PRIMERA PARTE Por qué los productos de salud natural son imprescindibles 15

Lleva tu salud al máximo nivel con los complementos alimenticios 16

¿La salud natural y la prevención van a desaparecer? 29

Los tres pilares de tu salud 39

¿Cómo escoger mejor tus complementos alimenticios? 51

¿Qué es la revolución Nutrastream? 75

SEGUNDA PARTE Productos de salud natural adaptados a tus necesidades 81

¿Por dónde empiezo? 82

Sueño: consigue unas noches reparadoras 92

Estrés: controla el mal del siglo 99

Estado de ánimo: mantén el rumbo hacia un buen equilibrio emocional ... 107

Energía: recupera el vigor 113

Inmunidad: estimula tus defensas 121

Digestión: mima tu vientre 129

Cabello: conserva una melena llena de vida 139

Piel: irradia belleza desde el interior 146

Deporte: potencia tu salud y tu rendimiento 154

Articulaciones: conserva tu movilidad a lo largo de los años 162

Regla: calma tus dolores menstruales 170

SOP: equilibra tus hormonas 177

Bienestar genitourinario: cuida de tu intimidad 183

Fertilidad: aumenta al máximo las posibilidades 189

Embarazo: crea vida con serenidad 198

Menopausia: sácale el máximo provecho a tu segunda primavera.........204

Andropausia: recupera el control de tu vitalidad............................211

Próstata: controla la hipertrofia benigna.................................... 218

Circulación: optimiza el sistema cardiovascular y la tensión arterial....... 225

Ojos: cuida tu salud visual.. 232

Memoria y concentración: maximiza tu salud cerebral..................... 239

Sexualidad: vibra de forma natural 248

Glucemia: regula el nivel de azúcar y lucha contra la resistencia
a la insulina.. 255

TERCERA PARTE Los ingredientes de la salud natural,
examinados con lupa.............................265

Instrucciones 266

Fichas de los activos por orden alfabético...................................268

Contraindicaciones de otros complementos de salud natural
abordados en este libro 309

Conclusión 313

Agradecimientos 315

Bibliografía 317

Respuestas a los «Tú decides»..349

Tabla de contenidos 353

Introducción

¿Sabías que el magnesio puede ser un superaliado para tu memoria? ¿Y que el zinc puede ayudar a aliviar los dolores menstruales? ¿O que el colágeno es útil en los casos de tendinopatía y que la bromelaína, extraída de la piña, puede protegerte si tienes alergia?

¡Te doy la bienvenida al maravilloso mundo de los complementos alimenticios!

Si tienes este libro en las manos es porque te interesa tu salud y todo lo relacionado con la prevención. Enhorabuena, estás descubriendo el increíble potencial de los productos de salud natural, que pueden ayudarte a sentirte mejor.

Vitamina D, probióticos, omega-3, camomila, melatonina, espirulina, creatina... No, no estoy recitando una fórmula mágica, sino algunos de los muchos complementos alimenticios que existen.

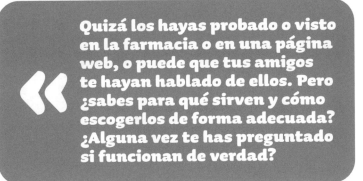

Quizá los hayas probado o visto en la farmacia o en una página web, o puede que tus amigos te hayan hablado de ellos. Pero ¿sabes para qué sirven y cómo escogerlos de forma adecuada? ¿Alguna vez te has preguntado si funcionan de verdad?

Es cierto que no resulta fácil orientarse entre tantas cápsulas y promesas extraordinarias. Entre los códigos de las etiquetas, las dosis poco claras y las afirmaciones a veces sorprendentes, es bastante habitual perderse en estas incursiones en el área del bienestar. Es casi como buscar la salida en una conocida tienda de muebles; nunca la encuentras...

Soy Mathieu, biólogo, bioquímico y autor científico, formador de médicos y farmacéuticos, ayudante también de ingenieros y, sobre todo, una persona con

Introducción

una curiosidad insaciable con respecto a las maravillas de la salud natural. Desde hace quince años, estudio los productos de este apasionante mundo en busca de las joyas que mejoran nuestra salud de forma natural y evidente.

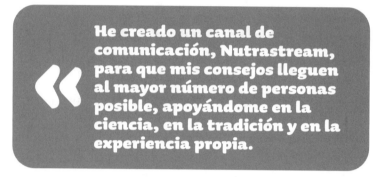

> He creado un canal de comunicación, Nutrastream, para que mis consejos lleguen al mayor número de personas posible, apoyándome en la ciencia, en la tradición y en la experiencia propia.

Tengo una convicción: si se escogen bien y se utilizan con criterio, algunos micronutrientes pueden ser unas bazas buenísimas para el bienestar y unos aliados estupendos para enfrentarse al ritmo frenético de la vida moderna, como complemento a una alimentación equilibrada y un estilo de vida saludable. Porque, confesémoslo, comer de forma equilibrada y correr dos veces por semana es estupendo, pero no siempre basta para estar en óptima forma. Contaminación, estrés, cansancio, envejecimiento... El organismo a veces necesita un empujoncito para funcionar a pleno rendimiento. Por ejemplo, en las mujeres jóvenes, es muy común el déficit de vitamina D, magnesio o yodo. Y ahí es donde entran en juego los complementos alimenticios.

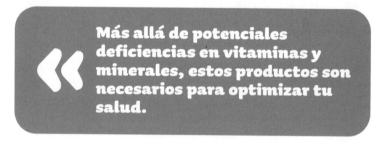

> Más allá de potenciales deficiencias en vitaminas y minerales, estos productos son necesarios para optimizar tu salud.

Consideremos el ejemplo del magnesio: aunque no tengas ninguna carencia, en algunos periodos de la vida (con estrés, embarazo, deporte...) es necesario un mayor consumo de este elemento.

Sin embargo, este potencial sigue sin reconocerse. Ante la opacidad del mercado, una normativa que a veces raya los límites de la censura y la desconfianza de ciertos medios de comunicación, es lógico hacerse preguntas. Por no mencionar los prejuicios de ciertos sectores, que miran con malos ojos esta molesta competencia... Porque, efectivamente, el papel del complemento alimenticio no solo consiste en tratar las carencias, sino también en abrir la puerta hacia una mejor prevención en el ámbito de la salud. Los complementos alimenticios se revelan como una muy buena herramienta para limitar las molestias fisiológicas que te incomodan habitualmente y que incluso en algunos casos podrían revelarse como factores de riesgo de enfermedad. Si cuidas tu salud desde ahora, evitarás posibles complicaciones en el futuro.

> **Ese es el objetivo de este libro: proporcionar las claves para que puedas orientarte en el laberinto de los complementos alimenticios. Aprender a escogerlos, a combinarlos y a utilizarlos como aliados según te convenga, respetando siempre tu equilibrio.**

- En la **primera parte** de este viaje al mundo de la prevención nos centraremos en los complementos alimenticios y trataremos de discernir **las verdades y mentiras** de lo que se lee y se escucha sobre ellos para explorar sin tabúes su potencial (y también sus límites). Se trata de una etapa imprescindible para fomentar tu curiosidad y conocer más sobre estos valiosos aliados de la salud. En cuanto comprendas que hay mucho camino por recorrer en lo que se refiere a la prevención, desearás empezar tu revolución cuanto antes, seguramente desde que leas las primeras páginas de este libro.
- La **segunda parte** la dedicaremos a tus necesidades específicas, con **soluciones que puedan calmar esas molestias recurrentes**. Estrés, mala calidad del sueño, una inmunidad por los suelos, digestiones pesadas, articulaciones oxidadas... En primer lugar, te ofreceré algunos consejos naturales muy eficaces para dichas dolencias y, en particular, consejos prácticos para llevar una mejor higiene de vida y respuestas a la pregunta de cómo elegir los mejores activos.
- La **tercera parte** constará de **información detallada sobre los supernutrientes, las plantas y los demás activos de la salud natural** con el fin de obtener lo mejor de todos ellos: conocerás las formas más asimilables de cada uno, el momento óptimo para tomarlos, la dosificación correcta, las

contraindicaciones, etc. Y también descubrirás los ingredientes más eficaces para nuestro bienestar, ¡todo ello basado en sólidas pruebas científicas!

Además, encontrarás opiniones de expertos (médicos y farmacéuticos) y numerosos testimonios inspiradores seleccionados de entre los comentarios de la comunidad Nutrastream, porque no hay nada como la experiencia real para formarse una opinión bien fundada. Todo esto aderezado con una gran dosis de buen humor, pedagogía y empatía. Estoy convencido de que los conocimientos sobre la prevención en materia de salud no deberían ser ni austeros ni moralizantes y que, a medida que se asimilan, pueden eliminar las ideas preconcebidas y las falsas expectativas.

> **Te propongo una nueva filosofía del bienestar y un enfoque tranquilo y razonado con el que podrás cuidarte de manera muy natural, pero con mucha prudencia. Es el inicio de una hermosa historia en la que te convertirás en un experto en tu propia salud.**

Ahora ha llegado el momento de disfrutar de este viaje vitaminado y alcanzar el siguiente nivel.

Introducción

COMPLEMENTOS ALIMENTICIOS: ONCE IDEAS PRECONCEBIDAS QUE HAY QUE RECHAZAR

Los complementos alimenticios son objeto de muchísimos prejuicios, y a veces suscitan interrogantes, así como desinformación.

1 Los complementos alimenticios no tienen utilidad alguna si la alimentación es equilibrada. **FALSO**

2 Tomar un complemento alimenticio cuyo principio activo está ya presente en la alimentación no es útil. **FALSO**

3 Los complementos alimenticios no son eficaces. **FALSO**

4 Los complementos alimenticios no disponen de autorización para su comercialización. **FALSO**

5 Los complementos alimenticios son peligrosos para la salud. **FALSO**

6 Los médicos no prescriben nunca complementos alimenticios. **FALSO**

7 Los complementos alimenticios están reservados a los deportistas. **FALSO**

8 Los complementos alimenticios solamente se prescriben con receta. **FALSO**

9 No es bueno tomar muchos complementos alimenticios. **FALSO**

10 El circuito de fabricación de los complementos alimenticios no es seguro. **FALSO**

11 Los mejores complementos alimenticios se encuentran en las farmacias. **FALSO**

A lo largo del libro te demostraré por qué estas afirmaciones no tienen fundamento y te daré referencias claras para distinguir lo verdadero de lo falso en el universo de los complementos alimenticios. ¡Vamos allá!

Primera parte

Por qué los productos de salud natural son imprescindibles

Tu salud es solo tuya, y de ti depende implicarte para preservarla. Es posible que las claves de tu bienestar futuro se te estén escapando sin que seas consciente de ello...

Lleva tu salud al máximo nivel con los complementos alimenticios

Cuando se aborda el tema de la salud, lo primero que te viene a la cabeza es el sistema de sanidad actual: el médico, la farmacéutica, el hospital, la Seguridad Social, los medicamentos...

Sin embargo, antes de empezar un tratamiento, debería existir una etapa de vigilancia, es decir, de prevención, que nos permita mantener la salud y nuestro bienestar. Existen muchas medidas preventivas o de ayuda a las que se puede recurrir en caso de molestias, por ejemplo, cuando sientes la garganta algo irritada, te despiertas a menudo por las noches o tienes problemas de estómago.

La gran olvidada, a pesar de que es esencial, es la prevención.

Ya lo sabes, la salud se apoya en tres pilares: la alimentación variada y equilibrada, el sueño y la actividad física. Y a estos tres aspectos dedicaremos el siguiente capítulo. Pero tenerlos en cuenta ¿puede ser la respuesta a todas las necesidades? ¿Podríamos ir más allá en el terreno preventivo para lograr un mayor bienestar?

Es en este punto donde interviene el complemento alimenticio: un aliado valioso y, sin embargo, mal comprendido —y, en mi opinión, **basada en estudios científicos, tradición y la experiencia propia**, el más importante—, que va mucho más allá del placebo. Con su aporte de vitaminas, minerales, plantas y otros activos naturales, su papel no se limita a tratar las carencias, sino que es una auténtica navaja suiza de la prevención. No obstante, por un claro desconocimiento de lo que en realidad son y por una normativa inadecuada, estos productos suscitan continuamente dudas.

Frente a una censura que va en aumento, cualquiera de nosotros podemos vernos privados del acceso a soluciones beneficiosas para la salud. ¿Alguien te ha hablado, por ejemplo, de la relación entre el dolor de cabeza y la falta de magnesio, o entre una piel cansada y la carencia de zinc? ¿Te han propuesto arcilla para calmar la diarrea u ortiga en caso de rinitis alérgica? Son molestias quizá persistentes cuyas soluciones son ya comunes en muchos otros países como Canadá, Estados Unidos o China. Y eso por no mencionar el uso milenario de plantas como, por ejemplo, el sauce, que calma el dolor (lumbar, articular o de cabeza).

Por desgracia, la Unión Europea impone unas **normas estrictas que plantean interrogantes sobre los intereses políticos, financieros y de ciertos sectores industriales involucrados**. Como veremos, las razones de estas reticencias son muchas.

Pero primero sígueme por los entresijos de estos productos naturales: te explicaré por qué deberías integrarlos en tu rutina de bienestar.

¿Qué es, en realidad, un complemento alimenticio?

Los complementos alimenticios pueden ayudarte a tomar las riendas de tu salud con eficacia y desde el plano natural. Pero, cuidado: no son medicamentos. En caso de enfermedad, debes consultar a un profesional de la salud. Incluso si tienes molestias, te recomendaría siempre que se las expliques a tu médico, que es el único capacitado para establecer un diagnóstico. Recuerda que, tras una simple molestia, puede ocultarse una enfermedad.

Un enfoque natural de la salud

La denominación «complemento alimenticio» no es del todo apropiada, porque muchas sustancias no tienen como objetivo *completar* el régimen *alimentario*. La melatonina, por ejemplo, se utiliza para regular el sueño; el concentrado de azafrán, por su acción sobre el estado de ánimo, etc. El propio término debería, por tanto, modificarse para acercarse a otras normativas internacionales, como la vigente en Canadá, que habla, sobre todo, de «**productos de salud natural**».

En este libro utilizaré indistintamente las dos terminologías: complementos alimenticios y productos de salud natural o productos naturales.

Independientemente de cómo los llamemos, **su objetivo es preservar tu salud, prevenir un desequilibrio del organismo o restablecer su equilibrio**. En este sentido, forman parte plenamente de la salud natural, que se origina en nuestros conocimientos sobre las sustancias presentes en la naturaleza.

Además, un complemento alimenticio es un producto que contiene uno o varios activos entre las categorías siguientes:

17

> **¿Sabías que…?**
>
> A menudo, oigo decir que el complemento alimenticio no dispone de autorización de comercialización, lo que no es cierto en modo alguno. En la Unión Europea, todo complemento alimenticio tiene que disponer de una **declaración de comercialización** y, cuando contiene un activo nuevo, ha de obtener previamente **una autorización de comercialización, normativa** conocida como «*novel food*». Esta reglamentación garantiza la seguridad y la calidad del nuevo ingrediente.

- **Nutrientes (vitaminas y minerales):** magnesio, vitamina D, yodo, hierro, vitamina C, zinc…
- **Plantas:** cardo mariano, camomila, curcumina, ashwagandha…
- **Otros ingredientes de salud natural:** omega-3, probióticos, jalea real, melatonina, coenzima Q10, colágeno…

Estos activos, utilizados de forma individual o combinada, actúan en nuestro bienestar. Por tanto, no te equivoques: su ámbito de acción va bastante más allá de la simple «nutrición». Funcionan como verdaderos reguladores del organismo, siendo capaces de reequilibrar las funciones más sutiles.

En definitiva, son un enfoque global y definitivo de la salud.

Pueden tomarse en diferentes formas (llamadas galénicas o también farmacéuticas): **píldora, comprimido, gominola, polvo, sobre, ampolla**…

Ni un alimento, ni un medicamento

Un complemento alimenticio es, por tanto, una fuente de nutrientes concentrada. Algunos de estos nutrientes se encuentran en los alimentos, pero en una dosis baja. Por ejemplo, una cápsula de granada equivale a ocho granadas. Si lo que deseas es obtener los máximos beneficios de la granada, te resultará más fácil tomar el complemento que consumir ocho granadas diarias durante tres meses.

Al contrario que los medicamentos a base de plantas, que tienen el objetivo de tratar una enfermedad, los complementos alimenticios intervienen antes, para **mejorar tu salud y disminuir el malestar fisiológico y los factores de riesgo de enfermedad**.

La frontera entre complementos alimenticios y medicamentos a base de plantas a veces es poco clara, sobre todo en lo que concierne a las dosis de los activos: encontramos ciertos minerales y vitaminas, como el zinc, el magnesio o también el hierro y la vitamina D a concentración elevada, en venta bajo la categoría de medicamentos.

Los complementos alimenticios no sustituyen una alimentación variada y equilibrada, pero son pertinentes sea cual sea el estado de salud.

A continuación te explicaré lo que necesitas saber.

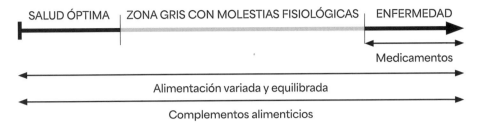

Salud óptima

- Luisa no sufre problemas de salud. Toma un ingrediente natural, el colágeno, para mejorar el aspecto de su piel.
- Samir también goza de buena salud. Como hace mucho deporte y desea ampliar sus capacidades físicas, suele ingerir un suplemento de creatina.
- Rémi es vegano. Para preservar su estado de salud, consume hierro porque el régimen vegetariano no aporta la cantidad suficiente asimilable por el organismo. En este ejemplo, por una vez, la expresión «complemento alimenticio» es adecuada.

Zona gris de las molestias fisiológicas

- Imany ha entrado en la menopausia. La menopausia no es una enfermedad, pero produce numerosos trastornos. En este caso, Imany sufre sofocos recurrentes, ya de por sí desagradables, que le causan insomnio. Si no actúa pronto, el insomnio puede afectarla seriamente. Para reducirlos, toma trébol rojo en forma de complemento.
- Marc tiene el colesterol elevado, lo que constituye un factor de riesgo para el desarrollo de una enfermedad cardiaca coronaria. Antes de llegar al estadio de la enfermedad, puede actuar sobre su salud gracias a los esteroles vegetales, que ayudan a reducir el colesterol en sangre.
- A Cristina se le ha detectado una resistencia a la insulina. Cuanto más perdure esta resistencia, mayor riesgo tiene de prediabetes y de una posterior diabetes. Por tanto, consume resveratrol, que puede ser útil en su caso.

Enfermedad

- Lucien tiene una rinitis alérgica. Toma un antihistamínico y, como complemento, lo acompaña con ortiga.
- Margaux sufre regularmente de cistitis. La trata con el antibiótico prescrito por su médico. Para limitar cualquier riesgo de recaída, una vez terminado el tratamiento antibiótico y curada la cistitis, le es útil el arándano rojo.

- Ludivine sufre una enfermedad cardiovascular y se ve obligada a tomar estatinas, un tratamiento para bajar la colesterolemia. Este medicamento podría provocar una carencia de coenzima Q10. Como prevención, ingiere un suplemento con coenzima Q10.

Lo repito: **el complemento alimenticio no cura una enfermedad**, pero, bajo supervisión médica o farmacéutica, puede resultar muy útil.

Los efectos nutricionales de los productos de salud natural

El primer beneficio en el que pensamos es el efecto nutricional. El complemento alimenticio permite tratar las carencias. ¡Y, en nuestra sociedad moderna, esto es una clara necesidad!

Platos cada vez menos equilibrados

Ningún alimento es bueno o malo de por sí: todo es cuestión de equilibrio. Pero es un hecho que, con **la industrialización y la aparición de los alimentos ultraprocesados**, los platos que servimos son cada vez menos equilibrados. No es mi intención hacer una crítica de estos productos. Sin embargo, las comidas **contienen menos nutrientes esenciales y son demasiado ricas en azúcares rápidos y en grasas saturadas.** Los estudios científicos tienden a demostrar que un exceso de alimentos ultraprocesados suele conducir al desarrollo de numerosas molestias fisiológicas, es decir, que sería perjudicial, puesto que incrementaría el riesgo de sufrir enfermedades (cardiovasculares, salud mental, obesidad, etc.). Aunque a veces resulte práctico, este tipo de alimentación debería ser excepcional.

Naturalmente, tampoco podemos justificarla con el uso de complementos alimenticios. Sin embargo, seamos honestos: en cualquier caso, **por muy sana que pueda ser nuestra alimentación moderna, no cubre todas nuestras necesidades.** Las carencias se hacen cada vez más frecuentes, incluso entre aquellos que se preocupan por mantener una alimentación equilibrada y variada. Es ahí donde los complementos alimenticios adquieren todo su sentido al aportar ese pequeño plus que tan a menudo falta.

En teoría, una alimentación equilibrada y variada bastaría para satisfacer el conjunto de las necesidades esenciales en nutrientes y micronutrientes, incluidas las vitaminas y los minerales. Pero, por muy prioritario —o necesario— que sea, en realidad nuestras costumbres alimentarias no nos permiten cubrirlas. Según demuestra el estudio francés individual de los consumos alimentarios INCA2, llevado a cabo entre 2005 y 2007, lo mismo que el estudio INCA3, efectuado entre 2014 y 2015, el consumo de fibra es insuficiente (20 g en lugar de 30 g), mientras que el de sal y alimentos ultraprocesados es excesivo... **Algunas carencias se han generalizado**: por ejemplo, el 90 por ciento de la población francesa presenta déficit de omega-3.

Platos cada vez con menos valor nutricional

Según se ha evidenciado en otros estudios, la fruta y la verdura contenían más vitaminas en 1950 que ahora. Aunque podemos rebatirlos (basándonos en las diferencias en los métodos de análisis y las normas, parte de la fruta analizada, etc.), estas investigaciones siguen siendo pertinentes y sus resultados resultan inquietantes.

Otro punto: **la gran mayoría de las frutas y verduras consumidas no respetan las condiciones de frescura óptimas**. ¿Sabías que el arándano pierde la mayoría de sus nutrientes al cabo de tres días de recolectarse? ¿Quién puede asegurar en la actualidad que lo que come es arándano recién recogido? Además, no solo las vitaminas y los minerales se ven afectados: con el calentamiento climático y los cambios en la composición del suelo, se ha puesto en evidencia una disminución de la acidez de ciertas frutas, como en la clementina; de la firmeza, como en las manzanas, que cada vez son también más dulces; o del valor proteico, como ocurre con el arroz.

Aunque, si solo fuera esto...

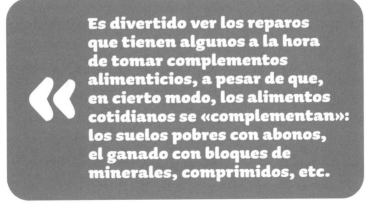

Es divertido ver los reparos que tienen algunos a la hora de tomar complementos alimenticios, a pesar de que, en cierto modo, los alimentos cotidianos se «complementan»: los suelos pobres con abonos, el ganado con bloques de minerales, comprimidos, etc.

Ante una población mundial que no deja de aumentar y con el fin de satisfacer nuestras necesidades y alimentar al mayor número de personas posible, incrementar el rendimiento de los cultivos es digno de elogio. Sin embargo, esta búsqueda de rendimiento implica **métodos de producción** (cultivo intensivo, alteración genética, crecimiento acelerado, pesticidas, almacenaje, transporte, etc.), **con muchas consecuencias sobre la calidad de los productos** (modificación del sabor de las frutas y hortalizas por el cambio climático, menos nutrientes en plantas y suelo...). Resultado: ¡los enriquecemos artificialmente!

EJEMPLOS DE ENRIQUECIMIENTOS ARTIFICIALES

- La sal de mesa se enriquece artificialmente con yodo. El yodo juega un papel en el sistema nervioso, el cerebro, la tiroides y muchos otros órganos, y su carencia es perjudicial para la salud. La sal marina podría ser una solución, pero su método de producción implica una pérdida total de yodo. Por tanto, ha sido necesario crear una sal enriquecida sintéticamente.
- Muchos alimentos se enriquecen artificialmente con vitaminas y minerales, incluidos los alimentos infantiles (copos de cereales, cacao en polvo...). En la mayor parte de los casos, estos nutrientes se encuentran en una forma poco asimilable y, a veces, se anulan entre ellos (como en el caso del hierro y el calcio).
- A las vacas se les dan unas piedras artificiales con nutrientes que lamen con el fin de favorecer la producción de vitamina B12, debilitada por el empobrecimiento del suelo. Nuestra ingesta de vitamina B12 se basa mayoritariamente en el consumo de carne. Los animales, los bovinos entre ellos, requieren cobalto para producir dicha vitamina. Pero el suelo cada vez tiene menos cobalto, ¡así que hay que ofrecerles un suplemento a las vacas!

Finalmente, los alimentos también están sujetos a los mercados financieros, la especulación, la globalización, la libre circulación de los productos alimentarios, el mercado de la oferta y la demanda, la estandarización (algunas variedades se cultivan más que otras...).

En resumen, todo contribuye a disminuir la densidad nutricional de la alimentación. Asistimos a un auténtico atraco a mano armada a nuestra salud y, a pesar de nuestros esfuerzos, las carencias son cada vez mayores. Sin embargo, no se trata de denunciar ni de culpabilizar, sino de tomar conciencia de estos métodos de producción y de los déficits nutricionales que generan y que hay que compensar.

Por mucho que comamos productos de proximidad y de la mejor manera posible, puede que no se cubran algunas necesidades en vitaminas y minerales.

A decir verdad, la alimentación de la mayoría de las personas que consumen complementos ya es variada y equilibrada. Si vieras mi nevera, llena de frutas y verduras frescas, o mi despensa, con más de cuarenta especias... Y, sin embargo, consumo entre cinco y diez complementos alimenticios por mes. ¡No es ninguna contradicción!

Aunque comamos de manera equilibrada, hay otras razones para que los complementos alimenticios se hayan vuelto tan necesarios a la hora de gozar de una buena salud.

Una población con cada vez más carencias por su estilo de vida

Para empezar, en ciertos momentos de la vida —un embarazo, una actividad física intensa, la llegada de la edad madura, un régimen vegano, etc.—, aumentan nuestras necesidades en nutrientes.

Aparte de estas situaciones específicas, nuestro cuerpo está cada vez más sometido a un entorno que lo debilita —productos industriales, sedentarismo, estrés, calentamiento climático, toxinas, contaminación...— y nos pide refuerzos.

Empecemos por el estrés. Según los estudios, se trata de un problema generalizado. Y resulta que **un estrés repetido comporta siempre una pérdida de magnesio** por la orina y la transpiración. Se hace necesario entonces un aporte de magnesio mayor, lo que resulta complicado de lograr en la vida cotidiana solo por medio de la alimentación.

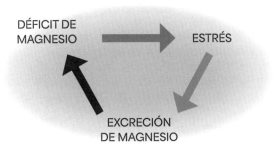

El estrés acelera la eliminación del magnesio, a la vez que la falta de magnesio comporta estrés. Es un círculo vicioso.

Hablemos ahora de la **vitamina D**. Hoy resulta imposible satisfacer nuestras necesidades mediante la alimentación. Sí, el sol ayuda a sintetizarla, y la exposición moderada a la luz solar es fundamental..., ¡además de excelente para el estado de ánimo! Pero los obstáculos son numerosos:

- **la contaminación**, que bloquea una parte importante de los rayos beneficiosos;
- **el color de la piel y la edad**, que son factores importantes;
- y, por último, es muy importante **el momento del día** que escojas para exponer la suficiente superficie corporal (un 25 por ciento) con el fin de lograr una síntesis óptima, lo que resulta casi imposible en ciertos periodos del año para las personas que trabajan en interior. La falta de vitamina D se observa incluso en países tan soleados como Kenia.

Sin embargo, la vitamina D es esencial.

Para acabar, debes saber que **la toma de ciertos medicamentos** comporta también una mayor necesidad de **micronutrientes**. Cuidado, si te han hecho una receta, debes respetarla. También puedes consultarle al farmacéutico. El objetivo del siguiente cuadro es proporcionar la información adecuada para compensar posibles pérdidas de micronutrientes.

DOSIS Y SOBREDOSIS

La mayor parte de las carencias se calculan mediante un estudio biológico. Los resultados se comparan con un intervalo de valores que posee el laboratorio de análisis médico. Pero este intervalo es muy amplio. Muchos estudios y recomendaciones de diversas sociedades científicas se inclinan por limitar dicho intervalo. Por ejemplo, la cifra normal de concentración en sangre de la vitamina D oscila entre 30 y 150 nanogramos por mililitro (ng/ml), mientras que ciertos estudios hablan de un mínimo óptimo de alrededor de 45-60 ng/ml para mejorar la salud.

Dicho de otro modo, puedes encontrarte «dentro de la norma» sin estar «a tope». Es la diferencia entre una salud «no enferma» y una salud óptima, llena de vitalidad. Es precisamente aquí donde la suplementación marca la diferencia. Como ejemplo, explica por qué tomo zinc –aunque, según mi estudio biológico, no me falta– con la intención de mejorar mi salud. No me quedo esperando a tener entradas y problemas de caída de pelo, sino que actúo para retrasar lo inevitable y, por tanto, voy más allá de la necesidad nutricional.

Aun así, no hay que exponerse a un riesgo de sobredosis, de ahí que se esté trabajando en el control normativo de las dosis máximas de venta libre. Ya lo veremos más adelante, pero ciertos nutrientes muy específicos no deberían tomarse sin realizarse antes un análisis. En cualquier caso, mi consejo es que consultes a tu médico.

MEDICAMENTOS	MICRONUTRIENTES AFECTADOS
Ácido acetilsalicílico	Vitaminas B9 y C, hierro, potasio, sodio
Paracetamol	Glutatión
Antiinflamatorios no esteroideos (AINE)	Vitaminas B9 y C, hierro
Antiinflamatorios esteroideos (AIE)	Vitaminas B9, D y K, selenio, zinc
Tratamientos hormonales (anticonceptivos, para menopausia, etc.)	Vitaminas B2, B6, B9, B12, C y E, zinc, magnesio, selenio
Antibióticos	Vitaminas B1, B2, B3, B6, B8, B12 y K, magnesio, calcio, flora intestinal (probióticos)
Antiácidos/reflujo	Vitaminas B9, B12, C y D, calcio, hierro, zinc, magnesio, fósforo
Antidepresivos	Vitaminas B2 y B9, coenzima Q10, melatonina
Ansiolíticos	Melatonina
Diabetes	Vitaminas B6, B9 y B12, zinc, magnesio, coenzima Q10
Colesterol	Vitamina B12, coenzima Q10

Lista no exhaustiva de medicamentos que pueden causar una disminución de ciertos nutrientes.

> **En conclusión, es edificante constatar la fragilidad de nuestra situación nutricional y cómo está sometida a múltiples alteraciones. Recuerda además la utilidad de los suplementos a la hora de restablecer el equilibrio, siempre y cuando vayan acompañados de una alimentación sana.**

Los efectos fisiológicos de los productos de salud natural

Alimento o comprimido: concentraciones diferentes

Imaginemos que tienes una entrevista muy importante dentro de dos semanas. Estás impaciente por la cita, con algo de estrés. Duermes mal; la actividad cerebral te impide conciliar el sueño. No se puede decir que esto sea una enfermedad, sino más bien lógico (aunque sería conveniente que lo confirmaras con tu médico). Una alimentación variada y equilibrada no hará que el estrés o la excitación se reduzcan. En cambio, la valeriana en comprimidos puede ser de gran ayuda durante este periodo, pues concentra todos los beneficios de los activos de esta planta, sobre todo para favorecer el sueño, calmar los nervios...

Otro ejemplo: la canela favorece la salud de las vías respiratorias, contribuye al mantenimiento de un índice glucémico normal (concentración de azúcar en la sangre) y al bienestar digestivo, y es mucho más eficaz en comprimido que por medio de la alimentación.

El azafrán en la cocina tiene algunos beneficios, entre ellos las propiedades antioxidantes. Pero, si lo que buscas es un efecto positivo sobre el ánimo, el equilibrio emocional y el bienestar mental, es mejor que lo tomes como complemento alimenticio. Con una elaboración adecuada, la planta se condensa hasta obtener un extracto único, idéntico para cada producción y con un contenido elevado de principios activos imposible de obtener con la especia al cocinar.

Aunque ya lo hemos mencionado en las páginas anteriores, debe quedar bien claro: el complemento alimenticio no es un alimento. Un comprimido eficaz de canela o azafrán no contiene canela o azafrán como habitualmente usamos al cocinar, sino un extracto. Aunque el plato sea excelente, ciertas sustancias no pueden encontrarse en él en grandes concentraciones. Un complemento alimenticio eficaz, en cambio, **selecciona y concentra los principios activos**. Asimismo, aquellas personas que dicen que el complemento alimenticio no sirve de nada si la alimentación no es variada y equilibrada demuestran un claro desconocimiento de estos productos. Por supuesto, el complemento no sustituirá nunca a un plato de ricos colores, no es un alimento en sí mismo, pero sí es un producto de salud natural que satisface necesidades nutricionales o fisiológicas.

En conclusión, puede ser un aliado para tu salud que apoya e impulsa los efectos de un estilo de vida sano. Un matiz: yo no invento nada, este efecto fisiológico está en su definición normativa a nivel europeo.

Pero ¿qué significa «efecto fisiológico»?

Tomemos el ejemplo de la menopausia o el de la hipertrofia benigna de la próstata. En ningún caso se trata de enfermedades. Y, sin embargo, producen malestar fisiológico. Quienes pasan por la experiencia saben hasta qué punto puede resultar molesto en la vida diaria. ¿Desde cuándo la alimentación —que, recuerdo, sigue siendo una prioridad— es la única solución para necesidades fisiológicas? ¡El complemento alimenticio puede ser clave para limitar no solo estas incomodidades, sino también muchas otras!

Diría, por tanto, que el efecto fisiológico describe la acción que tiene como objetivo mantenerte sano, mejorar tu bienestar, buscar la homeostasia —es decir, el equilibrio—, o incluso disminuir los factores de riesgo de enfermedad. Al contrario de un medicamento, que permite **restablecer** la homeostasia, el complemento alimenticio pretende **mantenerla**. La diferencia no es obvia, porque los efectos del complemento alimenticio y del medicamento se concatenan. **Una misma molécula, según la dosis y la intención del prescriptor, puede tener tanto efecto fisiológico como farmacológico.** Es una prueba más de la delgada frontera entre alimento, complemento alimenticio y medicamento, y de que la normativa sigue sin ajustarse a estos productos.

Lo que dicen los estudios científicos

Los beneficios de los complementos alimenticios están científicamente comprobados. Numerosos estudios demuestran la ventaja de los activos a la hora de conservar el «capital de salud» y de prevenir las deficiencias relacionadas con ciertos desequilibrios nutricionales.

Beneficios reconocidos en la salud...

En la Unión Europea, un complemento alimenticio no puede anunciar un beneficio que no se haya demostrado. Los beneficios para la salud del complemento alimenticio se comunican al consumidor mediante una «declaración de propiedades saludables». Este texto, que encontrarás en los envases de los productos o en las páginas web de las marcas, viene determinado por un reglamento europeo. La acción del complemento no puede comunicarse al consumidor a no ser que contenga componentes:

- cuya eficacia ha valorado científicamente la Unión Europea;
- cuyo efecto ha sido registrado en documentos de referencia oficiales;
- que han superado pruebas clínicas reconocidas de forma oficial.

Por otra parte, numerosos estudios científicos y epidemiológicos (como SUVIMAX) han demostrado los beneficios de los suplementos. Sin embargo, como veremos en el próximo apartado, la obtención de una declaración de propiedades saludables no es fácil…

… pero exigencias inapropiadas

Existen otros activos que todavía no han obtenido dicha declaración de propiedades saludables de manos de la Unión Europea pese a presentar una eficacia pertinente, a menudo apoyada en estudios y en la tradición. Es cierto que todos estos estudios no cuentan con la misma magnitud y alcance (metodología, número de participantes, etc.). Aun así, siguen siendo en gran medida relevantes y se tienen en cuenta en la mayor parte de los países fuera de la Unión Europea. La dificultad dentro de la Unión Europea reside, sobre todo, en una exigencia que parece poco razonable: la de realizar estudios similares a los de los medicamentos cuando no lo son. ¡Esta normativa tan rígida y poco apropiada no fomenta la prevención!

Los datos empíricos existen, aunque no siempre responden a las normas faraónicas exigidas por Bruselas. ¿Basta con eso para descartarlos de un manotazo al grito de «*fake med*»?

Dicho esto, ha llegado el momento de hablar de los pormenores de la prevención, que se derrumba en materia de salud, y de los medios de comunicación, que no parecen enterarse: me refiero a esa zona gris que perpetúa la vaguedad y alimenta las fantasías sobre estos productos diferentes de los demás. Sin embargo, el lugar que ocupan siempre ha estado claro: el de la anticipación, para preservar el capital de salud y como complemento de un estilo de vida saludable. Es un rol fundamental y la legislación, en lugar de frenarlos, debería mostrarse más dispuesta a reconocerlos.

¿La salud natural y la prevención van a desaparecer?

Imagina que mañana se te priva de estas soluciones naturales que te ayudan a mantenerte en forma con el pretexto de que no encajan. ¿Y si tu libertad de elegir cómo cuidarte estuviera en peligro? Este es el camino que parece tomar nuestro sistema de salud desde la aparición de los complementos alimenticios.

El sistema sanitario concentra la mayor parte de sus esfuerzos en la lucha contra las enfermedades y, en menor medida, en la prevención. Ambas son importantes.

Entre las herramientas a tu disposición para la prevención, los complementos alimenticios ocupan un lugar privilegiado. Sin embargo, **diversos obstáculos, sobre todo políticos, frenan el acceso a una información valiosa que nos permitiría actuar para prevenir dolencias.** Desde la década de 1980, el mercado ha otorgado a los complementos alimenticios un posicionamiento impreciso, tanto en su normativa como en el conocimiento por parte del público y los medios de comunicación.

Un freno político en la comunicación de los beneficios

El papel de Europa

Ya lo hemos visto antes: para informar sobre los beneficios de los complementos alimenticios, los laboratorios tienen que adaptarse obligatoriamente a una normativa europea que enumera de forma rigurosa lo que puede decirse, casi palabra por palabra. Son las **declaraciones de propiedades saludables**. Se trata de un texto que explica para qué sirven los productos, como, por ejemplo, que «el magnesio contribuye a reducir la fatiga».

Basándose en ello, las siguientes afirmaciones no se podrían hacer:

- Las ciruelas permiten luchar contra el estreñimiento (porque los escasos estudios se consideran insuficientes).
- El cromo contribuye a disminuir los antojos de dulce. Solamente puede destacarse la acción sobre la glucemia, pero sin extrapolar (cuando se sabe que las fluctuaciones de la glucemia pueden provocar dichos antojos). En otros países, como Canadá o Estados Unidos, es posible hablar de la acción del cromo sobre el deseo de ingerir azúcar.

Por otro lado, esto también origina textos que a veces resultan incomprensibles. Por ejemplo, ¿sabrías decirme para qué sirven estos ingredientes de salud natural según su descripción?

- «La betaína contribuye al metabolismo normal de la homocisteína». Con una mayor flexibilidad, se habría podido decir algo así como: «La betaína contribuye a regular el nivel de homocisteína, que, en caso de ser elevado, aumenta el riesgo de enfermedades cardiovasculares, osteoporosis, demencia y depresión».
- «El magnesio contribuye a unas funciones psicológicas normales». ¿A qué llamamos «funciones psicológicas»? ¿Y qué significa «normales»? ¿De qué se está hablando? ¿Solo de estrés? ¿Del estado de ánimo?

¡Encima, obtener una declaración de propiedades saludables acerca de cualquier producto no es fácil! Los procedimientos administrativos son extremadamente costosos, complejos, inapropiados y largos. Como consecuencia, **si un activo natural no dispone de ninguna declaración de propiedades saludables autorizada, el laboratorio no puede explicar para qué sirve**. Por otra parte, esto implica un riesgo de uso indebido y puede privarte de soluciones útiles.

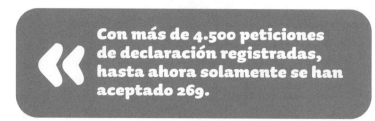

> **Con más de 4.500 peticiones de declaración registradas, hasta ahora solamente se han aceptado 269.**

Ante el escaso número de autorizaciones concedidas, parece urgente **replantearse este proceso de evaluación totalmente inapropiado para el sector**:

1. **Como ya hemos dicho, el nivel de exigencia impuesto por la Unión Europea se acerca al que se aplica a los medicamentos**; no obstante, un complemento alimenticio no es un medicamento. Este estatuto exige la realización de estudios clínicos cuyo coste, comprendido entre el medio millón y el millón de euros, es muy elevado para el sector. En otros países fuera de la Unión Europea, como Japón, Suiza, Canadá, Estados Unidos y varios más, no existe este nivel de exigencia. Y no, tampoco hay subvenciones para llevar a cabo estos estudios. De ahí que vayamos a la zaga de la competencia en cuanto a innovación, por no hablar de la pérdida de los conocimientos acumulados sobre la tradición de las plantas y sus efectos sobre la prevención. Ya llegará el día en que el sector farmacéutico se volverá lo bastante filántropo como para financiar estudios de plantas que pertenecerán, por fin, a todo el mundo.

2. **El proceso exige demostrar un efecto clínico beneficioso en personas sanas.** Esfuérzate en probar que la curcumina es un antiinflamatorio (cierto) basándote en una población... que no presenta ninguna inflamación.

3. Aunque el sector de los complementos alimenticios lograse milagrosamente financiar estudios de tal exigencia, **los datos que piden las autoridades europeas para conceder la autorización de una declaración de propiedades saludables son muy imprecisos**. De hecho, todavía resultan necesarias algunas líneas directrices que orienten mejor a los laboratorios en sus solicitudes.

Este proceso largo, costoso y con muchas posibilidades de fracaso no ayuda a que los laboratorios de complementos alimenticios se impliquen. Es una lástima, porque existen muchos estudios clínicos y científicos muy pertinentes sobre numerosos activos que, por desgracia, las instancias de la Unión Europea no tienen en cuenta, mientras que sí se reconocen en numerosos países más avanzados —y más razonables también— en la salud preventiva.

Por loable y necesario que sea salvaguardarnos de falsas expectativas, la normativa europea actual sobre las declaraciones de propiedades saludables plantea un sistema complejo e impreciso que conduce a **una forma de censura**. Una aberración económica y científica. ¿Tiene que sacrificarse el sentido común en aras del dogma tecnocrático? Este sistema es tan estricto que resulta contraproducente, puesto que **perjudica la calidad de la información proporcionada al consumidor**. Algunos productos se ponen en venta sin declaración (como la coenzima Q10, útil para las afecciones cardiacas y que en Japón se pauta por su sistema público de salud). Pero entonces ¿cómo puede el consumidor saber para qué sirven? En cuanto a los pocos productos que sí las muestran, las explicaciones a menudo son incomprensibles para el ciudadano de a pie.

De esta ambigüedad se aprovechan los gigantes de la industria, los únicos capaces de financiar estas gestiones costosas y fastidiosas. Mientras tanto, los actores de menor tamaño, pero más innovadores en salud natural, sufren las consecuencias. Y a ti, consumidor, se te priva de informaciones valiosas para tu bienestar. ¡Todo un error!

APUNTES SOBRE EL ARÁNDANO ROJO

El arándano rojo es un ejemplo perfecto que ilustra las trabas de la normativa y que demuestra que algo no funciona.

El arándano rojo es un fruto conocido por su acción sobre el bienestar urinario, en concreto en las mujeres que sufren molestias reiteradas. Pero cuidado, porque no es un medicamento; no cura la cistitis, sino que contribuye a reducir el riesgo de infección urinaria, sobre todo gracias a uno de sus principios activos: las proantocianidinas.

En la Unión Europea, un laboratorio que comercialice arándano rojo no puede explicar, al público en general ni a los profesionales de la alimentación, para qué sirve. Mientras la Unión Europea no valide este efecto beneficioso, los laboratorios están condenados al silencio, a pesar de la existencia de una decena de estudios clínicos en el ser humano, de aparecer en los libros de medicina, de un uso tradicional milenario, de los médicos y farmacéuticos que lo recomiendan y que son testigos de sus resultados, y de que los países que no pertenecen a la Unión Europea permiten al laboratorio comunicar los beneficios del producto para la salud.

De momento, como no soy ningún laboratorio que lo distribuya, puedo hablarte del arándano con tranquilidad, sin arriesgarme a una multa o algo peor. Pero imagina que mañana decido comercializar un complemento alimenticio Nutrastream a base de arándano: no podría mencionar sus virtudes en este libro ni en las redes sociales. Aunque mi voluntad siempre ha sido la de ayudarte a encontrar soluciones para tu salud, de este modo me veo obligado a renunciar a la venta de arándanos... ¡para poder hablarte de sus beneficios! Es algo absurdo. Constituye un auténtico dilema moral para los actores que, como yo, se debaten entre el deseo de informar y el miedo a las consecuencias. Y eso que la única batalla que libro es la del libre acceso al conocimiento con el fin de que puedas elegir con claridad sobre tu salud. Sin embargo, eso parece discrepar con la voluntad actual de las autoridades...

Según las autoridades europeas, el efecto clínico debe probarse mediante datos *in vivo* en muchísimas personas y, en concreto, ¡en una población sana!, algo que ya apunta a una contradicción: si no hay enfermedad, pero sí bacterias, ¿puede hablarse de población sana?

En 2015, en un intento de proporcionar información sobre el arándano rojo, los laboratorios trataron de eludir el estatuto normativo «complemento alimenticio» y clasificar su producto en otro estatuto: el del «dispositivo médico». Para beneficiarse de este estatuto, hay que demostrar que el arándano posee una acción mecánica o física. Los laboratorios señalaron entonces el efecto mecánico de los principios activos del arándano. Te lo explicaré con una metáfora: como en el juego de las sillas, los principios activos del arándano ocupan todas las sillas disponibles. Y, como no quedan para la bacteria *E. coli*, esta no tiene más opción que abandonar el juego (por la orina, en este caso).

No obstante, la comisión lo rechazó indicando en una normativa de 2017 que la acción mecánica del arándano es «altamente improbable» porque la acción «se obtiene probablemente por medios farmacológicos».

Vaya, ¿no están reconociendo así la utilidad del producto? Clasificarlo en otro estatuto normativo, como «medicamento a base de plantas», es imposible, porque el objetivo no es curar una cistitis... y, en cualquier caso, los costes se dispararían. La gran mayoría de los laboratorios pequeños y medianos del sector del complemento son incapaces de asumir las exigencias que requiere el estatuto del medicamento a base de plantas. Y todo esto por viles razones económicas que no tienen nada que ver con tu salud. Un auténtico diálogo de besugos.

En otros países del mundo, es legal hablar de la acción del arándano sobre el confort urinario. Estas son algunas declaraciones de propiedades saludables sobre el arándano rojo:

- **Canadá:** tradicionalmente se utiliza para reducir la recurrencia de infecciones urinarias en las mujeres.
- **Estados Unidos:** puede ayudar a reducir el riesgo de infecciones de las vías urinarias.
- **Australia:** contribuye al mantenimiento y fortalecimiento de la salud de las vías urinarias reduciendo la adhesión bacteriana.
- Brasil: contribuye a la salud de las vías urinarias.

¿Quieres más ejemplos? A continuación encontrarás una combinación de otras situaciones igual de aberrantes y muy poco mediatizadas.

- **En cuanto a los probióticos**, la Unión Europea no autorizó ninguna declaración de propiedades saludables entre los años 2012 y 2023, ni siquiera el uso por parte de los laboratorios del término «probiótico» —que significa «bacteria buena»—, injustamente considerado como una declaración. Una prueba más de una interpretación aberrante de la normativa.
- **Veamos el caso de la berberina**, que proviene de la planta *Berberis aristata* (raíz y hojas) y del agracejo. Este activo estupendo para el metabolismo glucídico (nivel de azúcar en sangre) puede ser un aliado en la lucha contra la resistencia a la insulina. Sin embargo, a ciertas dosis, presenta efectos secundarios. En lugar de reservarlo únicamente para el circuito médico y farmacéutico (siempre que estos se instruyan en su uso, lo que en la actualidad no ocurre), se disponen a disminuir la cantidad desde ahora hasta 2026. Resultado: eficacia menor. Ciertos comentaristas de las redes

sociales y de la televisión no tardarán en volver a sus cantinelas: «Está claro que los complementos son polvillos que no sirven para nada».

- ¿Y el resveratrol? Sin efectos secundarios registrados, este activo natural obtenido naturalmente de la uva y otros frutos se muestra eficaz contra la insulinorresistencia. El riesgo, si esta perdura, es el estado de prediabetes y posterior diabetes. Ningún laboratorio de complementos puede mencionar la resistencia a la insulina (que, además, no es una enfermedad), a menos que disponga de declaraciones de propiedades saludables autorizadas por la Unión Europea. Imagina cuántas personas podrían evitar llegar a un punto de no retorno en la enfermedad mediante esta solución preventiva tan sencilla. Sí, pero, claro, ¿quién iba a aventurarse a años de gestiones y desembolsaría entre medio millón y un millón de euros para intentar obtener una declaración si las probabilidades de conseguirla son solo de un 20 por ciento? Si a algún filántropo le apetece, ¡que no dude en llamarme!
- **Hablemos también de la curcumina**, uno de los principales activos de la cúrcuma, que tiene un efecto antiinflamatorio probado por los estudios realizados. Un activo increíble, mientras se respeten las indicaciones. La misma sanción que para la berberina: por su efecto, demasiado sustancial para un simple complemento alimenticio, se ha reducido la dosis. Nos acercamos tristemente a una dosis inútil. Ciertos comentaristas nos dirán que no existe ningún estudio que pruebe su eficacia con esta dosis. ¡Y con razón! Una vez más, si se estima que los efectos secundarios son desmedidos, bastaría con reservarlo para el circuito médico y farmacéutico.
- **En cuanto a la famosa vitamina D**, la Unión Europea la clasifica entre los disruptores endocrinos. Mejor precisemos: según esas normas destinadas únicamente y en gran medida a los complementos alimenticios. En la actualidad, los medicamentos en ampollas, o el cacao en polvo para el desayuno infantil enriquecido artificialmente, no se ven afectados (una simple cuestión de porcentaje). ¿Le ves alguna lógica?
- **Para acabar, las ciruelas.** La reglamentación europea prohíbe cualquier declaración sobre esta fruta, debido a la ausencia de estudios clínicos sólidos. Es por simple tolerancia de la Unión Europea que puede indicarse que las ciruelas ayudan a combatir el estreñimiento. Así que, en el caso de las ciruelas, la evidencia dispensa de los estudios. ¿Tenemos que esperar a un arrebato de lucidez semejante para el arándano, ese otro fruto que también goza de una larga tradición y de estudios clínicos? ¡Absurdo!

La opinión de la farmacéutica

Mélissa Col, doctora en Farmacia

Como farmacéutica dispensadora, corroboro la existencia del problema de las declaraciones de propiedades saludables en los embalajes de los complementos alimenticios. En estos tiempos, las cajas de los productos de salud natural son muy poco atractivas, y esta reglamentación nos impide transmitir la información de manera adecuada y responsabilizar a los pacientes. Los no iniciados se encuentran perdidos frente a unas cajas que no comunican nada, opacas y demasiado a menudo sin indicaciones ni más texto que ¡las contraindicaciones!

Ya empiezas a distinguir el panorama: reglas absurdas que amordazan la innovación y la libre información. Y la normativa que no se ajusta a estos productos. No pretendo hablar aquí de lobbies ni de complots, sino de que simplemente el legislador no llega a comprender en absoluto este tipo de producto. Esta incomprensión repercute luego en los diferentes medios de comunicación, que están tan perdidos como el público en general.

Pero hay dos elementos positivos en los reglamentos de la Unión Europea:

1. **La seguridad y la calidad de estos productos ha aumentado**, lo que es muy positivo.
2. **La lucha contra las falsas promesas ha permitido hacer una limpieza del mercado.** En este segundo punto, desgraciadamente, se ha ido demasiado lejos, mucho más lejos que lo que han hecho los países que no pertenecen a la Unión Europea.

Debemos encontrar el punto de equilibrio, en interés de todos. Y sobre todo del tuyo, como consumidor y ciudadano preocupado por su salud.

El papel de las redes sociales y de los gigantes de la web

Los nuevos medios de comunicación, las redes sociales y demás gigantes de internet fijan unas reglas que también pueden convertirlos en censores de los complementos alimenticios. A veces, se dedican a transmitir la normativa, sin duda por miedo a que los acusen de propagar discursos no verificados.

Sin embargo, ofrecen, paradójicamente, una enorme posibilidad de expresarse, al menos por el momento. He logrado formar una comunidad solidaria de 800.000 personas para transmitir mis conocimientos y para ayudarlas, con enorme satisfacción, a ocuparse de su salud con eficacia, naturalidad y responsabilidad, valorando siempre el papel de los profesionales de la salud.

No obstante, constato que es cada vez más difícil expresarse a través de estas vías de comunicación (redes sociales y blogs). **De hecho, encontramos algoritmos que no diferencian entre los contenidos peligrosos o extremistas sobre la salud natural y los contenidos serios.** Por precaución, pueden limitar la difusión de los mensajes. En concreto, algunos de mis posts sobre plantas se han ocultado en las redes, cuando en ellos respetaba al pie de la letra las declaraciones de propiedades saludables de la Unión Europea... Y las plataformas nunca han respondido a mis reclamaciones, a pesar de que había seguido sus normas de uso.

Nos encontramos justo en el centro de una paradoja: las redes sociales, esos espacios de expresión sin límites, ¿se convertirán en los nuevos censores de internet? Con el pretexto de la lucha contra la desinformación, lo que está en riesgo es la libertad de información.

Tomemos otro ejemplo: ¿sabías que las redes sociales prohíben teóricamente la publicidad de los complementos alimenticios? Pero ¿por qué? ¿Cuál es el problema? Parece que hay una cierta tolerancia, aunque ¿por cuánto tiempo?

Los buscadores o motores de búsqueda también cumplen su función, porque tienden a no destacar artículos de blog que resaltan los efectos positivos de ciertas soluciones naturales. En cambio, los laboratorios que remuneran a los buscadores parecen salir menos perjudicados, aunque también están sometidos a los estrictos límites de comunicación que la normativa establece.

Si una plataforma de vídeo se basa en los estudios sobre las plantas para destacar el vídeo de un creador de contenido que ensalza sus efectos beneficiosos, ¿qué sucederá con las plantas que se benefician únicamente de la tradición y en las que nadie quiere invertir para demostrar su valor?

¿Hacia una cultura de la cancelación?

La fitoterapia es vieja como el mundo. El ser humano siempre se ha interesado por las plantas: para él, constituyen una fuente de alimento (plantas comestibles), pero también un medio para cubrir sus necesidades fisiológicas. De este modo, hemos acumulado muchos conocimientos sobre las virtudes de las plantas, unos conocimientos que se benefician de una gran práctica retrospectiva a nivel tradicional.

Sin embargo, desde hace unos años, ciertas normativas han ido deteriorando poco a poco este conocimiento:

- **En algunos países, como, por ejemplo, en Francia, un farmacéutico ya no puede disponer de un diploma estatal de herborista**, pues se suprimió en el año 1941. Esto abre la puerta a los charlatanes, que hacen lo que se les pasa por la cabeza con las plantas y, por tanto, con la salud de la gente. Estoy a favor de que los farmacéuticos y los médicos sean los únicos que se encarguen de las plantas, pero con formación. Por ejemplo, en las redes sociales, siempre advierto de la necesidad de consultar al médico o al farmacéutico, sobre todo cuando se trata de iniciar un tratamiento, pero no dejan de decirme que la mayor parte de los profesionales de la salud no saben responder cuando se les pregunta sobre los beneficios de las plantas. Es una lástima que dichos profesionales no siempre reciban formación que les permita acompañar mejor a sus pacientes, pues cada vez somos más los que deseamos contar con el uso de plantas en la gestión de la prevención.

- **Ya no es posible utilizar ciertas plantas o destacar ciertos beneficios de los medicamentos a base de plantas** debido al reglamento de 2004 sobre dichos medicamentos, cuya lista ha quedado definida a nivel europeo. Algunas plantas y también algunos de sus beneficios han caído en el olvido. A modo de ejemplo, la legislación ha dejado fuera el aceite esencial de menta piperita para el dolor de cabeza, con lo que ningún laboratorio de la Unión Europea puede anunciar dicha utilidad, ni siquiera en el ámbito del medicamento a base de plantas. ¡Una auténtica herejía!
- **Los estudios sobre las plantas no son rentables, así que apenas se llevan a cabo.** Como hemos visto, el deseo de los laboratorios es confirmar los beneficios de ciertas plantas por medio de estudios científicos, pero, como los criterios resultan demasiado elevados y las opciones de financiación no son razonables, abandonan.

Existen muchos otros ejemplos, pero lo dejaremos aquí. ¿Nos dirigimos cada vez más hacia una cultura de la cancelación, hacia una anulación del saber acumulado sobre las plantas? Sin embargo, en vistas de la crisis que subsiste en el área curativa, la prevención es fundamental.

La crisis de la medicina

Estamos viviendo una situación complicada en este ámbito. Cada vez resulta más difícil encontrar un médico disponible, tanto en las pequeñas localidades como en las grandes ciudades. Además, los médicos no cuentan con suficiente tiempo de consulta para poder abordar bien la parte de la prevención y de la salud natural, en la que se engloban los complementos alimenticios.

Por este motivo, es aún más importante que te ocupes de tu salud de manera autónoma en algunos aspectos.

¿Cómo distinguir lo verdadero de lo falso?

Con todas las dificultades expuestas en este capítulo, seguro que comprendes mejor por qué te sientes perdido en lo que te parece la selva de los complementos alimenticios: ¿cómo verificar ciertas informaciones? ¿Dónde informarte?

Lo cierto es que algunos laboratorios son menos serios que otros: productos mal dosificados, formas de nutrientes mal absorbidas que a veces producen incluso ciertas molestias digestivas, plantas diluidas… Dado el precio que se paga por estos productos, comprendo muy bien que no te apetezca comprar aire. Entonces ¿qué podemos hacer para encontrar un producto de mejor calidad?

La primera respuesta la tienes en las manos: esta obra está pensada para ti, centrada en tus principales necesidades, a partir de las dudas que te pueden surgir. El enfoque es el más objetivo posible y se basa en el saber científico, en estudios consultables (y eso que, pese a ellos, mucho me temo que ciertos detractores insisten sin evidencia alguna en que los beneficios de los complementos alimenticios solo son producto del efecto placebo), en la tradición, en mi experiencia sobre esos productos y en los conocimientos, consecuencia de mi trabajo con profesionales de la salud, como médicos, farmacéuticos y dietistas.

Es hora de pasar a la acción para conservar el control sobre tu salud. Te pertenece, es tu bien más preciado. Será tu responsabilidad —y tu derecho más estricto— preservarla por todos los medios. Frente a los descontroles, que, en efecto, existen, y también frente a los bloqueos del sistema, **es urgente recuperar el poder sobre el cuerpo y sobre las opciones de bienestar**. Nadie lo hará por ti.

Precisamente, los complementos alimenticios forman parte de esta gestión preventiva. Por lo tanto, SÍ a la lucha contra las falsas promesas. Sí a más formación de los profesionales de la salud. Sí a las estrictas normas de calidad actuales, que garantizan tu seguridad. Pero no por ello deberían desaparecer estos productos, ni los valiosos conocimientos sobre sus activos naturales, porque te verías privado de soluciones eficaces para tu bienestar. **Tenemos que luchar para que la información circule, para que los beneficios de los complementos alimenticios sean claramente reivindicados**, para ser actores de nuestro bienestar con total autonomía.

Ahora que ya hemos planteado estas bases, vamos a avanzar un poco más y a descubrir cuáles son los productos esenciales, cómo leer las etiquetas, cómo utilizar los complementos según tus necesidades, en qué momento tomarlos para maximizar su potencial, cómo escogerlos bien, cuáles son las sinergias y las interacciones negativas. Sin embargo, antes de empezar, permíteme que te recuerde cuáles son los tres pilares de tu salud.

Los tres pilares de tu salud

Tu capital de salud se basa en unos cimientos sólidos, en tres claves esenciales sobre las que puedes actuar: una alimentación equilibrada, un sueño reparador y una actividad física regular. Ya lo verás: cuidar de ti mismo es un juego de niños..., siempre que controles las reglas básicas.

La alimentación, el carburante vital

«Dime lo que comes y te diré quién eres». Es una máxima muy conocida y nos recuerda hasta qué punto nuestras opciones alimentarias modelan nuestra salud, nuestro estado de ánimo o incluso nuestra personalidad. Hoy la ciencia corrobora este dicho. No tienes más que pensar en los superpoderes de un plato saludable:

- Contribuye al funcionamiento normal de tu **inmunidad**, optimizando las defensas naturales.
- Mantiene la **microbiota intestinal**, un ecosistema que alberga bacterias, virus y hongos beneficiosos.
- Regula la **glucemia** (nivel de azúcar en sangre) y previene las enfermedades metabólicas.
- Alimenta tu **cerebro** y preserva tus funciones cognitivas (memorización, concentración, etc.).
- Mejora el **sueño**, los niveles de **energía** e incluso la **libido**.

Pero, concretamente, ¿qué es ese famoso equilibrio alimentario? Se trata de una sabia dosis de macronutrientes: el potente trío proteínas-glúcidos-lípidos, junto con antioxidantes, vitaminas, probióticos, etc.

Te propongo que revisemos los clásicos. ¡Te aseguro que aprenderás muchas cosas que desconocías!

Las proteínas: apuesta por la calidad y la variedad

Huevos, carne de ave, pescado, legumbres... **Alterna las fuentes animales y vegetales para obtener el máximo de beneficios.**

Las proteínas son indispensables para construir y mantener tu maquinaria interna: músculos, huesos, piel... Se considera que el aporte mínimo de proteínas por kilo y día es de 0,8 g. Estas son mis recomendaciones según tu perfil:

- Sedentario o poco activo sin un objetivo particular: como mínimo, 1 g/kg. Ejemplo: si pesas 65 kg, necesitas 65 g de proteínas al día.
- Deportista: alrededor de 1,5 a 2,2 g/kg. Es posible consumir más, pero el límite máximo es de 3 g/kg.

En caso de sobrepeso, obesidad o bajo peso, bastará con fijarte un peso «objetivo». Y, en caso de que sufras algún trastorno alimenticio, lleves una dieta especial o seas mujer y estés embarazada o en periodo de lactancia, deberías consultarlo con tu médico o tu dietista.

---

20 G DE PROTEÍNAS SON APROXIMADAMENTE:

- 3 huevos medianos
- 100 g de carne
- 125 g de jamón
- 80 g de sardinas
- 80 g de atún
- 75 g de gambas
- 90 g de almendras

- 140 g de tofu
- 250 g de queso blanco
- 250 g de lentejas, garbanzos o alubias rojas
- 103 g de tempeh
- 250 g de arroz integral

Los lípidos: la grasa de la vida

¿Por qué hay tanta animadversión hacia los ácidos grasos? Son esenciales para tu salud, en especial, para tus hormonas, músculos, piel, cerebro, para controlar el peso...

Existen tres grandes familias de ácidos grasos: saturados, monoinsaturados y poliinsaturados. Todos pueden consumirse; es una cuestión de equilibrio. De todos modos, **apuesta por los insaturados**: oleaginosos (nueces, almendras), pescados azules pequeños y aceites vegetales vírgenes como el aceite de oliva, que es oro líquido para tu corazón, tu cerebro y tus células. Consume con precaución los saturados (queso, charcutería) y reduce definitivamente al mínimo las grasas trans (**ácidos grasos insaturados particulares, de origen tecnológico**).

> ## LLENA EL DEPÓSITO DE OMEGA-3, ESE ÁCIDO GRASO ESENCIAL
>
> Existen tres tipos de omega-3: ALA (ácido alfa-linolénico, de origen vegetal), EPA (ácido eicosapentaenoico, de origen marino) y DHA (ácido docosahexaenoico, de origen marino). **Nueve de cada diez personas** padecen déficit de omega-3. Para cubrir las necesidades, basta con consumir:
>
> - De dos a tres raciones de pescados azules pequeños (arenque, sardina, caballa, anchoas...) por semana.
> - De una a dos cucharadas de aceite vegetal de calidad (oliva, colza, lino...), además de una a dos cucharadas soperas de semillas (lino, chía) y un puñado de oleaginosas y frutos de cáscara (nueces, almendras) al día.
> - Huevos ecológicos, ricos en omega-3.
> - Si eres vegano, para que no te falten EPA y DHA, prueba con complementos alimenticios a base de aceite de *Schizochytrium* sp.

Los glúcidos: el equilibrio correcto

El placer con mesura es fundamental para evitar frustraciones y desbarajustes constantes.

Los glúcidos forman parte de una gran familia: glúcidos rápidos, glúcidos complejos, fibras... **Los glúcidos complejos son los mejores**: tardamos más en digerirlos, con lo que aportan energía de manera progresiva, evitando que el nivel de glucemia (azúcar en sangre) se dispare. Los encontrarás, por ejemplo, en los cereales integrales, las legumbres, las patatas, etc.

Desgraciadamente, hoy en día, en la Unión Europea se consume demasiado azúcar añadido —lo que durante mucho tiempo se conoció como azúcares rápidos—, y no se ingiere suficiente fibra: 20 g al día en lugar de 30 g, cuando las fibras son importantes para la salud y esenciales para la microbiota intestinal y para facilitar el tránsito. Distinguimos dos tipos de fibras: las fibras solubles y las fibras insolubles.

- Las **fibras solubles** tienen efectos hipocolesterolemiantes (para un mejor equilibrio del colesterol) y reducen la glucemia y la insulinemia posprandiales (mejor gestión del pico de glucemia después de una comida).
- Las **fibras insolubles** tienden a aumentar el volumen de las heces y a acortar el tránsito intestinal, lo que facilita la defecación.

LAS OCHO MEJORES FIBRAS PREBIÓTICAS

Algunas fibras son prebióticas: estimulan el crecimiento de las bacterias buenas, los probióticos.

1. La achicoria
2. La alcachofa
3. El ajo
4. La cebolla
5. Los puerros
6. Los espárragos
7. Los plátanos
8. La cebada

Lactofermentación para un vientre feliz

Todos los alimentos lactofermentados serán muy útiles para tu salud, sobre todo porque son ricos en probióticos, esas bacterias buenas que benefician la microbiota intestinal.

> El término «lacto» no hace referencia a la leche, sino a un proceso natural de fermentación, a menudo láctico, en el que las bacterias lácticas (lactobacilos), privadas de oxígeno, transforman los glúcidos en ácido láctico provocando que se asimilen y conserven mejor.

La lista de estos alimentos es larga: chucrut, kéfir, miso, kimchi, yogures, kombucha, etc. Te aconsejo que los incluyas en el marco de una alimentación equilibrada, con variaciones frecuentes y, sobre todo, que los disfrutes. El kéfir es el alimento fermentado que presenta más cepas, es decir, mayor variedad de bacterias y de levaduras.

> Recomiendo también los probióticos vendidos en cápsulas, pues representan una mayor diversidad de cepas. Hablaremos sobre esto en la página 294.

Los micronutrientes y antioxidantes

Nada como un plato con los colores del arcoíris para llenarse de vitaminas, minerales y antioxidantes. Se compondrá de frutas y verduras, si es posible de origen ecológico y de proximidad. Piensa también en las especias y las plantas aromáticas, que realzan el sabor de un plato sin aumentar su valor calórico.

LOS IMPRESCINDIBLES

- **Vitamina C** (cítricos, kiwi, pimiento, fresa...) para potenciar tus defensas con un escudo antimicrobios.
- **Vitamina D** (pescado azul, yema de huevo, setas...) para fijar el calcio. Y no olvides el sol.
- **Magnesio** (frutos secos, cacao, cereales...) para relajar los músculos y la mente.
- **Hierro** (carnes rojas, legumbres, marisco) para oxigenar las células sin debilitarnos.
- **Zinc** (casquería, cereales integrales, ternera, buey) para nutrir la piel, el cabello, la inmunidad y mucho más.
- **Antioxidantes** (frutos rojos, canela, cebolla roja, té verde...) para protegerte contra el estrés oxidativo, es decir, el envejecimiento acelerado del cuerpo.

La opinión de la experta

Céline Bernard, dietista y nutricionista especializada en problemas digestivos y hormonales

«Durante las consultas con mis pacientes, me centro en el aparato digestivo y en su funcionamiento. Resulta esencial vigilar la diversidad de los alimentos y superar las eventuales dificultades de absorción. En el último estudio sobre las costumbres alimentarias de los franceses (INCA 3, 2017) ya se observaban unos comportamientos alimentarios preocupantes. Sería, por tanto, conveniente disponer de un estudio más reciente para poder acompañar a los pacientes hacia una alimentación que, además de variada y equilibrada, estuviera guiada por el placer. También podríamos aconsejarles complementos alimenticios adecuados. Es una pena que el estudio de las carencias potenciales en la población no sea una prioridad...».

¡No te olvides del agua!

Hidrátate con agua, con mucha mucha agua, y siempre con agua. Bebe al menos 1,5 litros de agua al día para eliminar, drenar y dinamizar tu cuerpo, que te lo agradecerá (y tus arrugas, también). Varía los sabores con tisanas, agua aromatizada casera o zumos de frutas y de verduras.

Rumbo a la vitalidad y a la longevidad, pero que sea con placer, por favor

Por mucho que estos consejos generales estén dedicados a la alimentación, tienen que aplicarse de una manera placentera y, a ser posible, en compañía, de tiempo pasado a la mesa y de escucha de nuestro cuerpo. El mejor plato sigue siendo ese que saboreamos. **La regla 80/20 puede ser una buena guía**: la mayor parte del tiempo (80 por ciento), decántate por un plato equilibrado, y luego por pequeños placeres de vez en cuando (20 por ciento). Esa es la alimentación consciente. Naturalmente, es mejor limitar al máximo los alimentos ultraprocesados, los aditivos, los azúcares y las grasas ocultas. Hay que olvidar también los regímenes yoyó o exclusivos y demás promesas milagrosas. Los mejores resultados son los que duran, así que se trata de aplicar los cambios con delicadeza para luego mantenerlos a largo plazo.

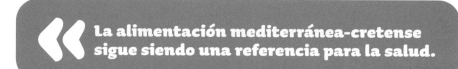

> La alimentación mediterránea-cretense sigue siendo una referencia para la salud.

La dieta mediterránea-cretense en la prevención de numerosas enfermedades

Para la prevención de numerosas molestias fisiológicas, envejecer mejor o reducir factores de riesgo, de tipo cardiovascular, por ejemplo, recurre a la dieta mediterránea-cretense, una auténtica estrella de la alimentación. Pero ¿en qué consiste esta dieta? Se basa en apostar por frutas y verduras frescas y, sobre todo, en incluir todos los colores del arcoíris para garantizar un aporte variado y completo de antioxidantes y otros fitonutrientes. Podemos encontrarlos en los cereales integrales, en legumbres que a menudo olvidamos (como los garbanzos o las lentejas) y en el pescado azul más bien pequeño. Nueve de cada diez personas sufrimos un déficit de omega-3 DHA y EPA, ¡menudo desastre! Así que opta por la sardina, anchoa, caballa, arenque u otros ácidos grasos buenos como el aceite de oliva. También está presente en frutos secos y oleaginosas como las almendras o las nueces. Por último, recomiendo las especias y las hierbas aromáticas, como la albahaca, el perejil, el cilantro, el ajo, la cebolla, etc. Además, inclínate por la cocción al vapor o los estofados, dándote siempre algún capricho, por supuesto.

Y, como esta dieta no es restrictiva, puedes incluir los demás alimentos, como la carne blanca o el queso fresco.

El sueño, tu aliado para la recuperación

Con el estrés, el sedentarismo y la exposición a las pantallas, nuestras noches pasan por una dura prueba: una de cada tres personas sufre problemas de sueño. Y, sin embargo, dormir es vital, lo mismo que respirar o alimentarse. Es nuestra válvula de descompresión, la estación de servicio para repostar energía. Cuando duermes, tu cuerpo está funcionando a pleno rendimiento:

- repara y regenera los tejidos (piel, músculos, huesos...);
- consolida los aprendizajes y la memoria;
- regula el peso, la glucemia y las hormonas;
- refuerza la inmunidad y la resistencia al estrés;
- evacua las toxinas y «limpia» el cerebro.

Una buena noche de sueño... ¡hay que ganársela!

Pues sí, no hay reposo del guerrero sin una buena higiene de vida y algunas reglas básicas.

Primero, **respeta tu ritmo de sueño y tus necesidades**. Lo ideal es dormir de media entre siete y nueve horas por noche (eso depende de los genes y la edad), y acostarse con un horario regular. Despiértate y acuéstate a la misma hora, incluso durante el fin de semana. A tu reloj interno le encantará.

Segundo, crea un entorno propicio al descanso: **una habitación fresca**, silenciosa y oscura para caer cuanto antes en los brazos de Morfeo. Piensa también en airear el cuarto antes de acostarte e invierte en una buena cama: alcanzar el paraíso del sueño a veces depende de tener un colchón de calidad.

Tercero, **adopta un ritual que favorezca el sueño**: lectura tranquilizadora, música suave, respiración consciente... Cada uno tiene su receta mágica para relajarse. Lo ideal es empezar a moderar la intensidad de la actividad una o dos horas antes de irte a dormir, así que no olvides desconectarte de las pantallas y de las ondas electromagnéticas.

> **Evita tomar una comida demasiado copiosa y tardía (cena por lo menos dos o tres horas antes de acostarte) y no consumas té o café desde las cuatro de la tarde; tu sueño no necesita en absoluto esos carburantes.**

Por último, practica alguna **actividad física** durante la jornada. La única precaución que debes tomar es no dedicarte a ningún deporte intensivo después de las siete de la tarde..., a menos que te guste contar ovejas infinitamente. Lo ideal es una actividad exterior para llenarse de luz natural. El recorrido solar es el mejor regulador de los ciclos vigilia/sueño.

SABER A QUÉ HORA ACOSTARSE PARA DESPERTARSE EN FORMA

El sueño se divide en ciclos. Cada ciclo se compone de diferentes fases: adormecimiento, sueño ligero, sueño profundo, sueño REM. Tal vez seas como yo: a veces he dormido las horas suficientes, pero estoy molido, como si me faltara sueño cuando justo acabo de levantarme. ¿Por qué? Deja que te lo explique. Esta sensación se debe probablemente a que el despertador ha sonado cuando estaba en pleno ciclo del sueño. ¿Sabes a lo que me refiero? A ese doloroso despertador que te saca de las profundidades de tus sueños más placenteros...

Hay una manera muy sencilla de evitarlo y de saber a qué hora acostarte para despertar en plena forma. Supongamos que tardas unos quince minutos en dormirte... Mira la calculadora del sueño de la página siguiente.

¿Ya aplicas más o menos estas reglas, pero aun así sufres de insomnio, te despiertas por la noche o tienes dificultades para conciliar el sueño? No te preocupes, todo puede mejorar. Háblalo con tu médico y piensa que existen soluciones naturales, como te explico en la página 92.

Créeme, cuida tu sueño. Es la condición indispensable para que tener un día radiante. La vida se viste de fiesta cuando estás en forma y dispondrás de más energía para tu actividad física, el tercer pilar de la salud.

Los tres pilares de tu salud

| HORA DE LEVANTARSE | SI NECESITAS | |
| | 7,5 H DE SUEÑO | 9,5 H DE SUEÑO |
	HORA DE ACOSTARSE	HORA DE ACOSTARSE
	(5 ciclos)	(6 ciclos)
4:30 h	20:45 h	19:15 h
4:45 h	21:00 h	19:30 h
5:00 h	21:15 h	19:45 h
5:15 h	21:30 h	20:00 h
5:30 h	21:45 h	20:15 h
5:45 h	22:00 h	20:30 h
6:00 h	22:15 h	20:45 h
6:15 h	22:30 h	21:00 h
6:30 h	22:45 h	21:15 h
6:45 h	23:00 h	21:30 h
7:00 h	23:15 h	21:45 h
7:15 h	23:30 h	22:00 h
7:30 h	23:45 h	22:15 h
7:45 h	0:00 h	22:30 h
8:00 h	0:15 h	22:45 h
8:15 h	0:30 h	23:00 h
8:30 h	0:45 h	23:15 h
8:45 h	1:00 h	23:30 h
9:00 h	1:15 h	23:45 h

La actividad física: tu píldora antioxidante

Alerta roja en tu sofá: ha llegado el momento de que suene la alarma contra la inercia. Una gran parte de la población adulta está expuesta a un mayor riesgo sanitario debido a la falta de actividad física y al sedentarismo excesivo. Es una realidad alarmante que debería hacernos saltar de nuestros asientos. Pero es importante no confundir la inactividad física y el sedentarismo. Este último consiste en el hecho de permanecer demasiado tiempo sentado o tumbado. Y es necesario ocuparse de ambos.

Trabajo sentado, trayectos motorizados, sofá y tele... No sería sorprendente que acabáramos echando raíces si no vamos con cuidado. Y eso que los inconvenientes del inmovilismo son evidentes: obesidad, molestias articulares, dolor de espalda, reducción del tono muscular, problemas de sueño, cambios en el estado de ánimo... Todo tu organismo pide socorro. Peor aún: el sedentarismo combina a la perfección con riesgos cardiovasculares, diabetes, cáncer...

Entonces ¿qué hacemos? ¿Esperamos a transformarnos en momias para reaccionar? No, nos movemos, y lo haremos ahora. Porque **la actividad física es nuestro seguro de vida**.

Los beneficios del ejercicio para el cuerpo...

Con un entrenamiento regular se transforma todo tu cuerpo:

- Los músculos se tonifican, la silueta se afina.
- Los huesos se hacen más densos, el equilibrio mejora.
- El corazón se refuerza, la presión arterial disminuye.
- La digestión se activa, el tránsito se regula.
- La piel se oxigena y se ilumina.

... pero también para la mente y el cerebro

Gracias a la secreción de endorfinas, las hormonas de la felicidad, cada sesión te sumerge en un baño de optimismo y bienestar. El estrés se evapora, la ansiedad retrocede, la confianza en uno mismo se dispara.

Para la materia gris es lo mismo, una fiesta. Memoria, concentración, creatividad... Así resulta fácil estimular el rendimiento intelectual y frenar los efectos del envejecimiento cerebral (enfermedad de Alzheimer, de Parkinson...).

¿Convencido? Entonces, vamos, ponte el chándal más chulo del armario y parte hacia una nueva vida. Pero cuidado, aquí no se trata de lanzarse a un programa XXL al estilo de GI Joe. El objetivo es la **regularidad y el placer, no el rendimiento**.

Muévete cada día

Los expertos recomiendan fijarse los siguientes objetivos:

- Actividad **cardiorrespiratoria** (bicicleta, correr, marcha rápida, escaleras, etc.): cinco veces por semana, 30 minutos.
- **Refuerzo muscular** (musculación, natación, tenis, aerobic, etc.): una o dos veces por semana.
- **Ejercicios de flexibilidad** (gimnasia, danza, yoga, etc.): dos o tres veces por semana.
- Evitar el sedentarismo: **menos de ocho horas al día sentado** y levantarse al menos una vez cada hora.
- Idealmente, andar de **7.000 a 8.000 pasos** al día.

> **¿Sabías que...?**
>
> Se confunde –a menudo erróneamente– la inactividad física con el sedentarismo. Este último consiste en permanecer demasiado tiempo sentado o tumbado. Si estás sentado en un despacho toda la jornada laboral, por mucho que hagas deporte regularmente, eres sedentario. ¡Venga, no dejes de moverte durante todo el día!

Sí, es más de lo que imaginábamos. Para llegar a estos objetivos y no cansarse, lo mejor es variar las actividades: un día caminar, practicar natación al día siguiente y, por qué no, un poco de *jogging* después de una sesión de yoga al otro. Entrena con música o entre amigos; siempre resulta más motivador. Y, si realmente no tienes tiempo, no te preocupes: incluso en el despacho o en casa existen mil y un trucos para acumular minutos de actividad:

- **Preferir** las escaleras al ascensor (lo básico).
- **Levantarse y caminar** cuando hablas por teléfono.
- **Hacer sentadillas** mientras esperas a que acabe el microondas.
- **Alternar la posición en el trabajo**, sentándote y poniéndote de pie.
- **Preferir caminar o ir en bici** siempre que sea posible.
- **Bajar una parada de autobús o de metro antes** de tu destino.
- **Hacer abdominales** por la noche, delante de la tele.

Enseguida entenderás que ser activo es un estado de ánimo. Así que cambia tu actitud en tu vida cotidiana e identifica todas aquellas ocasiones que puedes aprovechar para hacer trabajar tus músculos.

Nunca es demasiado tarde para empezar

No importa la edad que tengas, ya sean siete o setenta y siete años. El cuerpo solo pide ejercicio. Naturalmente, si acabas de empezar, tienes que hacerlo **progresivamente**. Primero de diez a quince minutos al día, luego aumentando la duración e intensidad en las siguientes semanas. Poco a poco, encontrarás tu ritmo. No olvides el calentamiento antes de los ejercicios e hidratarte bien durante el esfuerzo.

Solamente hay una contraindicación: **en caso de dolor no habitual, deja tus ejercicios** y consulta a un médico. Escucha tu cuerpo; él sabe lo que le conviene. Por lo demás, adelante. Prueba, explora, diviértete. El deporte, antes que nada, es placer.

Ahora ya lo sabes todo sobre los pilares de la salud: comer bien, dormir bien y moverse bien, o, en otras palabras, la trilogía ganadora para una vida más larga y activa. Tu cuerpo es tu casa para toda la vida: empieza desde ahora a colocar los cimientos.

Y, para maximizar tu prevención en materia de salud, nada mejor que los complementos alimenticios, siempre que los escojas correctamente. Descubre todos sus trucos.

¿Cómo escoger mejor tus complementos alimenticios?

Tu salud es valiosa y te apetece ocuparte de ella de una manera natural, en concreto, con complementos alimenticios. Aquí es cuando todo empieza a complicarse: numerosas fórmulas, dosis, calidad, cuándo tomarlos, interacciones..., por no hablar de los aditivos controvertidos. En este capítulo, aprenderás a reconocer los complementos alimenticios de calidad, ¡porque te mereces lo mejor!

Saber leer una etiqueta

Para potenciar al máximo la eficacia de un complemento alimenticio, es conveniente tener conocimientos específicos sobre el asunto. A continuación, encontrarás las claves para hacerlo. Dado el precio que pagas por ellos, sería una lástima que te tomaras un complemento poco eficaz o con mala asimilación.

Antes de entrar en detalle en este asunto, lo primero es analizar el producto: **no te contentes con mirar únicamente la parte frontal del envase**. Estas suelen ser muy vistosas, pero tienes que fijarte en todo. Puedes hacerlo leyendo la etiqueta por delante y por detrás (a veces con lupa por el minúsculo tamaño de la letra) o consultando la página web de la marca. De hecho, la ley obliga a los fabricantes a indicar todas las informaciones en la descripción del producto: composición exacta, cantidad de activos naturales, contraindicaciones, alérgenos...

Cabe señalar que el circuito de distribución (farmacia, internet, tienda bio) no condiciona la calidad del producto.

Lleva un poco de tiempo analizar escrupulosamente todos los datos, pero al final podrás hacerlo cada vez más rápidamente. Así que ponte el traje de detective y descubre los secretos de esos productos de salud natural.

LOS PUNTOS ESENCIALES QUE HAY QUE MIRAR EN LA ETIQUETA O EN LA FICHA DE INTERNET DEL PRODUCTO

- Verifica **qué ingrediente se cita primero** en la lista, porque es el que está presente en mayor cantidad.
- Comprueba que la composición incluye **la cantidad de activos por dosis diaria** para poder comparar mejor los productos.
- Lee **los alérgenos** (a menudo destacados en la sección de ingredientes en cursiva, en negrita o en mayúscula).
- Mira **los aditivos** en la lista de ingredientes.
- Observa **la duración del tratamiento**. De hecho, no es inaudito que ciertos productos cubran una duración de menos de un mes para reducir el precio.
- Comprueba que **el nombre de la sociedad** está presente en el envase: esta sociedad es la responsable de la comercialización.
- Fíjate en **la presencia de un número de lote** para la trazabilidad.
- Verifica **la fecha de caducidad**.

Ahora que ya sabes que hay que mirar para comparar los productos, te propongo que entremos en el detalle de varios aspectos importantes de la etiqueta o de la ficha del producto en internet.

> A lo largo de este capítulo, propondré pequeños ejercicios para poner en práctica estas explicaciones. Presentaré dos complementos y te pediré que escojas el que te parezca más eficaz.

Naturalmente, no tengo en cuenta las particularidades individuales (alergia a un componente, intolerancia a las fibras, etc.), porque se trata de simplificar al máximo para comprender mejor los productos. Asimismo, estos ejercicios te ayudarán a orientarte en el libro para que busques la información adecuada (dosis recomendada y mejores formas) en las fichas de ingredientes de la tercera parte.

La lista de ingredientes

La lista de ingredientes (o composición) te permite identificar en un momento:

- La presencia de **nutrientes** (vitaminas y minerales) y las **formas utilizadas**. Por ejemplo, en el caso del zinc, óxido de zinc, citrato de zinc, etc.
- La presencia de plantas y **las partes utilizadas de dichas plantas**. La primera pregunta que debes hacerte sobre esto es: «¿Es un extracto o un polvo de plantas?». Te explicaré esta diferencia fundamental más adelante.
- La presencia de **otros activos** (probióticos, aminoácidos, etc.).
- La presencia de **aditivos**: algunos hay que evitarlos o limitarlos, como las nanopartículas. En teoría, la presencia de nanopartículas se indica en la lista de ingredientes: [nano]. Pero en la práctica no siempre es así.
- Los **alérgenos**: crustáceos, soja, cacahuete, leche, etc.

Las formas utilizadas

Un activo puede presentarse en diferentes formas químicas. Algunas son menos activas que otras o se absorben mal y pueden provocar molestias digestivas.

¿Te parece todo muy complejo? No te preocupes. En la tercera parte de este libro encontrarás todas las formas preferibles; solo tendrás que comparar con la lista de ingredientes, por mucho que los nombres sean demasiado científicos.

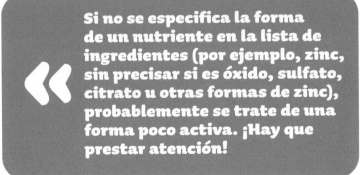

Si no se especifica la forma de un nutriente en la lista de ingredientes (por ejemplo, zinc, sin precisar si es óxido, sulfato, citrato u otras formas de zinc), probablemente se trate de una forma poco activa. ¡Hay que prestar atención!

TÚ DECIDES
Que no te tomen el pelo con ciertos productos

1 A continuación encontrarás unos complementos para la inmunidad a base de zinc y de vitamina D (en las páginas 304 y 307 descubriremos las formas que se asimilan mejor). ¿Qué producto escoges, el A o el B?

PRODUCTO A	PRODUCTO B
Ingredientes	**Ingredientes**
Zinc, vitamina D, cápsula vegetal	Citrato de zinc, colecalciferol, cápsula vegetal

2 Aquí tienes unos complementos alimenticios antioxidantes a base de vitamina E. ¿Cuál eliges? Para saber cómo, consulta la página 305.

PRODUCTO A	PRODUCTO B
Ingredientes	**Ingredientes**
Alfa-tocoferol, aceite de colza desodorizado, glicerol de origen natural, extracto de romero	Dl-alfa-tocoferol, aceite de colza desodorizado, glicerol de origen natural, extracto de romero

3 Veamos este ejemplo de dos productos que contienen vitamina B6 y vitamina D. ¿Cuál escogerías, una vez verificadas las formas en las páginas 302 y 304?

PRODUCTO A	PRODUCTO B
Ingredientes	**Ingredientes**
Clorhidrato de piridoxina (vitamina B6), vitamina D2, fibra de guisante, cápsula HPMC	Piridoxal-5-fosfato (vitamina B6), vitamina D3, fibra de guisante, cápsula HPMC

4 Y ahora concentrémonos en el magnesio, cuyas mejores fórmulas encontrarás en la página 289. ¿Qué producto elegirías entre estos dos?

PRODUCTO A	PRODUCTO B
Ingredientes	**Ingredientes**
Óxido de magnesio, cápsula HPMC, talco	Bisglicinato de magnesio, cápsula HPMC, talco

5 Sigamos en el ámbito del magnesio. Estos son complementos alimenticios que reducen el cansancio mediante una asociación de dos magnesios. Entonces ¿A o B?

PRODUCTO A	PRODUCTO B
Ingredientes	**Ingredientes**
Magnesio marino, bisglicinato de magnesio, fibra de guisante, cápsula HPMC	Glicerofosfato de magnesio, bisglicinato de magnesio, fibra de guisante, cápsula HPMC

Verifica si has escogido los productos más fiables y eficaces en la página 349.

La cantidad de activos

La cantidad de activos (nutrientes, plantas u otros ingredientes) siempre está indicada en el envase del producto y en la ficha del producto en internet.

Las dosis óptimas para cada activo las encontrarás en las tablas de la segunda parte de este libro y en las fichas de la tercera parte.

Las etiquetas indican a veces el porcentaje del VNR (valor nutricional de referencia) al que corresponde la dosificación, lo que da una información precisa de la eficacia del producto. Este porcentaje no miente nunca. En la tercera parte, para cada vitamina y oligoelemento, te presento su dosificación general, con el porcentaje asociado.

> **CANTIDAD REAL DE VITAMINAS Y MINERALES: ¡ABRE LOS OJOS!**
>
> Como ya hemos visto, ciertos nutrientes se aportan por medio de una «forma». Sin embargo, existe una diferencia entre la cantidad de una forma y lo que esta proporciona realmente en nutrientes. Tomemos un producto que contiene 800 mg de malato de magnesio: aquí, la forma de magnesio es el malato de magnesio, que, por lo general, aporta 90 mg de magnesio. Pero ciertas marcas, como en el caso del laboratorio A, indican «800 mg» en la parte frontal del producto, lo que puede despistarte porque lo que realmente se aporta son… ¡90 miligramos! Otras marcas, por el contrario, te indicarán claramente la cantidad real de magnesio que contiene el producto, como hace el laboratorio B con 250 miligramos.
>
>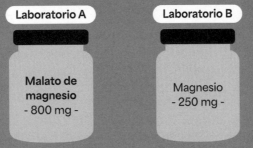
>
> Entonces ¿por qué esta diferencia de valor? Un mineral no puede aportarse solo, tiene que ir «pegado» a algo, y este algo es siempre más pesado. Imagina, por ejemplo, un collar de perlas de color blanco (el malato de magnesio) que contiene una sola perla roja (el elemento magnesio).

TÚ DECIDES
Que no te tomen el pelo con ciertos productos

1 Estos son unos complementos alimenticios a base de zinc que ayudan a combatir el estrés oxidativo y contribuyen a un metabolismo glucídico normal (en la página 307, puedes conocer la dosificación recomendada). ¿Qué producto escoges, el A o el B?

PRODUCTO A	PRODUCTO B
Ingredientes	**Ingredientes**
Picolinato de zinc: 15 mg, de los cuales zinc: 3 mg (30% del VNR)	Picolinato de zinc: 75 mg, de los cuales zinc: 15 mg (150% del VNR)

2 Estos son también unos complementos alimenticios para el sistema nervioso a base de magnesio. Para elegir entre A y B, puedes verificar cuál es la dosis recomendada de magnesio en la página 289.

PRODUCTO A	PRODUCTO B
Ingredientes	**Ingredientes**
Treonato de magnesio: 1.500 mg	Magnesio elemental (procedente del bisglicinato de magnesio): 250 mg
Magnesio elemental: 105 mg	
(VNR: 28%)	(VNR: 66,5%)

3 Otro ejemplo con unos complementos alimenticios para la testosterona a base de zinc (en la página 307, encontrarás más datos sobre este ingrediente). ¿Cuál escoges, el A o el B?

PRODUCTO A	PRODUCTO B
Ingredientes	**Ingredientes**
Zinc liposomal (óxido de zinc): 11 mg	Citrato de zinc: 10 mg (100% del VNR)
(110% del VNR)	

¿Has elegido bien? ¡La respuesta está en la página 349!

Podríamos decir que ya dominamos las formas y las cantidades. Pero, atención, porque a veces hay trampas: algunas formas están **«tamponadas» (es decir, «cortadas» con formas malas menos cualitativas) y otras formas son puras** y, por tanto, preferibles.

El caso del bisglicinato de magnesio

Tomemos el ejemplo más corriente: el bisglicinato de magnesio. Como ya hemos visto, es una forma muy buena de magnesio, pero muchos productos elaborados con bisglicinato de magnesio que son, en realidad, mezclas con formas menos buenas sin que tú lo sepas. A veces, la forma mala de magnesio está presente incluso en gran cantidad.

Aquí tienes una sencilla regla para desenmascararlo: una forma de bisglicinato de magnesio que anuncie una dosis de magnesio superior al 10 por ciento o incluso al 12 por ciento está, por fuerza, cortada con una forma mala de magnesio, como el óxido o el hidróxido de magnesio. Esta forma cortada no permite obtener los mejores beneficios del magnesio y puede dar lugar a molestias digestivas.

Normalmente, la reglamentación impone que se indique si el magnesio está tamponado en la lista de los ingredientes, pero, a veces, los laboratorios no lo cumplen. ¿Cuál es el truco? Pues, por ejemplo, indicar la forma mala de magnesio como un soporte del aditivo, algo que, según la reglamentación, no es necesario poner en la etiqueta.

A continuación, encontrarás algunos ejemplos en el mercado de bisglicinato de magnesio cortado:

Ingredientes (para 2 cápsulas al día)
Bisglicinato de magnesio...... 1.390 mg De los cuales magnesio........... 250 mg

Aquí, la forma bisglicinato de magnesio contiene el 18 por ciento de magnesio, lo que no es posible: el magnesio está cortado con una forma menos buena.

Ingredientes (para 3 cápsulas al día)
Bisglicinato de magnesio, del cual: Magnesio......... 300 mg Vitamina B6...... 2,8 mg Taurina.............. 120 mg

En esta etiqueta no hay ninguna información, y nuestro primer reflejo debería ser consultarlo en la página web de la marca. Pero imaginemos que allí tampoco encuentras nada. En mi experiencia, es imposible que el bisglicinato de magnesio aporte tanto magnesio en tres cápsulas, sobre todo teniendo en cuenta la presencia de la taurina. Como consumidor, si te falta información, no deberías dudar en contactar con el laboratorio.

> **Ingredientes (dosis diaria)**
>
> Bisglicinato de magnesio titulado al 20 %, es decir, 300 mg (80 % del VNR), vitamina B6 1,6 mg (100 %)

En este caso, la marca indica que el bisglicinato aporta un 20 % de magnesio, lo que significa que vuelve a estar cortado, y en gran cantidad, con una forma menos buena.

> Bisglicinato de magnesio... 2.500 mg
> Del cual magnesio 275 mg

Aquí tenemos un 11 % de magnesio: el bisglicinato no parece tamponado.

Aunque puede parecer un poco complicado, es una noción que debes asimilar si deseas formas puras y óptimas. Pero, calma: no es habitual encontrar otras formas tamponadas. Sobre todo, debes desconfiar del bisglicinato.

Veamos ahora qué otras informaciones puedes encontrar en los productos.

Las contraindicaciones

Estas precauciones siempre se indican. Se trata de:

- Contraindicaciones generales, del tipo «mujeres embarazadas/madres lactantes/niños de corta edad» (cuando no se trata de productos especialmente formulados para estas poblaciones).
- Contraindicaciones específicas, vinculadas a los ingredientes. Por ejemplo, la vitamina K se desaconseja cuando se toman anticoagulantes, por lo que es mejor evitar el triptófano, si se sigue un tratamiento de ansiolíticos o antidepresivos, y la cúrcuma, si se toman anticoagulantes o en caso de obstrucción de las vías biliares, etc.

En la tercera parte de este libro encontrarás algunas contraindicaciones oficiales para numerosos ingredientes de salud natural. En caso de duda, condiciones particulares o tratamiento simultáneo, consulta al **médico o farmacéutico antes de consumir un complemento alimenticio**.

Las plantas: caso por caso

Las plantas son una categoría de ingredientes de salud natural difícil de comprender en su totalidad. Lo fundamental es conocer la diferencia entre el polvo y el extracto, porque, en ciertas plantas, será recomendable escoger el segundo. Y todavía será mejor si dicho extracto está titulado o estandarizado, es decir, si se conoce la concentración de los principios activos contenidos en la planta. A menudo, es la forma que se ha utilizado tradicionalmente y en los estudios científicos.

Polvo frente a extracto

Una planta en polvo es, como su nombre indica, una planta que se ha transformado en polvo. De esta manera, si el producto de salud natural indica una aportación de 200 mg de polvo de planta, esto corresponde realmente a 200 mg de planta, ni más ni menos. En ciertos casos, el polvo es interesante, porque permite contar con la totalidad de una planta, es decir, con el conjunto de sus constituyentes naturales.

En cambio, **un extracto de planta** se obtiene en base a una concentración, sobre todo mediante transformaciones naturales. Es, por ejemplo, como si preparases una infusión. De este modo, si el producto indica que aporta 200 mg de extracto de planta, no puedes saber la cantidad real que se ha utilizado de la planta para producirlo. En ese caso, debes investigar. Ocurre como con la granadina: para una pequeña cantidad de jarabe, hace falta una gran cantidad de fruta.

Tomemos un ejemplo:

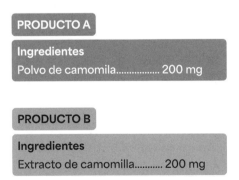

Aquí la cantidad de camomila es de 200 mg para el producto A, porque es un polvo de planta. En cambio, para el producto B, no sabemos la cantidad real de planta que se ha utilizado para producir 200 mg de extracto de camomila: ¿tal vez el equivalente sea de 1.000 mg de camomila? Esta **noción de equivalencia** puede llegar a ser sorprendente, porque los extractos, muy a menudo, son concentrados.

En el ejemplo siguiente de un complemento a base de pasiflora, la marca indica exactamente el equivalente extracto-planta:

> **Ingredientes**
> Extracto de pasiflora............ 200 mg
> Equivalente planta............ 1.000 mg

Esto también puede indicarse con **una proporción**, como a continuación:

> **Ingredientes**
> Extracto de pasiflora 5:1....... 200 mg

Ese «5:1» significa que hay multiplicar el peso (200 mg) por 5, es decir 1.000 mg de pasiflora. Sí, ya sé que hay que usar las matemáticas, pero no soy yo quien ha decidido cómo debe constar en la etiqueta. Por suerte, hay marcas que lo aclaran y señalan directamente la equivalencia.

En el caso de ciertos ingredientes naturales, lo importante no es la cantidad de planta, sino la de los principios activos. Aquí tienes un ejemplo de etiqueta para un complemento a base de azafrán:

> **Ingredientes**
> Extracto de azafrán............ 30 mg
> De los cuales safranal........ 600 µg

El principio activo del azafrán es el safranal. Los 30 g de extracto de azafrán aportan 600 µg de safranal. Esta es la cantidad que nos interesa. En las fichas de ingredientes de la tercera parte de este libro, indico siempre lo que importa: la cantidad de planta o la cantidad de principio activo. En esas fichas también encontrarás qué buscar en la etiqueta:

- El nombre botánico (por ejemplo, existen varias subespecies de valeriana, la planta del sueño y del estrés).
- La parte de planta utilizada (por ejemplo, la hoja de ortiga no tiene las mismas propiedades que la raíz).

TÚ DECIDES
Que no te tomen el pelo con ciertos productos

1 Este es un ejemplo de complementos alimenticios para el sueño a base de pasiflora. Para conocer la cantidad recomendada, ve a la página 294. ¿Qué decides, A o B?

PRODUCTO A	PRODUCTO B
Ingredientes (dosis diaria)	**Ingredientes (dosis diaria)**
Extracto de pasiflora (200 mg), polvo de arroz	Polvo de pasiflora (1.250 mg), polvo de arroz

2 A continuación, encontrarás otro ejemplo de dos complementos alimenticios para combatir el estrés y favorecer la relajación, esta vez a base de valeriana (para conocer la cantidad de planta aconsejada, ver página 300). ¿Qué producto escoges?

PRODUCTO A	PRODUCTO B
Ingredientes (dosis diaria)	**Ingredientes (dosis diaria)**
Polvo de valeriana.................. 1.000 mg	Extracto de valeriana: 5:1 .... 200 mg

3 Ahora, dos complementos alimenticios para la función cardiaca y el sueño a base de espino blanco. Una vez verificada la cantidad recomendada en la página 283, ¿qué prefieres, el producto A o el B?

PRODUCTO A	PRODUCTO B
Ingredientes (dosis diaria)	**Ingredientes (dosis diaria)**
Extracto de espino blanco......1.000 mg	Polvo de espino blanco..........200 mg

4 Y, por último, aquí tienes un par de complementos alimenticios para combatir el estrés a base de rodiola. En la página 295, encontrarás la cantidad de planta aconsejada. ¿Qué eliges, A o B?

PRODUCTO A	PRODUCTO B
Ingredientes (dosis diaria)	**Ingredientes (dosis diaria)**
Extracto de rodiola: 740 mg, con un 3,2 % de rosavina y un 1,2 % de salidrosina, cápsula de origen marino	Extracto de rodiola: 370 mg (equivalente en planta a 800 mg), cápsula de origen marino

¡Te estás convirtiendo en un experto en complementos! Compruébalo en la página 350.

Los aditivos que debes evitar

En el imaginario colectivo, los aditivos a menudo se asocian a compuestos peligrosos, incluso **tóxicos. Sin embargo, tienen muchas utilidades** y, por suerte, no todos plantean controversia.

Resulta difícil elaborar ciertos productos de salud sin aditivos. La propia cápsula es un aditivo, aunque también puede ser natural. A título ilustrativo, los aditivos permiten:

- **Diferenciar los productos**, lo que facilita un mejor seguimiento cuando se toman diversos complementos alimenticios (colorantes).
- **Proteger el producto:** cápsula, película alrededor del comprimido, conservante para un líquido, para evitar que se contamine, etc.
- **Optimizar la seguridad** del producto: aseguran la estabilidad y evitan la degradación de los activos con el paso del tiempo, como con los aceites que se ponen rancios, etc.
- **Aumentar la eficacia o la asimilación** de ciertos productos: microencapsulación, liposoma —una especie de vesícula que contiene el activo—, de liberación prolongada, cápsula gastrorresistente que protege ciertos activos sensibles a la acidez del estómago, etc.
- **Favorecer la ingesta del producto:** película en un comprimido para facilitar la deglución, mejor gusto en los sobres, etc.
- **Mejorar el complemento por otras razones tecnológicas:** antiaglomerantes para evitar que el polvo quede atrapado en las máquinas durante la fabricación, agentes de relleno para no dejar espacio vacío dentro de la cápsula, agentes de compresión para permitir el modelado de los comprimidos, etc.

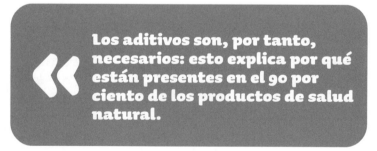

> Los aditivos son, por tanto, necesarios: esto explica por qué están presentes en el 90 por ciento de los productos de salud natural.

Distinguimos dos tipos de aditivos:

- **Naturales**, es decir, obtenidos a partir de microorganismos, algas, extractos de vegetales o minerales.
- **De síntesis.**

Sin embargo, es preferible que evites ciertos aditivos en los productos de salud natural. Los autorizados no son peligrosos en principio, pero algunos se están reevaluando por parte de las instituciones o bien están prohibidos en el extranjero, pero siguen autorizados en la Unión Europea. Otros contienen nanopartículas o se sospecha que las podrían contener, aunque su presencia no esté indicada en la etiqueta. Y las nanopartículas pueden tener un impacto negativo sobre la salud y sobre el entorno. En teoría, si un producto contiene nanopartículas, debe indicarse en la lista de ingredientes: [nano]. Sin embargo, la definición reglamentaria de la nanopartícula difiere de su definición científica.

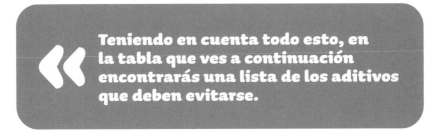

> Teniendo en cuenta todo esto, en la tabla que ves a continuación encontrarás una lista de los aditivos que deben evitarse.

No es exhaustiva, porque los aditivos son muchos, pero estos en concreto se utilizan muy a menudo en los productos de salud natural. ¡Cuidado!

NOMBRE DEL ADITIVO	CÓDIGO E
Ácido benzoico	E210
Ácido esteárico	E570
Benzoato de calcio	E213
Benzoato de potasio	E212
Benzoato de sodio	E211
Beta-ciclodextrina	E459
Carbonato de sodio, carbonato ácido de sodio, sesquicarbonato de sodio	E500 i, ii, iii
Carboximetilcelulosa (croscarmelosa sódica)	E466
Celulosa microcristalina	E460
Colorantes azoicos	E102, E104, E110...

Dibehenato de glicerilo	E471
Dióxido de silicio	E551
Dióxido de titanio	E171
Fumarato de estearilo de sodio	E485
Galato de propilo	E310
Isomalt	E953
Manitol	E421
Óxido e hidróxidos de hierro	E172 i, ii, iii
Fosfato de calcio	E341 i, ii
Fosfato tricálcico	E341 iii
Fosfatos de magnesio	E343 i, ii
Polisorbato 80	E433
Polivinilpirrolidona (PVP)	E1201
Sales de magnesio de ácido graso	E470b
Sales de sodio, de potasio y de calcio de ácidos grasos	E470a
Silicato de aluminio y calcio	E556
Silicato de aluminio y sodio	E554
Silicato de aluminio	E559
Silicato de calcio	E552
Silicato y trisilicato de magnesio	E553 i, ii
Estearato de magnesio	E470b
Sulfato de aluminio/potásico	E520/E522
Talco (salvo producto bio)	E553b
Tartrato de hierro	E534

Los aditivos controvertidos que debemos evitar.

TÚ DECIDES
Que no te tomen el pelo con ciertos productos

1 Estos son complementos alimenticios para reducir la fatiga a base de magnesio. ¿Cuál es mejor, el del laboratorio A o el del B?

PRODUCTO A	PRODUCTO B
Ingredientes	**Ingredientes**
Bisglicinato de magnesio, antiaglomerante (sales de magnesio de ácido graso), cápsula vegetal de pululano	Bisglicinato de magnesio, antiaglomerante (fibra de acacia), cápsula vegetal de pululano

2 Otro ejemplo con complementos alimenticios para recuperar la energía a base de vitamina C. ¿Qué eliges, A o B?

PRODUCTO A	PRODUCTO B
Ingredientes	**Ingredientes**
Vitamina C (palmitato de ascorbilo), estearato de magnesio, celulosa microcristalina, colorante natural a base de paprika	Vitamina C (palmitato de ascorbilo), harina de plátano, colorante natural a base de paprika

3 Y ahora complementos alimenticios para el cerebro a base de omega-3. ¿Cuál escoges?

PRODUCTO A	PRODUCTO B
Ingredientes	**Ingredientes**
Aceite de pescados azules pequeños, cápsula blanda marina	Aceite de pescados azules pequeños, cápsula blanda vegetal (óxido de hierro)

¿Has optado por productos sin aditivos malos? Compruébalo en la página 350.

Una forma galénica para cada uno

Los productos de salud natural se presentan en diferentes formas, llamadas «formas galénicas»: **líquido, polvo, cápsula** o píldora, comprimido, sobre, etc. Pero ¿sabías que estas formas galénicas condicionan los aditivos que entran en la composición de los complementos alimenticios? ¿Y conoces los diferentes tipos de cápsulas? ¿Hay una mejor que otra? Analicémoslo.

Líquido

El líquido es fácil de tragar. Resulta ventajoso en el caso de nutrientes oleosos, por ejemplo, o de ciertas plantas. Sin embargo, esta forma también presenta inconvenientes. De hecho, hay que estabilizar ciertos activos, realzar el sabor y, eventualmente, utilizar conservantes. Además, algunos aceites pueden ponerse rancios. ¡Cuidado! Por ejemplo, no aconsejo la creatina vendida en forma líquida porque a menudo es inestable. Es mejor consumirla en polvo para solución o en otras formas galénicas.

Polvo

Tiene la misma ventaja que la forma líquida: fácil de dosificar y de ingerir. Esta fórmula permite, por otra parte, una dosis más importante de activos que las cápsulas. Por ejemplo: el colágeno o la glutamina en cápsulas son igual de eficaces que en polvo, pero es difícil alcanzar 5 g de cada uno de estos ingredientes de salud natural con las cápsulas porque podría resultar excesivo. No está de más verificar la presencia potencial de antiaglomerantes controvertidos (véase la tabla de aditivos que deben evitarse).

Observación: no recomiendo los omega-3 en forma de polvo, porque muy a menudo se ha modificado su estructura molecular.

Cápsula blanda

Es la forma preferible para ciertos aceites, como el de pescado. Resulta bastante difícil estabilizarlo en una botella, y la cápsula blanda permite protegerlo con mayor facilidad. De todos modos, verifica la composición de la cápsula, que siempre se indica en la lista de ingredientes: por ejemplo, las cápsulas coloreadas con óxido de hierro no son recomendables. Si la cápsula está coloreada, que sea con un colorante de origen natural.

Comprimido

Esta forma, bastante habitual por otra parte, resulta interesante a la hora de liberar los activos, que se descomponen en el momento adecuado. Sin embargo, ciertos activos no se comprimen y necesitan la utilización de aditivos controvertidos (el sospechoso antiaglomerante, colorantes en forma de nanopartículas, agentes de recubrimiento dudosos, etc.). Por suerte, numerosas marcas usan aditivos más naturales a base de leguminosas y otras fibras, que tienen una buena tolerancia intestinal.

Desaconsejo los probióticos en forma de comprimidos: la presión aumenta la temperatura y suelen ser muy sensibles.

Cápsula

Es una de las formas más habituales. Permite proteger los activos de la luz y de la humedad. Por otra parte, si te cuesta tragarlas, en la mayoría de los casos pueden abrirse y mezclar el contenido en un líquido o en un alimento, como, por ejemplo, en una compota.

> **CUIDADO CON LA COMPOSICIÓN**
>
> Las cápsulas pueden ser:
> - De origen animal, a base de gelatina (porcina, bovina, marina).
> - De origen vegetal, sobre todo de pululano y HPMC (hidroxipropilmetilcelulosa o también E464 o hidromelosa). Contrariamente al pululano, ciertas cápsulas de HPMC pueden contener trazas de disolvente sintético dudoso: el PCH. Algunas cápsulas de HPMC son más «limpias» que otras.

Gominola

Es una forma galénica cada vez más apreciada. Sin embargo, no la recomiendo. Por un lado, puede plantear problemas en su composición (azúcar añadido o edulcorante). Por otro, debido a su pequeño tamaño, no hay sitio para introducir los activos buenos, porque las formas buenas de ciertos nutrientes ocupan más lugar. Finalmente, el proceso necesita un gel que, cuando entra en contacto con ciertos activos frágiles, está caliente.

> **No te aconsejo las gominolas a base de vitamina C natural. Dicho activo es inestable y el aumento de temperatura en la fabricación de la gominola comporta pérdidas en su cantidad.**

Dicho esto, si no consumes ningún producto de salud natural porque te cuesta tragar las cápsulas, porque no deseas abrirlas, porque los polvos para solución te saben mal, etc., entonces será mejor inclinarse por unas gominolas antes que privarse de ingredientes de salud natural.

CON MODERACIÓN

¿Podemos mezclar golosinas y salud? En lo que se refiere a las gominolas, existe cierto debate. En las *stories* de Instagram, he visto a personas que consumían con glotonería dos o tres gominolas a base de melatonina para dormirse, en lugar de una única gominola, que es la dosis recomendada. Esto comporta un riesgo de sobredosis, simplemente porque «saben bien» o porque tienen «un punto divertido». Aun así, estamos hablando de un producto de salud y natural. A mi entender, las gominolas no pueden consumirse como si fueran caramelos. Además, ¿**qué hay del riesgo para los niños** que toman gominolas infantiles con vitaminas y minerales? ¿Y si consumen más que la dosis recomendada? Que sean de colores y divertidas no quiere decir que resulten inofensivas. Debe respetarse siempre la dosificación.

Las interacciones posibles

Incompatibilidades

En el mercado abundan las fórmulas torpes y contraproducentes. Incluso con la mejor intención, los complementos alimenticios requieren de pericia en su uso. Encuentro particularmente deplorables los complementos alimenticios que contienen activos que **no son compatibles**. ¿Cuál es la principal consecuencia? Pues que puede que un activo no se absorba, incluso en una forma muy buena. Por ejemplo, el zinc y el hierro entran en competición en el momento de su absorción intestinal. En otras palabras, uno impide la absorción del otro.

En la tabla siguiente se ilustran las principales incompatibilidades. Sin embargo, es posible tomar activos incompatibles el mismo día. Simplemente se trata de separar las tomas al menos de 3 a 4 horas.

	Zinc	Hierro	Calcio	Magnesio	Cobre	Vitamina B9	Vitamina C	Vitamina E	Té verde	Probióticos	Enzimas
Zinc		●	●		●						
Hierro	●		●	●	●			●	●		
Calcio	●	●			●						
Magnesio		●	●								
Cobre	●	●					●				
Vitamina B9											●
Vitamina C					●						
Vitamina E			●								
Té verde		●									
Probióticos											●
Enzimas						●				●	

También encontrarás estas principales interacciones negativas en las fichas de cada ingrediente de salud natural, en la tercera parte. Sin ser exhaustivo, se incluyen incompatibilidades suplementarias.

TÚ DECIDES
Que no te tomen el pelo con ciertos productos

Veamos un ejemplo de dos complementos alimenticios para la piel y el cabello. ¿Es mejor elegir el producto A o el B?

PRODUCTO A	PRODUCTO B
Ingredientes	**Ingredientes**
Zinc (bisglicinato de zinc), hierro (pirofosfato de hierro), cobre (gluconato de cobre), antiaglomerante (harina de arroz), cápsula de origen vegetal	Zinc (bisglicinato de zinc), vitamina B6 (riboflavina-5-fosfato), antiaglomerante (harina de arroz), cápsula de origen vegetal

La respuesta la tienes en la página 351.

Sinergias

Por el contrario, ciertos activos se combinan perfectamente y ofrecen **una sinergia potente**, lo que permite aumentar su eficacia (por ejemplo, uno mejora la actividad o la absorción del otro) o proporcionar un espectro de acción más amplio para un requerimiento específico. No es forzosamente necesario tomarlos al mismo tiempo.

Algunos ejemplos de sinergias son:

- **Magnesio y vitamina D.** La vitamina D permite que el magnesio permanezca más tiempo dentro de las células. El magnesio activa la vitamina D. No es necesario tomarlos al mismo tiempo, pero, al menos, sí en el mismo día.
- **Hierro y probióticos.** Los probióticos permiten un mejor equilibrio de la microbiota intestinal, indispensable para la absorción del hierro.
- **Hierro y vitaminas B y C.** Interfieren positivamente.
- **Glucosamina y condroitina.** Se potencian en los productos relacionados con el bienestar articular.
- **Zinc y selenio.** Se potencian en los productos que actúan sobre el cabello o el equilibrio hormonal.
- **Valeriana y otras plantas del sueño:** pasiflora, espino blanco o incluso melisa.

También encontrarás estas sinergias principales en las fichas para cada ingrediente de salud natural en la tercera parte, en las que también añado algunas otras sinergias suplementarias.

¿Cómo escoger mejor tus complementos alimenticios?

Con toda esta información, ya te habrás convertido en un auténtico Sherlock Holmes de los complementos alimenticios. Te propongo que subamos de nivel con un último test, que propone más productos y relaciona todo lo aprendido.

De nuevo, recuerda que no se tienen en cuenta las elecciones alimentarias, preferencias, intolerancias o alergias para simplificar el ejercicio.

¿Aguzamos por última vez tu talento de detective? No tengas miedo, estas etiquetas son más largas y complejas, pero dispones de los datos necesarios para escoger de forma adecuada.

TÚ DECIDES
Que no te tomen el pelo con ciertos productos

1 Aquí tienes cinco complementos alimenticios a base de ortiga que ayudan al bienestar articular. En la página 293 encontrarás más datos sobre la ortiga. ¿Qué producto escoges?

PRODUCTO A

Ingredientes (para 2 cápsulas diarias)

Extracto de ortiga blanca 10:1.200 mg

Composición: ortiga blanca (*Lamium album*), harina de arroz, cápsula vegetal de HPMC

PRODUCTO B

Ingredientes (para 2 gominolas diarias)

Extracto de ortiga....................100 mg

Composición: agente de carga (maltitol), gelificante (pectina de frutas), extracto de raíz de ortiga (*Urtica dioica L.*), acidificante (ácido cítrico), aroma natural de granada

PRODUCTO C

Ingredientes (para 2 cápsulas diarias)

Polvo de ortiga......................2.500 mg

Composición: hojas de ortiga (*Urtica dioica L.*), cápsula bovina, antiaglomerante (goma arábiga)

PRODUCTO D

Ingredientes (para 2 cápsulas diarias)

Extracto de ortiga....................200 mg

Equivalente planta...............4.000 mg

Composición: raíz de ortiga (*Urtica dioica L.*), cápsula vegetal de HPMC, antiaglomerante (dióxido de silicio)

PRODUCTO E

Ingredientes (para 2 cápsulas diarias)

Extracto de ortiga....................200 mg

Equivalente planta................4.000 mg

Composición: raíz de ortiga (*Urtica dioica L.*), cápsula vegetal de pululano

2 Estos son complementos alimenticios antiestrés a base de azafrán, magnesio y vitamina B6 (véanse las páginas 271, 289 y 302). ¿Cuál es el más prometedor?

PRODUCTO A

Ingredientes (para 2 comprimidos diarios)

Extracto de azafrán.........................30 mg

Magnesio......................................250 mg (66 % del VNR)

Vitamina B6........1,4 mg (100 % del VNR)

Composición: extracto de estigmas de azafrán (*Crocus sativus L.*), sulfato de magnesio agente de compresión (fosfato tricálcico), clorhidrato de piridoxina (vitamina B6)

PRODUCTO B

Ingredientes (para 3 cápsulas diarias)

Extracto de azafrán.........................30 mg

De los cuales safranal...................600 µg

De los cuales crocinas...................700 µg

Bisglicinato de magnesio.....1.200 mg

De los cuales magnesio elemento 240 mg (64 % del VNR)

Vitamina B6....1,4 mg (100 % del VRN)

Composición: extracto de estigmas de azafrán (*Crocus sativus L.*), bisglicinato de magnesio, antiaglomerante (harina de cáscara de arroz), vitamina B6 (piridoxal-5-fosfato), cápsula de pululano

PRODUCTO C

Ingredientes (para 4 cápsulas diarias)

Extracto de azafrán.........................30 mg

De los cuales safranal................600 µg

De los cuales crocinas...................700 µg

Bisglicinato de magnesio....2.500 mg

De los cuales magnesio elemento 250 mg (66 % del VNR)

Vitamina B6.....................1,4 mg (100 % del VNR)

Composición: extracto de estigmas de azafrán (*Crocus sativus L.*), bisglicinato de magnesio, antiaglomerante (fibra de acacia), vitamina B6 (piridoxal-5-fosfato), cápsula de pululano

PRODUCTO D

Ingredientes (para 2 cápsulas diarias)

Extracto de azafrán.........................30 mg

De los cuales safranal................600 µg

De los cuales crocinas...................700 µg

Malato de magnesio.............250 mg (7,50 % del VNR)

Vitamina B6................5,6 mg (400 % del VNR)

Composición: extracto de estigmas de azafrán (*Crocus sativus L.*), malato de magnesio, antiaglomerante (harina de cáscara de arroz), vitamina B6, cápsula de hidroxipropilmetilcelulosa (colorante: E160c)

PRODUCTO E

Ingredientes (para 2 cápsulas diarias)

Polvo de azafrán...........................30 mg

Magnesio......................................250 mg (66 % del VNR)

Vitamina B6.................................1,4 mg (100 % del VNR)

Composición: polvo de estigmas de azafrán (*Crocus sativus L.*), pidolinato de magnesio, antiaglomerante (harina de cáscara de arroz), piridoxina HCL, cápsula marina

3 Para finalizar, aquí tienes cinco complementos alimenticios para el equilibrio intestinal y la digestión a base de probióticos y cardo mariano. Puedes informarte en las páginas 276 y 294 para escoger con fundamento.

PRODUCTO A

Extracto de cardo mariano....500 mg

De los cuales silimarina...........300 mg

Probióticos........4.000 millones de UFC

Lactobacillus plantarum........2.000 millones de UFC

Lactobacillus acidophilus........1.000 millones de UFC

Bifidobacterium bifidum.........1.000 millones de UFC

Composición: extracto de cardo mariano (semillas de *Silybum marianum*), goma de acacia bio, mezcla de probióticos, cápsula vegetal de HPMC gastrorresistente

PRODUCTO B

Ingredientes (para 1 cápsula diaria)

Extracto de cardo mariano........500 mg

De los cuales silimarina...........300 mg

Probióticos........4.000 millones de UFC

Lactobacillus plantarum........2.000 millones de UFC

Lactobacillus acidophilus........1.000 millones de UFC

Bifidobacterium bifidum.........1.000 millones de UFC

Composición: extracto de cardo mariano (semillas de *Silybum marianum*), goma de acacia bio, cápsula vegetal de HPMC

PRODUCTO C

Ingredientes (para 1 comprimido diario)

Extracto de cardo mariano 4:1 500 mg

Probióticos........4.000 millones de UFC

Lactobacillus plantarum........2.000 millones de UFC

Lactobacillus acidophilus........1.000 millones de UFC

Bifidobacterium bifidum.........1.000 millones de UFC

Composición: extracto de cardo mariano (semillas de *Silybum marianum*), antiaglomerante (estearato de magnesio), mezcla de probióticos microencapsulados, celulosa microcristalina

PRODUCTO D

Extracto de cardo mariano 200 mg

Probióticos........3.000 millones de UFC:

Lactobacillus plantarum........2.000 millones de UFC

Lactobacillus acidophilus........1.000 millones de UFC

Mezcla de enzimas (celulasa, lipasa, amilasa, proteasa, lactasa)........100 mg

Composición: extracto de cardo mariano (semillas de Silybum marianum), goma de acacia bio, mezcla de enzimas digestivas, cápsula vegetal de HPMC

Esto se complica, ¿verdad? Para comprobar que eres el investigador del siglo, ve a la página 351.

Aunque yo cuento con una experiencia de **más de quince años** en este campo como biólogo bioquímico, controlar todos los aspectos lleva su tiempo, pero no te preocupes: te acompañaré para que puedas adoptar esos **reflejos de análisis**.

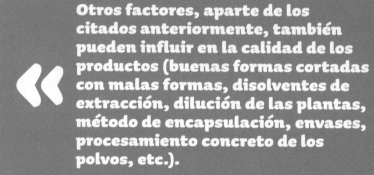

> Otros factores, aparte de los citados anteriormente, también pueden influir en la calidad de los productos (buenas formas cortadas con malas formas, disolventes de extracción, dilución de las plantas, método de encapsulación, envases, procesamiento concreto de los polvos, etc.).

Sin embargo, pongo a tu disposición las claves principales para guiarte, unas claves que te permitirán **escoger bien los productos en el 90 por ciento de los casos**.

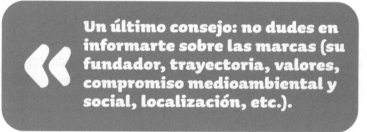

> Un último consejo: no dudes en informarte sobre las marcas (su fundador, trayectoria, valores, compromiso medioambiental y social, localización, etc.).

¿Qué es la revolución Nutrastream?

Durante años, he ayudado a muchas personas a encontrar soluciones naturales con las que mantener el bienestar, controlar las molestias y fomentar la prevención. De ahí nace la aspiración de crear el medio de comunicación Nutrastream.

La llegada de Nutrastream a las redes sociales permitió que una comunidad de varios cientos de miles de personas se beneficiara de mi experiencia y de todos mis consejos para comprobar los beneficios de los complementos alimenticios y descubrir **cómo utilizarlos**.

Esta aventura ya lleva tres años, sin apoyo financiero, colaboradores ni patrocinadores de ningún tipo. Soy el único administrador de este medio de comunicación y, en paralelo, trabajo a tiempo completo. Mi independencia, garantía de imparcialidad, me permite ofrecer mis conocimientos de biólogo bioquímico, basados únicamente en la experiencia y en los estudios científicos. Es lo que me distingue de un *influencer*: **ninguna de mis recomendaciones está vinculada a laboratorios o intereses indirectos, que siempre interfieren con los criterios de evaluación y la objetividad**.

La comunidad Nutrastream lleva tiempo reclamando el lanzamiento de una gama de productos por la dificultad que se encuentra a la hora de encontrar productos adecuados. Por eso, he tomado la decisión de concebir productos de salud natural, aunque siempre desde la independencia. La creación de dichos productos se ha visto en gran parte guiada por las elecciones y exigencias de mis abonados.

Paralelamente, he escrito este libro. Mi objetivo es difundir mis conocimientos al mayor número de personas posible y desarrollar la otra faceta de Nutrastream: el compromiso activo con la información accesible para todos.

Ante los obstáculos actuales, la vocación principal de este libro es despertar las conciencias hacia una gestión de la prevención en materia de salud, así como alertar sobre las amenazas futuras. Esta obra también aspira a convertirse en una tribuna desde la que llamar la atención de las autoridades europeas sobre la necesidad de apoyar y promover la posibilidad de que cada uno gestione su salud con eficacia y naturalmente.

El contenido de este libro implica para mí concesiones que entran en conflicto con intereses comerciales o financieros. De hecho, muchos de los datos y opiniones recogidos en esta obra me obligan a no comercializar ciertas sustancias. Las reflexiones o argumentarios que desarrollo son incompatibles con cualquier comercialización.

En la actualidad, ninguna marca publica contenidos o *lives* sobre productos que no comercializa. Nutrastream es pionera en la desmitificación

y la divulgación de los productos de salud natural. Por eso, en este libro se incluyen más de 150 activos, pese a que solo comercializo unos cuantos. Independencia siempre.

Mi compromiso con la prevención y la posibilidad de que cada uno tome las riendas de su propia salud de forma natural está por encima de cualquier operación comercial. Me reafirmo en la idea de ofrecer el acceso a una información sólida y objetiva, basada en la ciencia, la tradición y mi experiencia.

Doy las gracias a mi comunidad, así como a los numerosos profesionales (sanitarios o no) que me siguen y apoyan en esta operación de transparencia. Únete a mí en esta revolución: juntos somos más fuertes para lograr una mayor prevención.

La opinión médica

Doctora Lysa Slimani, médica de familia

«Hace más de un año empecé a seguir a Nutrastream con el fin de entender por qué mis pacientes me planteaban tantas preguntas sobre los complementos alimenticios. Yo formaba parte de esos médicos que decían a sus pacientes que ya cubrían sus necesidades de nutrientes (vitaminas, minerales, etc.) con la comida. Al empezar a seguir a Nutrastream, me di cuenta de que la utilización de productos naturales me permitía enfrentarme a problemáticas para las que ya no tenemos respuesta en medicina alopática («Según las pruebas, todo es normal, no puedo hacer nada por usted, adiós»). La carrera de Medicina es larga, exigente y densa, pero no nos ofrece las claves para tratar ciertas molestias, aparte de una enfermedad.

Recorriendo Nutrastream, he aprendido muchas cosas que luego he aplicado en la consulta. También me he formado junto a un médico que, además de recurrir a los medios convencionales, también utiliza soluciones naturales en ginecología. La reacción de mis pacientes fue muy positiva. En mi opinión, los suplementos de salud natural complementan la medicina clásica y deberían enseñarse y reconocerse en nuestro medio».

Doctora Laurianne Chaboud, médica de familia

«Siempre me ha interesado más la prevención primaria que la secundaria. Seguir a Nutrastream me ha permitido ajustar los consejos que proporciono a mis pacientes y descubrir, entre otras cosas, el papel crucial de la microbiota intestinal y la importancia de incluir análisis biológicos complementarios. La eficacia de los complementos alimenticios es, a menudo, desconcertante para nosotros, los médicos, formados en un rechazo total a cualquier solución que no sea medicamentosa. Apoyo personalmente a Nutrastream y también he incluido los complementos y una nutrición más adecuada, con la consecuente mejora en mi bienestar».

Doctora Taourchi, médica de familia y geriatra

«Comparto los valores de Nutrastream: a mi entender, la prevención es la "auténtica" medicina. Preservar nuestro propio capital de salud y prevenir el malestar es la clave para disfrutar de una vida larga con una buena salud física y mental.

Ya no hay que demostrar la importancia de los complementos alimenticios, pero sí debemos conocerlos, dominarlos, prescribirlos o recomendarlos, y saber de sus indicaciones según el perfil de cada persona. Gracias a Mathieu y sus conocimientos, he podido entender y dominar las mejores formas de los complementos alimenticios según su biodisponibilidad. He insistido en apoyar el lanzamiento de estos productos porque encuentro que un proyecto así, articulado de manera libre e independiente, es extremadamente complicado».

Doctora Nathalie Martin-Dupont, otorrinolaringóloga

«Aplico un enfoque global en mi trabajo, sobre todo a la hora de integrar los complementos alimenticios para suplir las carencias, potenciar la inmunidad de forma natural o actuar sobre la microbiota. Estoy cada vez más convencida de que podemos actuar a través de la alimentación y los suplementos. Intento que mis pacientes compartan esta reflexión. La cuenta de Nutrastream me ayuda a integrar todo esto en mi discurso y a entender qué compuestos son eficaces y se toleran bien. Este planteamiento me incitará en el futuro a formarme sobre el tema».

Doctora Maryline Pluchon, ginecóloga obstetra

«Soy de Nutrastream desde hace años y lo apoyo personalmente. Como doctora, además de medicamentos, me encanta proponer complementos alimenticios y fisioterapia a mis pacientes para lograr la máxima prevención en todas las etapas de la vida (inicio de la regla, embarazo, menopausia...). En el pasado, me había sentido frustrada al prescribir hierro a mujeres embarazadas y ver que eso no bastaba: tenían que someterse a perfusiones de hierro antes o después del parto. Gracias a Nutrastream y sus fuentes científicas, descubrí cuáles eran las mejores formas de hierro y hoy prescribo a mis pacientes formas mucho más asimilables que compensan su carencia».

Doctor Antoine-Marie Serafino, psiquiatra

«Descubrí a Mathieu de Nutrastream por casualidad en una red social. Me pareció que su manera de trabajar y de presentar los temas era interesante y útil por el hecho de venir de un bioquímico. Se trata de tirar del hilo y de completar nuestros propios conocimientos, al tiempo que indagamos en las bases de datos científicas. Así ofrecemos a nuestros pacientes un complemento del tratamiento indispensable. Es en este punto donde la colaboración cobra todo su sentido».

Doctora Lamia Touati, médica de familia especializada en protección materno-infantil, sanidad escolar y seguimiento de enfermedades crónicas

«Con Nutrastream aprendo un montón de cosas, sobre todo en el tema de las plantas (principios activos). Integro los complementos alimenticios en mi práctica con una excelente aceptación entre los pacientes. También utilizo estos productos de salud natural para toda mi familia con fines preventivos y de ayudar al organismo».

Doctora Victoria Tchaikovski, médica deportiva

«Mathieu, de Nutrastream, hace que los mensajes de prevención lleguen al público en general, algo muy necesario. He apoyado el lanzamiento de sus complementos porque utilizo productos de salud natural en mi práctica con excelentes resultados. De hecho, recomiendo la cuenta Nutrastream a los pacientes. Es desconcertante que los laboratorios no puedan ni siquiera decirnos para qué sirven ciertos activos (arándano, NAC...) sin la autorización de la Unión Europea, mientras que sí sea posible en otros países.

Si ayudar a un paciente a curarse es muy satisfactorio, acompañarlo en una gestión preventiva todavía lo es más. Debemos revalorizar el papel del médico en un enfoque positivo de la salud».

Doctora Anne Delelis, ginecóloga obstetra

«He participado en todos los proyectos lanzados por Nutrastream (medios de comunicación, libros, productos concebidos manteniendo la mayor de las independencias), comento con mis pacientes su contenido divertido y las invito incluso a seguirlo en las redes sociales. Esos vídeos enriquecen mi práctica porque los complementos alimenticios forman parte de la salud. Son realmente útiles y los aconsejo con muy buenos resultados. Por ejemplo, sirven para controlar mejor la anemia en las mujeres embarazadas, así como para mantener la energía o para la salud bucodental... Yo misma soy consumidora, porque los médicos también estamos sujetos al agotamiento, y los complementos me ayudan. Mathieu incluso me aconseja marcadores suplementarios para mis análisis de sangre. No maltrata ni denigra al profesional, sino que vincula los universos alopático, tradicional y preventivo con respeto, sin enfrentarlos entre sí. Me identifico con su discurso militante. Vamos con retraso en lo que respecta a la prevención: ¡necesitamos esta revolución!».

Doctora Céline Dollangère, médica estética

«Consulto Nutrastream regularmente porque me gustan esos contenidos tan didácticos. Gracias a un planteamiento científico, basado en fuentes fiables, Mathieu nos ofrece la información necesaria para entender la micronutrición y sus retos a la hora de mantenerse en buena salud. Utilizo y recomiendo los suplementos (colágeno, ácido hialurónico, hierro, zinc, magnesio, omega-3, vitamina D...) a todos mis pacientes después de identificar sus necesidades específicas. En los estudios médicos, se aborda muy por encima este aspecto complementario cuando resulta que es esencial en la prevención».

Doctora Gaelle Antoine, médica de urgencias, especializada en nutrición, en micronutrición preventiva y en hipnosis

«Sigo a Nutrastream por su contenido científico de calidad, didáctico, claro y lúdico, por sus *lives* de temas diversos, cargados de información, y por su compromiso a favor de la prevención en materia de salud. Me aporta conocimientos tanto en lo referente a los complementos alimenticios como a la biología preventiva, y me permite optimizar la atención a mis pacientes y la mejora de mi propia salud.

Opté por apoyar a Mathieu en su campaña de financiación, porque necesitamos este proyecto titánico y ambicioso para volver a poner la prevención en materia de salud en el centro de la atención sanitaria. El sistema sanitario europeo se basa en la enfermedad y no en la salud global. Los estudios médicos no abordan los beneficios de los complementos alimenticios. Ya es hora de cambiar el paradigma y dar a conocer las medidas que, como la alimentación y los complementos, fomentan el bienestar o disminuyen las molestias de manera adaptada e individualizada».

Doctora Fatima Bouras, médica vascular y antiedad

«Los estudios de Medicina no se centran en una atención sanitaria global. El uso de los complementos alimenticios es, a mi entender, imprescindible, y la cuenta de Mathieu es un apoyo de calidad y constructivo que hace que nos replanteemos nuestra práctica continuamente. Voy a seguir formándome en micronutrición para conseguir un acompañamiento completo».

Doctor Paul Gineste, médico general acupuntor

«He apoyado a Nutrastream en su campaña de financiación participativa para el lanzamiento de sus productos. Su cuenta me sedujo tanto por su independencia como por el contenido científico, particularmente en lo que concierne a los omega-3, el magnesio, la cisteína y la metionina, que había echado en falta en mis formaciones anteriores y que ahora aplico en mi práctica cotidiana. Espero que lleve a cabo una formación para nosotros, los médicos».

Segunda parte

Productos de salud natural adaptados a tus necesidades

Deseas tomar las riendas de tu estado de salud. Más allá de los tres pilares ineludibles — el sueño, la actividad física y una alimentación variada y equilibrada—, consumir complementos alimenticios puede ayudarte si quieres ir más lejos en la gestión de la prevención en materia de salud. Pero ¿por dónde empezar? Sígueme para descubrir qué puedes tomar, sean cuales sean tu perfil y necesidades.

Productos de salud natural adaptados a tus necesidades

¿Por dónde empiezo?

No es necesario que tomes todos los complementos alimenticios del mundo. Sé muy bien que estos productos suponen una inversión económica considerable y puede resultar difícil distinguir lo que es realmente indispensable de lo que podría considerarse más bien un extra.

Imaginar que la prevención es una pirámide puede ayudarte a valorar por dónde empezar:

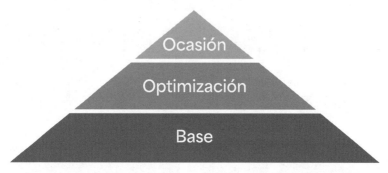

La prioridad se centra en asegurar la base de tu pirámide con aquellos nutrientes determinantes para tu salud física y mental y que son difíciles de asimilar **únicamente por medio de la alimentación. Cuanto más sólida sea esta base, más estable será el conjunto de tu bienestar.** Una vez que la base esté consolidada, podrás subir al piso de la optimización e inspeccionar caso por caso tus necesidades (estrés, digestión, etc.) para, posteriormente, seguir con el piso de los suplementos ocasionales (en caso de desfase horario, molestias puntuales como el reflujo ácido sin enfermedad, alergias estacionales, etc.).

Concentrémonos, para empezar, en la base de la prevención.

> **¿Sabías que...?**
>
> Los complementos alimenticios imprescindibles son el primer paso. Por ejemplo, tomar una planta para gestionar el estrés es una idea estupenda, pero sin magnesio será más difícil de conseguir.

Tus imprescindibles: la base

Tu dúo dinámico no negociable

Si solo pudiéramos escoger dos complementos alimenticios esenciales (imposible seleccionar solamente uno), estos serían la **vitamina D** y el **magnesio**.

¿Por qué? Simplemente porque representan las dos carencias más grandes en micronutrientes en el mundo. Recuerda que el 80 por ciento de la población está falta de vitamina D, y el 75 por ciento, de magnesio. **Estos micronutrientes por sí solos son muy beneficiosos y constituyen un pedestal para tu salud** (contribuyen a reducir la fatiga, a la salud ósea, a las Funciones psicológicas, etc.). Y algo muy interesante que hay que remarcar: los dos funcionan juntos. Me explico: la vitamina D permite que el magnesio permanezca más tiempo en tus células, y el magnesio permite activar la vitamina D.

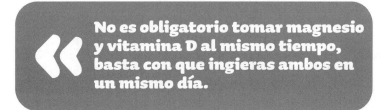

« No es obligatorio tomar magnesio y vitamina D al mismo tiempo, basta con que ingieras ambos en un mismo día.

Para escoger complementos alimenticios de calidad, consulta las fichas de la vitamina D y el magnesio en las páginas 289 y 304 respectivamente. Así conocerás las mejores formas y la dosis recomendada.

- Te recomiendo que consumas **vitamina D de septiembre a abril**, incluso durante todo el año, adaptando la dosis con tu farmacéutico. Yo personalmente también lo hago en verano.
- En cuanto al **magnesio, una cura de un mínimo de tres meses** varias veces durante el año es una buena estrategia. Naturalmente, también puedes tomarlo durante todo el año si surge la necesidad.

Este es el dúo esencial que te recomiendo si tus medios económicos son limitados. En caso contrario, podrías agregar otros tres productos imprescindibles de salud natural.

Productos de salud natural adaptados a tus necesidades

Tu trío ganador

El trío que sigue maximiza la base de una buena prevención; de hecho, cubre la mayor parte de tus necesidades y se adapta con facilidad a las especificidades de cada individuo.

Multivitaminas y minerales

Como verás en la siguiente tabla, las vitaminas y los minerales cubren muchas necesidades.

	VITAMINAS										MINERALES			
	A	B1	B3	B6	B8	B9	B12	C	D	E	Yodo	Magnesio	Selenio	Zinc
Reducción de la fatiga		•	•	•		•	•	•				•		
Cabello		•	•	•	•						•		•	•
Piel	•		•	•		•	•				•		•	•
Uñas		•		•	•	•							•	•
Inmunidad	•			•		•		•	•				•	•
Estrés,* estado de ánimo,* sueño*		•	•	•	•	•	•	•				•		
Memoria, concentración					•	•		•			•	•		
Sistema nervioso			•	•	•	•		•			•	•		
Metabolismo			•	•	•			•			•			
Salud bucodental								•	•			•		
Estrés oxidativo								•		•			•	•
Visión	•													
Función cardiaca		•						•						
Equilibrio hormonal				•					•		•		•	•
Fertilidad					•							•	•	
Esqueleto								•	•					•
Glóbulos rojos						•								
Embarazo					•						•			

*Funciones psicológicas normales.

Incluso si comes de manera variada y equilibrada, resulta difícil llegar a las dosis recomendadas únicamente mediante la alimentación. De ahí el interés de tomar un complejo con multivitaminas y minerales que **reúna en un solo producto una cantidad importante de micronutrientes**.

Pero, ¡atención!, no debe ser cualquier complejo. Antes de elegir, verifica los siguientes puntos:

- **Lo más importante es escoger un complejo multivitamínico que no contenga:**

  - **Hierro.** Se debe tener un déficit de hierro antes de consumirlo. Por otra parte, es mejor consumirlo separadamente de un complejo de multivitaminas y minerales porque es incompatible con numerosos oligoelementos como, por ejemplo, el zinc.
  - **Calcio.** Las mismas razones que en el párrafo anterior.
  - **Cobre.** No es compatible con el hierro y el zinc.
  - **Manganeso.** Es mejor consumirlo únicamente si lo necesitas de verdad. Y con cuidado, porque se desaconseja su uso prolongado.

  Si el producto incluye una pequeña cantidad de estos minerales (una cantidad inferior al 20-25 por ciento del VNR), es aceptable.

- Un buen complejo de multivitaminas y minerales también debe contener **vitaminas B, C y E, y los minerales selenio, zinc y yodo** en una dosis no demasiado alta ni demasiado baja (véanse las dosis recomendadas en la tercera parte). Si tienes un perfil particular (embarazo, contraindicaciones, etc.), pide consejo al **médico**.

¿Sabías que...?

La mayor parte de las multivitaminas y los minerales están desaconsejados para los fumadores, porque aportan betacarotenos (una provitamina A) que podría aumentar el riesgo de padecer cáncer de pulmón entre los fumadores o exfumadores. Es una lástima, porque estos colectivos tienen una necesidad acentuada de ciertos nutrientes, entre ellos la vitamina C. Lee bien la etiqueta, pues esta contraindicación se indica siempre. Lo mejor es escoger un complejo de multivitaminas y minerales que contenga vitamina A, compatible con el hecho de ser fumador o exfumador.

- **Presta atención a la forma de cada nutriente.** Como ya hemos visto, algunas formas se asimilan mal y, a veces, producen algunas molestias digestivas (véanse formas recomendadas en la tercera parte).
- **Intenta escoger un multivitamínico que contenga por lo menos dos cofactores.** Son sustancias naturales que permiten, por una parte, aportar un efecto antioxidante y, por otra, mejorar la absorción.

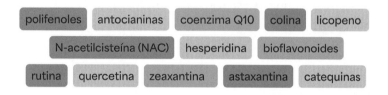

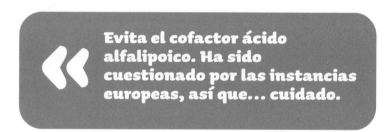

> Evita el cofactor ácido alfalipoico. Ha sido cuestionado por las instancias europeas, así que... cuidado.

- **Escoge un producto que se concentre en lo esencial**, es decir, en las vitaminas y minerales. Por ejemplo, si en la lista de ingredientes ves plantas para la energía y la inmunidad (guaraná, ginseng, equinácea...), significa que queda menos sitio para formas buenas de vitaminas y minerales.
- **Verifica que no haya aditivos que deban evitarse** en la lista de los ingredientes (véase la página 62).

En la mayoría de los casos, el complejo de multivitaminas y minerales no contiene o contiene poca cantidad de vitamina D y magnesio porque estos nutrientes pueden ocupar demasiado sitio (sobre todo el magnesio si es de calidad). De ahí la importancia de tomar el «dúo dinámico» **en paralelo** al multivitamínico. Te aconsejo que analices bien la composición de este último para evitar las sobredosis, aunque, en un principio, no deberían ocurrir con un multivitamínico bien concebido.

▶ Te recomiendo **prolongar la cura durante al menos tres o cuatro meses**, repetida a lo largo del año. Entre cada cura, puedes hacer una pausa de uno a tres meses.

Los omega-3

Atención, aquí hablo de los omega-3 de origen marino: EPA y DHA. Vuelvo a decirlo, una gran parte de la población sufre déficit de omega-3, una noticia catastrófica para tu organismo, porque sus beneficios —sobre el cerebro, la visión, la salud cardiaca, entre otros— son increíbles.

Respecto a los omega-3, tienes dos posibilidades:

> **¿Sabías que...?**
>
> Los omega-3 vegetales (ALA), que se encuentran en las semillas, el aceite de colza..., son importantes, pero el cuerpo tiene muchas dificultades para producir omega-3 DHA y EPA del ALA. Por lo tanto, puedes aportar los omega-3 DHA y EPA por medio de la alimentación de origen marino o de la suplementación.

- **Si comes suficiente pescado pequeño azul de calidad** (arenques, anchoas, sardinas, caballa...), es decir, de dos a tres raciones por semana, puedes pensar como mínimo en una o dos curas de uno a dos meses por año. Además de sus propiedades nutricionales para un efecto fisiológico fuerte, potenciarán la acción de los omega-3 aportados por la alimentación y maximizarán tu organismo.
- **Si no comes suficiente pescado azul o nada de pescado**, hay que aportar omega-3 todos los días por medio de los suplementos. Los huevos ricos en omega-3 son una alternativa interesante, pero no aportan suficiente omega-3 DHA y EPA. ¿Eres alérgico al pescado? Pues debes saber que, en la mayoría de los casos, es posible consumir omega-3 DHA y EPA mediante los suplementos, pero solo después de consultarlo **obligatoriamente** con el médico. Y los veganos o personas que no desean consumir aceite de pescado siempre pueden optar por el alga *Schizochytrium* sp.

▶ Te recomiendo **una o dos curas de uno a dos meses por año** si consumes suficiente pescado pequeño y **un suplemento diario** si no lo consumes o no lo suficiente.

Los probióticos

Son bacterias buenas que favorecen el equilibrio de la flora intestinal. Aunque consumas alimentos fermentados —kéfir, kombucha, kimchi, etc.—, hay que aportar probióticos en complemento, en cápsulas o en sobres.

Cuidado, porque, si no consumes suficiente fibra, no optimizarás el aporte de probióticos. De hecho, algunas fibras son **prebióticos**, es decir, alimento para las bacterias buenas del intestino y para los probióticos aportados por la alimentación. Al contrario que con los probióticos, te aconsejo que, salvo casos especiales, aportes los prebióticos únicamente por la alimentación.

▶ En este caso puedes hacer una cura de dos a tres meses, como mínimo, por año.

A la hora de escoger un complemento alimenticio a base de probióticos, verifica que no contiene fibras prebióticas. Algunas pueden ocasionar molestias digestivas.

TU RUTINA ANUAL BÁSICA, SEAN CUALES SEAN TUS NECESIDADES, PODRÍA RESUMIRSE EN:

- **Vitamina D** de septiembre a abril, incluso todo el año.
- **Magnesio** en cura de tres meses, varias veces al año o todo el año si es necesario.
- **Multivitaminas y minerales** (zinc, magnesio, vitamina B12, yodo, vitamina C, etc.) en cura de tres a cuatro meses, luego una pausa de uno a tres meses y vuelta a empezar.
- **Omega-3 DHA y EPA** mediante una o dos curas de uno a dos meses por año si comes suficiente pescado azul. De lo contrario, tienes que tomar suplementos diarios.
- **Probióticos** en cura de dos a tres meses por año.

Lo que se indica aquí es lo **mínimo**. Si deseas curas más prolongadas —y de acuerdo a tus necesidades—, también puedes hacerlas.

La reglamentación europea [véase la página 27] me impide comunicar todos los beneficios de esta rutina, pero debes saber que son una base sólida hacia el bienestar sean cuales sean tus necesidades.

En caso de duda, si tomas algún tratamiento o si tu condición es particular, consulta con el médico de cabecera o farmacéutico.

> ### VEGANOS Y VEGETARIANOS
>
> Tu preferencia alimentaria puede comportar carencias o una cantidad baja de ciertos nutrientes (hierro, yodo, zinc, omega-3 EPA y DHA, vitamina B12...). No es mi objetivo culpar a nadie: se observan las mismas carencias en la población que no es vegana y, a veces, incluso de forma más acusada. Te recomiendo que, antes de tomar suplementos, te hagas regularmente análisis y consultes con tu profesional de la salud.

Tu programa a medida: la optimización

Una vez establecida esta rutina de base, puedes esperar unos meses para ver los efectos que tiene sobre tu cuerpo. Por lo que he comprobado, muchos malestares (problemas digestivos o estrés, por ejemplo) podrían arreglarse con estos complementos considerados imprescindibles unidos a ciertos ajustes en los tres pilares de la salud (alimentación, sueño, actividad física).

Si tus problemas no se resuelven tras este tiempo o si no deseas esperar y quieres optimizar tu rutina lo antes posible, siempre puedes probar otros activos de salud natural que hayan demostrado su valía con estudios científicos, la tradición y la experiencia, como ocurre con las plantas (pero no solo con ellas).

Estos activos reconocidos te permitirán optimizar tu capital de salud: los puedes utilizar para la prevención mucho antes de que las molestias aparezcan, pero también cuando surjan estas molestias, siempre y cuando no exista una enfermedad previa.

> ### Probado y aprobado por la comunidad Nutrastream
>
> A lo largo de los capítulos, encontrarás este recuadro gris. Agrupa los comentarios aportados —desde la creación del medio de comunicación Nutrastream, tanto en Instagram como en TikTok y YouTube— por abonados que han probado los productos de salud natural y han quedado convencidos de sus beneficios.

Veamos algunos activos interesantes para superar tus limitaciones en caso de:

- **Estrés:** rodiola, teanina, ashwagandha, albahaca sagrada, camomila...
- **Problemas de sueño:** valeriana, melatonina, pasiflora...
- **Hígado sobrecargado:** cardo mariano, desmodio...
- **Problemas de digestión y de tránsito:** glutamina, curcumina, enzimas digestivas...
- **Inmunidad débil:** ginseng, espirulina, shiitake, propóleo, etc.
- **Pérdida de firmeza y brillo en la piel:** colágeno, ácido hialurónico, ceramidas de trigo, etc.
- **Menopausia:** isoflavonas de soja, trébol rojo, etc.
- **Hipertrofia benigna de próstata:** saw palmetto, aceite de pepitas de calabaza, etc.
- **Envejecimiento:** astrágalo, coenzima Q10, resveratrol (antioxidante)...

Evidentemente, hay muchos más, y te invito a descubrir en los siguientes capítulos los más recomendados y los que mejor se adaptan a tus necesidades (analizaremos veintitrés de ellas). Para cada una, te propongo una tabla que recapitula los **activos de salud natural que más recomiendo**. Te propongo igualmente otros activos que puedes considerar, aunque los mencione menos, pero que pueden resultar igualmente interesantes.

▶ En general, debe preverse una cura de tres meses, salvo indicación contraria.

También encontrarás información sobre **cómo escoger bien** y sobre las **contraindicaciones** en la tercera parte.

> ### ¿HAY QUE DAR COMPLEMENTOS ALIMENTICIOS A LOS NIÑOS?
>
> Los niños pueden enfrentarse a los mismos problemas que los adultos: estrés, falta de sueño, problemas digestivos, virus invernales, etc. Para una salud óptima, la alimentación tiene que ser la prioridad, así como la actividad física y el sueño. Sin embargo, también es posible la complementación con productos de salud natural con una dosificación diferente a la adulta. Por esta razón, no me referiré a los niños en las próximas secciones. Si deseas darle un complemento alimenticio a tu hijo o hija, te aconsejo que lo consultes antes con tu médico o farmacéutico y con todo su equipo.

Suplementos puntuales: la ocasión

Es posible que necesitemos productos de salud natural para ciertas ocasiones, es decir, para un malestar puntual, sin que sea necesario utilizarlos en el marco de una prevención. Por ejemplo, en caso de:

- **Desfase horario:** melatonina.
- **Molestias urinarias:** arándano rojo, D-manosa... (cuidado, estos activos no tratan la cistitis, sino que solo buscamos evitar las recidivas y contribuir al bienestar urinario).
- **Tránsito acelerado (diarrea):** arcilla.
- **Reflujo ácido:** alga lithotamne.
- **Frente a *Helicobacter pylori*, una bacteria que puede ser responsable de reflujo ácido:** el probiótico *Lactobacillus reuteri* (solo como acompañamiento, no es ningún tratamiento; consulta a tu médico).
- **Resistencia a la insulina** (descartando alguna enfermedad). Ciertos activos contribuyen a una glucemia normal: berberina, canela, resveratrol...

Abordaré estos temas y muchos otros en las páginas siguientes.

Sueño: consigue unas noches reparadoras

Son las dos de la madrugada y sigues sin pegar ojo… Te doy la bienvenida al club de una tercera parte de la población: ¡los que tienen problemas relacionados con el sueño!

El sueño es una de nuestras necesidades vitales más desatendidas: **durante esas horas preciosas, el cuerpo y la mente se regeneran en profundidad.** Pero, en nuestro mundo moderno, cada vez resulta más difícil encontrar el tiempo y las condiciones óptimas para descansar.

Este será el objetivo del capítulo: descubrir las mejores soluciones naturales para pasar unas noches serenas y reparadoras. ¡Pongamos rumbo al país de los sueños!

FALTA DE SUEÑO: LAS SEÑALES DEL CUERPO

- Fatiga intensa
- Disminución de la vigilancia y la concentración
- Irritabilidad y humor inestable
- Debilitamiento inmunitario
- Aumento del apetito
- Alteración del metabolismo
- Estrés

Los mecanismos del sueño

¿Por qué es necesario dormir a pierna suelta?

En realidad, el sueño se descompone en diversos ciclos cuyo papel para tu salud es muy preciso:

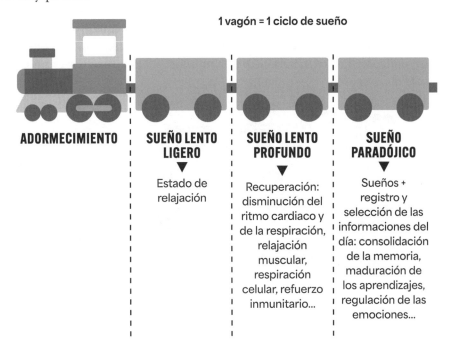

Mientras que el sueño lento predomina durante la primera mitad de la noche, el sueño paradójico lo hace durante la segunda mitad. De ahí la importancia de no acortar las noches. Se estima que una persona de cada tres duerme menos de seis horas por noche, es decir, al menos una hora menos de las siete u ocho horas recomendadas.

¿Qué es lo que perturba el sueño?

El sueño no obedece al azar, sino a un director de orquesta muy preciso: **el reloj biológico interno**. Desde el centro del cerebro, controla un ciclo de unas veinticuatro horas llamado «ritmo circadiano» y se encarga de la alternancia vigilia-sueño. Para funcionar, se basa sobre todo en tres mensajeros químicos:

- **La melatonina**, que favorece el adormecimiento y el sueño profundo.
- **El cortisol**, la hormona del estrés, que alcanza su pico en el despertar para ayudarnos a empezar la jornada.
- **La serotonina**, que interviene en la regulación del estado de ánimo.

El problema es que **este reloj biológico es muy sensible a factores del entorno**, como serían la exposición a la luz azul de nuestras pantallas o el ruido. Por no hablar del ritmo de la vida, que no tiene por qué ser compatible con tu cronotipo (la tendencia a funcionar mejor por la mañana o por la noche).

Algunos trastornos del sueño, como el insomnio, necesitan un acompañamiento por parte del médico. Sea cual sea tu caso, te aconsejo que lo consultes con tu profesional de referencia, pero tranquilízate: lo habitual es volver a dormir bien de manera natural y duradera.

Probado y aprobado por la comunidad Nutrastream

«En este momento, consumo bisglicinato de magnesio. Por lo que al sueño se refiere, ¡funciona genial!».

«He descubierto los beneficios del espino blanco y confirmo su acción positiva sobre el sueño y el estrés».

«He reemplazado la melatonina en espray por la de liberación prolongada y la diferencia en mi sueño es increíble».

Las soluciones naturales para recuperar un sueño de calidad

Adopta una rutina nocturna eficaz

Lo que hagas las dos o tres horas antes de irte a la cama condiciona tu capacidad de dormir serenamente y de encadenar los ciclos sin obstáculos. Es lo que se conoce como «higiene del sueño». Estos son los buenos reflejos que debes adoptar:

- **Evita las comidas copiosas y demasiado cercanas a la hora de acostarte.** Es preferible una cena ligera al menos dos horas antes de irte a dormir. De este modo, tu aparato digestivo podrá hacer su trabajo. Limita los estimulantes como la cafeína, el té negro o el alcohol de cuatro a seis horas antes de ir a la cama.
- **Aléjate de las pantallas.** Al menos una hora antes de irte a dormir apaga la tele, el ordenador, la tableta, el móvil... Todos ellos emiten una luz azul que bloquea la secreción de melatonina y retarda el sueño. Es importante concederte un rato en «off» para desconectar de forma lenta.
- **Practica una actividad relajante.** Este tiempo de transición puede ser la ocasión perfecta para relajarte con un libro (mejor en papel), con la meditación o con algunos estiramientos suaves. Diseña un ritual calmante, que envíe una señal clara a tu cuerpo y tu mente: «Ha llegado el momento de estar tranquilo y de deslizarse hacia el sueño».
- **Crea un entorno propicio al sueño en el dormitorio.** ¿Lo ideal? Una estancia fresca (entre 16 y 18 °C), oscura y bien aislada del ruido. No dudes en invertir en cortinas opacas, un antifaz y tapones si lo crees necesario. Reserva la cama solo para actividades relacionadas con el sueño y la relajación (mimos...). Así reforzarás el vínculo mental entre **«dormitorio»** y **«reposo»**.

Ajusta tu higiene de vida

Más allá del ritual nocturno, lo que influye en la calidad de nuestro sueño es la higiene de vida que llevamos. Estos son los tres principales ejes de acción para sacar el máximo del sueño y del organismo.

1. **Apuesta por una alimentación antiestrés y antiinflamatoria:**

- Alimentos ricos en **triptófano**, el aminoácido precursor de la serotonina y de la melatonina (aves, huevos, lentejas, tofu, frutos secos...).
- **Omega-3** (pescado azul, semillas de lino, nueces, aceite de colza...).
- **Frutas y verduras** variadas por sus micronutrientes esenciales (vitamina B6, magnesio, potasio...).
- **Alimentos feculentos integrales** para un sueño más estable (arroz y pasta integrales, quinoa...).

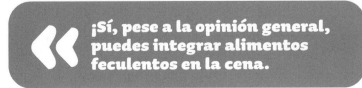

¡Sí, pese a la opinión general, puedes integrar alimentos feculentos en la cena.

2. Practica una actividad física regular.

La actividad física desempeña un papel crucial a la hora de regular tu reloj biológico: **treinta minutos de ejercicio moderado cada día** (marcha, bicicleta, natación...) permiten sincronizar los ritmos, eliminar el estrés y conseguir un sueño más profundo y reparador. ¡A condición de frenar por la noche! Una sesión demasiado intensiva antes de acostarte puede provocar que el sueño se retrase.

3. Prueba con las técnicas de relajación.

También hay que tener en cuenta la dimensión psicoemocional del sueño. Estrés, ansiedad, preocupaciones... Para aquietar estas tensiones mentales, recurre a la **coherencia cardiaca**, la **sofrología** o la **meditación** de conciencia plena, unos aliados valiosos para (re)encontrar la calma interior.

¡Atrévete con los productos de salud natural específicos!

A veces, a pesar de todos nuestros esfuerzos, el sueño se nos escapa. Es ahí cuando las soluciones naturales específicas pueden marcar la diferencia. En primera línea, la fitoterapia y sus plantas amigas del sueño, así como otros activos potentes. Caer en los brazos de Morfeo resulta menos complicado de lo que parece.

LOS QUE MÁS RECOMIENDO

ACTIVO	ACCIÓN	DOSIS DIARIA
Melatonina de liberación prolongada	• Contribuye a reducir el tiempo de adormecimiento. • Sirve para atenuar los efectos del desfase horario.	Para adormecerse: como mínimo, 1 mg. ▶ 1 hora antes de acostarse en caso de desfase horario: 0,5 mg. ▶ Los primeros días del viaje justo antes de acostarse.
Magnesio	• Permite reducir la fatiga. • Contribuye a unas funciones psicológicas normales. • Apoya el funcionamiento normal del sistema nervioso.	De 250 a 300 mg. ▶ Por la noche; la totalidad durante la comida o una parte en la comida y otra antes de acostarse. ▶ En caso de estrés, con trastornos del sueño o no, fraccionar durante las comidas: mañana y noche o mañana, mediodía y noche.

Sueño: consigue unas noches reparadoras

Valeriana	• Tiene un efecto beneficioso sobre el sueño. • Favorece el adormecimiento. • Presenta un efecto calmante.	De 800 a 1.500 mg de polvo o el equivalente en extracto. ▶ La mitad en la cena y la otra mitad antes de acostarse.
Espino blanco	Reduce el nerviosismo de los adultos, sobre todo en caso de percepción exagerada del ritmo cardiaco en un corazón sano.	De 500 a 1.200 mg de polvo o el equivalente en extracto.
Pasiflora	Ayuda a mantener un sueño saludable.	De 500 a 1.500 mg de polvo o el equivalente en extracto. ▶ La mitad en la cena y la otra mitad antes de acostarse.
Melisa	• Favorece el sueño y la relajación. • Contribuye al bienestar digestivo.	Extracto que aporte un mínimo de 22 mg de ácido rosmarínico.
Vitaminas B	• Útiles para reducir la fatiga (B2, B3, B5, B6, B9, B12). • Ayudan al funcionamiento normal del sistema nervioso (B1, B2, B3, B6, B8, B12). • Contribuyen a unas funciones psicológicas normales, entre ellas el sueño (B1, B3, B6, B8, B9, B12).	Como mínimo, el 50 % del VNR (véase la página 302).
Teanina	• Favorece la relajación, la calma y un sueño de calidad. • Se suele utilizar para la fatiga mental y física.	De 100 a 200 mg. ▶ Preferentemente quince minutos antes de una de las comidas principales (atención, ciertos extractos contienen derivados de cafeína que hay que evitar para tener una noche de sueño reparador).

OTROS QUE DEBEN CONSIDERARSE

ACTIVO	ACCIÓN	DOSIS DIARIA
Amapola de California (*Eschscholtzia*)	• Contribuye a una relajación óptima. • Es útil si te despiertas demasiado pronto por la mañana. • Mejora la calidad del sueño.	De 300 a 600 mg de polvo o el equivalente en extracto.
Matricaria chamomilla	Aporta relajación para dormir mejor.	De 600 a 1.400 mg de polvo o el equivalente en extracto. ▶ Tomar por la noche.
Lavanda	Permite una relajación óptima y un sueño reparador.	De 20 a 100 mg. ▶ 30 a 60 minutos antes de acostarse.
Triptófano	• Favorece la síntesis de serotonina y de melatonina. • Posibilita un sueño de calidad.	De 200 a 300 mg. ▶ Al acostarse.
Grifonia	Adecuado para la síntesis de serotonina y de melatonina.	Extracto que aporte de 50 a 100 mg de 5-HTP. ▶ Durante la cena o dos horas antes de acostarse.
Lúpulo	Favorece tradicionalmente el adormecimiento.	750 mg de polvo de plantas o equivalente en extracto.

Contraindicaciones en la tercera parte del libro.

La opinión de la farmacéutica

Anh Nguyen, doctora en Farmacia, experta en micronutrición, aromaterapia y gemoterapia

«Para mejorar la calidad del sueño, recomiendo las plantas, como, por ejemplo, la valeriana. Si resulta difícil conciliarlo, puede que a veces aconseje la melatonina de liberación prolongada con el fin de resincronizar el sueño. Me aseguro también de corregir las carencias, sobre todo de magnesio y vitamina D. Además, en el terreno de la gemoterapia, recomiendo los brotes de higuera y tilo».

Estrés: controla el mal del siglo

Ese estremecimiento de excitación que te recorre cuando tienes una cita amorosa o te marchas de vacaciones... puede ser estrés. A veces resulta muy útil, sobre todo para sobrevivir. Sin embargo, si lees este capítulo es porque para ti es molesto: la sensación de verte afectado por la presión de la vida moderna es demasiado frecuente e intensa. No sería extraño que al final te hundieras.

El estrés se ha convertido incluso en un auténtico desafío para la salud pública. Menos mal que, a pesar de lo imposible de vencer que parece, tiene más de un punto débil y, si utilizas las herramientas que te ofrece la salud natural, recuperarás el control de tu bienestar. ¡Palabra de Nutrastream!

> ## ESTRÉS CRÓNICO: LAS SEÑALES DE TU CUERPO
>
> - Tensiones musculares
> - Dolor de cabeza y migrañas
> - Problemas digestivos
> - Debilitamiento inmunitario
> - Trastornos del sueño
> - Irritabilidad y cambios de humor
>
> - Inquietudes difíciles de gestionar
> - Dificultad para concentrarse y vacíos de memoria
> - Pérdida de motivación y de creatividad
>
> **¡Mide tu estrés!**

Los mecanismos del estrés

¿Para qué sirve el estrés?

El estrés es la respuesta de nuestro organismo frente a una situación que se percibe como amenazadora o desestabilizadora. Esta respuesta se desarrolla siempre en tres tiempos:

1. **La fase de alarma:** el cerebro detecta un peligro (real o imaginario) y activa tu sistema nervioso autónomo para desencadenar una reacción inmediata.

2. **La fase de resistencia:** el cuerpo se pone en modo *fight or flight* (lucha o huida) y moviliza todos sus recursos para hacer frente a la agresión. La producción de hormonas se ve muy afectada, sobre todo el cortisol, la hormona del estrés. Este desorden perturba el metabolismo de las vitaminas y minerales.
3. **La fase de agotamiento:** si la situación estresante perdura, tus capacidades de adaptación acabarán por agotarse. En este punto, el estrés se cronifica y se vuelve tóxico.

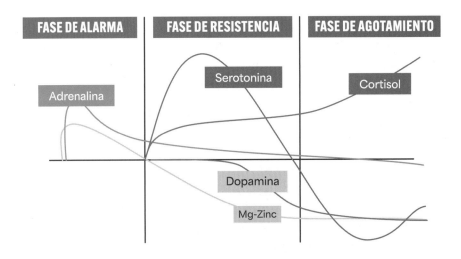

A medida que avanzas por estas fases, el cuerpo va eliminando más y más micronutrientes, como el magnesio o el zinc.

De hecho, este proceso es la herencia de nuestro cerebro reptiliano, el de nuestros antepasados de las cavernas. En aquella época, **el estrés era un mecanismo de supervivencia esencial** para reaccionar de inmediato frente a un depredador o ante una situación de vida o muerte. Hemos conservado este modo de funcionamiento original, pero hoy los «depredadores» son la fecha de entrega de un informe o los embotellamientos en la carretera. **Nuestro sistema de respuesta al estrés no siempre está adaptado a las obligaciones actuales.** En vez de disminuir después de la fase aguda —como ocurría en el pasado una vez que habíamos despistado al tigre de dientes de sable—, nuestro estrés tiene tendencia a prolongarse de manera crónica, con consecuencias demoledoras para nuestra salud.

¿Qué impacto tiene en tu salud el estrés repetitivo?

La directora de orquesta de tu respuesta al estrés, naturalmente, es tu cabeza, junto con tu intestino (véase el capítulo sobre la digestión en la página 129); en concreto, una estructura situada en el centro del cerebro emocional: la amígdala cerebral. Desempeña un papel de vigía, detectando las señales de peligro en tu entorno y activando la secreción de diversas hormonas:

- **El cortisol**, que es la hormona del estrés. Aumenta la glucemia y moviliza las reservas de grasa para ofrecer un carburante rápido a los músculos (algo muy práctico para luchar o huir). Si se segrega en exceso, favorece, entre otras cosas, el aumento de peso y los problemas de sueño.
- **La adrenalina y la noradrenalina**, que son las hormonas de la acción. Aceleran el ritmo cardiaco, dilatan los bronquios y contraen los vasos sanguíneos para oxigenar los músculos. Pero en este proceso hay que tener cuidado con el corazón, que late un poco demasiado rápido si se mantienen elevadas.

En contraste, entre los estresados crónicos se observa una disminución de las hormonas «zen», como la DHEA, la progesterona o la melatonina (la hormona del sueño).

El estrés también afecta de forma directa el sutil equilibrio en los neurotransmisores, los mensajeros del humor liberados por las neuronas. Sufrir estrés crónico agota nuestras reservas de:

- **Serotonina**, la hormona de la felicidad, lo que conlleva irritabilidad, ansiedad, comportamientos adictivos...
- **Dopamina**, que regula la motivación y la capacidad de sentir placer.
- **GABA**, que frena la actividad cerebral para controlar el miedo y la ansiedad. Si se encuentra por los suelos, nos hace hipersensibles e incapaces de gestionar las emociones.

Y, por si esto no bastara, **el estrés repetitivo tiene efectos devastadores en la estructura de tu cerebro**. Los estudios de resonancia magnética han demostrado que produce a largo plazo una atrofia del hipocampo (sede de la memoria) y del córtex prefrontal (centro de las decisiones), con consecuencias nefastas sobre los rendimientos cognitivos (memoria y concentración), el estado de ánimo, el sueño... ¡Todo!

Un estrés crónico no controlado abre la puerta a otros problemas. En algunos casos, es necesario asesoramiento médico específico. No dudes en consultar al médico de cabecera. Sin embargo, tengo buenas noticias para ti: antes de alcanzar ese punto, se puede actuar de forma natural para encontrar de nuevo la calma y recuperar el equilibrio cuerpo-mente.

Desaconsejo los complementos a base de GABA, pues les cuesta atravesar la barrera hematoencefálica (es decir, pasar al cerebro). Es mejor elegir suplementos que estimulen al cuerpo a producirlo por sí mismo: astrágalo, teanina, vitaminas del grupo B, zinc, inositol, leucina, etc.

Probado y aprobado por la comunidad Nutrastream

«Para controlar mejor mi estrés, me basta con ingerir magnesio, sobre todo cuando se escoge bien».

«Sigo cada día tus consejos y me siento más zen, con más calma».

«Tomo radiola y multivitaminas, y controlo mucho mejor el estrés psicológicamente».

«Me han enseñado a leer las etiquetas y a escoger lo que me conviene. Nunca me había sentido tan bien, mucho menos estresada».

Las soluciones naturales para controlar el estrés

Utiliza la herramienta de la higiene de vida

- **Apuesta por una alimentación antiestrés.** Debes optar por los ácidos grasos buenos (pescado azul, semillas de lino...), los alimentos ricos en magnesio (legumbres, frutos secos, cacao...) y en vitaminas B (levadura de cerveza, cereales integrales...). Evita los excitantes (café, té, alcohol, exceso de azúcares rápidos) y los alimentos procesados que desequilibran tu glucemia... ¡Y tu humor!

- **Mueve el cuerpo con regularidad.** Al liberar endorfinas, las hormonas del bienestar, la actividad física permite deshacerte también de las tensiones físicas y mentales.
- **Mima tu sueño.** En los brazos de Morfeo, tu organismo elimina las «toxinas» del estrés y recarga sus baterías.
- **Respira con el vientre y medita.** Técnicas tan simples como la coherencia cardiaca (inspirar cinco veces, espirar cinco veces, y hacerlo en varias ocasiones al día), la meditación o el mindfulness (atención en el momento presente) han demostrado su eficacia para regular el estrés. ¡Practiquémoslas sin moderación!

Reprograma tu software mental

En definitiva, **el estrés es un barómetro de tu equilibrio vital**. Te advierte de ya no puedes seguir así, de que hay que poner orden en tus prioridades. ¿Y si prestaras más atención a esa alarma interior?

- **Identifica tus factores de estrés y tu umbral de tolerancia.** Llevar un registro puede ayudarte a identificar los factores desencadenantes y las señales que lo anuncian.
- **Atrévete a decir que no y define tus límites.** Aprende a rechazar con educación las peticiones abusivas y a delegar las tareas no prioritarias.
- **Desafía tus creencias limitadoras con el EMDR** (técnica de «reprogramación» cerebral). Con un terapeuta, puedes identificar los patrones de pensamientos negativos y sustituirlos por ideas más útiles.
- **Alimenta tu vida interior cultivando momentos solamente para ti:** creatividad, paseos por la naturaleza, voluntariado, prácticas meditativas… son valiosas válvulas para aliviar la presión de la vida cotidiana.

Elige los complementos antiestrés más eficaces

Estos son los activos que aconsejo a las personas estresadas que quieren volver a empezar (con un poco de ritmo si es posible).

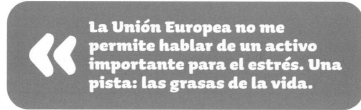

La Unión Europea no me permite hablar de un activo importante para el estrés. Una pista: las grasas de la vida.

LOS QUE MÁS RECOMIENDO

ACTIVO	ACCIÓN	DOSIS DIARIA
Magnesio	• Contribuye a unas funciones psicológicas normales. • Permite el funcionamiento normal del sistema nervioso.	De 250 a 300 mg. ▶ Repartida durante las comidas (mañana y noche o mañana, mediodía y noche).
Rodiola	• Aumenta la resistencia del organismo estresado. • Ayuda al óptimo funcionamiento del sistema nervioso. • Estimula el rendimiento físico y reduce la fatiga en caso de estrés.	Extracto que aporte de 10 a 20 mg de rosavina y de 3,5 a 7 mg de salidrosida. ▶ Tomarla unos 10 o 15 minutos antes del desayuno o el almuerzo, no después de las 17 h.
Ashwagandha	• Fortalece el organismo, favoreciendo la calma y la resistencia al estrés. • Contribuye a disminuir la concentración de cortisol.	Extracto que aporte un mínimo de 30 a 40 mg de withanólidos. ▶ 10 minutos antes del desayuno o el almuerzo, pero no después de las 17 h.
Vitaminas B	• Facilitan el normal funcionamiento del sistema nervioso (B1, B2, B3, B6, B8, B12). • Contribuyen a unas funciones psicológicas normales (B1, B3, B6, B8, B9, B12).	Como mínimo, el 50 % del VNR (véase la página 302).
Vitamina C	Permite unas funciones psicológicas normales.	De 80 a 200 mg.
Teanina	• Favorece la relajación y la calma. • Contribuye a un buen equilibrio emocional. • Ayuda al bienestar físico. • Participa en la producción de GABA.	De 100 a 200 mg. ▶ Preferentemente 15 minutos antes de una de las comidas principales (cuidado, ciertos extractos contienen derivados de la cafeína).

Valeriana	Sirve para permanecer en calma en caso de estrés.	De 800 a 1.500 mg de polvo o el equivalente en extracto. ▶ La mitad en la cena y la otra mitad antes de acostarse.
Matricaria chamomilla	• Favorece el bienestar físico y mental. • Tiene un efecto calmante y relajante sobre el sistema nervioso.	De 500 a 1.000 mg de polvo o el equivalente en extracto.

OTROS QUE DEBEN CONSIDERARSE

ACTIVO	ACCIÓN	DOSIS DIARIA
Espino blanco	Reduce el nerviosismo en adultos, sobre todo en caso de percepción exagerada de los latidos cardiacos en un corazón sano.	De 500 a 1.200 mg de polvo o el equivalente en extracto.
Melisa	• Favorece la relajación. • Permite disminuir la agitación y las tensiones nerviosas. • Tradicionalmente, se usa para disminuir la irritabilidad.	Extracto que aporte un mínimo de 22 mg de ácido rosmarínico.
Albahaca sagrada	Ayuda a mantener la resistencia al estrés y la vitalidad.	Extracto que aporte un mínimo de 80 mg de ácido ursólico. ▶ Durante una comida.
Grifonia	Favorece la síntesis de la serotonina y de la melatonina.	Extracto que aporte de 50 a 100 mg de 5-HTP. ▶ Durante la cena o dos horas antes de acostarse.
Ginseng	Contribuye a la resistencia del cuerpo al estrés temporal.	Extracto que aporte un mínimo de 15 mg de ginsenósidos. ▶ Durante la comida, no después de las 17 h.
Pasiflora	Apoya en los periodos de tensión mental y nerviosa y de ansiedad.	De 500 a 1.500 mg de polvo o el equivalente en extracto. ▶ La mitad en la cena y la otra mitad antes de acostarse.

Astrágalo	• Aumenta la resistencia fisiológica del organismo en caso de condiciones difíciles del entorno. • Participa en la producción de GABA.	6.000 mg de polvo o el equivalente en extracto.
Eleuterococo	Permite resistir al estrés y contribuye al buen rendimiento del cerebro y a la reactividad.	De 2.000 a 4.000 mg de polvo o el equivalente en extracto.
Lúpulo	Relaja y calma las tensiones nerviosas.	500 mg de polvo o el equivalente en extracto.

Contraindicaciones en la tercera parte del libro.

La opinión médica

Yoni Assouly, médico de familia especializado en prevención

«Me he formado en la micronutrición y en la fitoterapia para cubrir todos los ángulos con mis tratamientos. Frente a desafíos cotidianos como el estrés, los suplementos de vitaminas del grupo B constituyen un buen aporte para el sistema nervioso y el metabolismo energético. La ashwagandha permite controlar mejor el estrés, los omega-3 son importantes para el cerebro (sobre todo el DHA). También me apoyo en muchos otros suplementos de eficacia igualmente probada: L-teanina, magnesio... sin olvidar la necesidad de cuidar de la microbiota intestinal y de corregir sus carencias más importantes. ¡No hay que pasarla por alto!».

Estado de ánimo: mantén el rumbo hacia un buen equilibrio emocional

¿Quién no ha atravesado un periodo complicado? ¿Y quién no ha sentido intensas explosiones de alegría y ha visto la vida en tecnicolor? El equilibrio emocional es ese famoso barómetro interior que hace que la vida baile al ritmo de sus altibajos. Es el que da la señal de que todo va bien... o de que un estado de ánimo positivo está a punto de desaparecer.

Este capítulo es bastante breve con el fin de evitar cualquier reinterpretación o malentendido. Los productos de salud natural no son antidepresivos. Si no te sientes bien mentalmente, lo primero que debes hacer es consultar a tu médico. Yo me limitaré a concentrarme en las soluciones naturales, que son muchas, para mantener alto el ánimo. El objetivo: seguir en modo «zen» y convertir el humor en tu mejor aliado.

Los mecanismos que regulan el estado de ánimo

¿Qué determina el equilibrio emocional?

El humor es, por encima de todo, una cuestión de química cerebral; en concreto, unas pequeñas moléculas fascinantes llamadas neurotransmisores son las arquitectas de tus emociones. Ellas son las responsables de que te despiertes bailando en lugar de refunfuñando.

Te presento a estas cuatro «hormonas de la felicidad» y te explico cómo activarlas para sentirte bien.

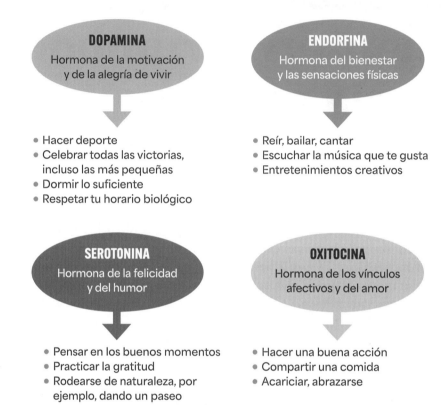

Aunque la armonía en la producción es determinante para tu bienestar, puede verse desequilibrada por numerosos factores (estrés, sueño insuficiente, problemas personales, falta de vínculos sociales...).

¿El cerebro es el único que manda a bordo?

Pues... ¡no! Hoy sabemos que nuestro cerebro dialoga siempre con otro órgano a menudo olvidado y que, sin embargo, es crucial: el intestino. Ese montón de vísceras que crees que solo sirve para digerir es, en realidad, **tu «segundo cerebro»**, determinante para la salud emocional.

¿Cómo? Todo ocurre en lo que llamamos «el eje intestino-cerebro», un verdadero teléfono bioquímico en el que **los dos órganos se comunican y se influencian mutuamente**, sobre todo por medio de la microbiota intestinal.

Estado de ánimo: mantén el rumbo hacia un buen equilibrio emocional

Esta alberga una colonia de miles de millones de bacterias que tapizan el aparato digestivo y cuyos variados superpoderes no dejan de descubrirse en investigaciones científicas.

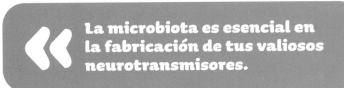

> La microbiota es esencial en la fabricación de tus valiosos neurotransmisores.

En contraposición, una microbiota desequilibrada o empobrecida (denominada «disbiosis») genera moléculas proinflamatorias que pasan la barrera intestinal, se integran en la circulación sanguínea y acaban perturbando toda tu química cerebral. Es el terreno ideal para que florezcan el estrés y otras lindezas. Moraleja: si quieres cuidar de tu estado de ánimo, no te olvides de tus intestinos. Son uno de los pilares del equilibrio emocional.

Probado y aprobado por la comunidad Nutrastream

«El azafrán y la rodiola me han salvado de la ansiedad y el estrés. Gracias a ti, ya no las sufro».

«Desde que sigo tus recomendaciones, tengo la moral a tope. Es increíble».

«Las plantas que recomiendas me han ayudado mucho a gestionar mis emociones durante un periodo de sobrecarga».

«La ashwagandha me ha salvado».

Soluciones naturales para el bienestar mental

Elige una alimentación para el «buen humor»

Si quieres cuidar tu estado de ánimo, lo primero será llenar el depósito de nutrientes que estimulen la fabricación de esos famosos neurotransmisores (serotonina, dopamina...) y que calmen la inflamación (excepto en el caso de una enfermedad):

- Primero, **los alimentos ricos en triptófano**. Este aminoácido es el precursor de la serotonina, la hormona de la felicidad. Se encuentra en la carne de ave, los huevos, los productos lácteos, los frutos secos... El truco es asociarlos a glúcidos complejos (arroz integral, boniato...) para potenciar su paso al cerebro.
- Otra familia de alimentos que no debemos descuidar: el **pescado azul**, como el salmón, las sardinas, la caballa... ¿Su secreto? Los famosos omega-3 (DHA incluido), unos **ácidos grasos** muy valiosos para tu cerebro.
- Desde el punto de vista vegetal, deberías apostar por los campeones del **magnesio** para estimular el sistema nervioso: **cereales integrales, legumbres, frutos secos, cacao...** Este mineral antiestrés es crucial para modular la excitabilidad nerviosa y participa también en la fabricación de los neurotransmisores clave.

Regula tu ritmo de vida

Tu cerebro emocional es una mecánica bien engrasada, pero muy sensible a las sacudidas. Para cuidar de él, nada mejor que respetar sus ritmos naturales y ofrecerle auténticos momentos de calma:

- Primera regla de oro: mantener unos **horarios de acostarse y de levantarse regulares**, el fin de semana incluido. Al acostarte y al levantarte cada día a la misma hora, estabilizas tu reloj biológico y optimizas la secreción de melatonina, la hormona del sueño (o más bien la hormona del ciclo vigilia-sueño).
- Otra regla indispensable: realizar **una actividad física suave y regular** que permita eliminar las tensiones y estimular la producción de endorfinas, tus morfinas naturales (las morfinas poseen una pequeña acción «antidolor» y aportan una sensación de bienestar, incluso de euforia). Con treinta minutos al **día**, enseguida verás la diferencia sobre tu estado de ánimo, más aún si practicas la actividad en el exterior y aprovechas la luz natural.
- Piensa también en **limitar la exposición a las pantallas**, sobre todo por la noche. La famosa luz azul de los teléfonos móviles, las tabletas y los ordenadores estimula la vigilia y retarda el adormecimiento, por no mencionar el impacto de los contenidos ansiógenos (noticias, redes sociales...) sobre la mente. Así que aléjate de las pantallas por lo menos una hora antes de acostarte y concédete un auténtico ritual tranquilizador: lectura, música suave, meditación...
- No te olvides de controlar el estrés. ¡Es esencial! (véase la página 99).
- Un último punto, y no menos importante: organízate para tener **verdaderas pausas de «desconexión»** durante la jornada. En lugar de encadenar las tareas a un ritmo desenfrenado, piensa en disfrutar de momentos de vacío y silencio. Respira, haz estiramientos, admira el cielo o un bello paisaje... Estas pausas son esenciales para reducir la presión y recargar las baterías emocionales.

Escoge buenos activos naturales

Ciertos activos naturales pueden ayudarte a mantener el equilibrio emocional porque actúan de forma moderada sobre numerosos parámetros: relajación, sistema nervioso, intestino, bienestar mental, **ánimo** positivo, funciones psicológicas, etc.

LOS QUE MÁS RECOMIENDO

ACTIVO	ACCIÓN	DOSIS DIARIA
Azafrán tipo Saffr'Active®	• Favorece la relajación, el bienestar mental y físico. • Participa en el mantenimiento de un ánimo positivo.	Extracto que aporte 600 µg de safranal y 700 µg de crocinas.
Magnesio	• Contribuye al funcionamiento normal del sistema nervioso. • Útil para unas funciones psicológicas normales.	De 250 a 300 mg. ▶ Fraccionar idealmente durante las comidas: mañana y noche o mañana, mediodía y noche.
Yodo	Sirve para el funcionamiento normal del sistema nervioso.	Como mínimo, 75 µg.
Rodiola	• Contribuye al funcionamiento óptimo del sistema nervioso. • Ayuda al organismo a adaptarse y a proteger las células durante los periodos de estrés físico y emocional.	Extracto que aporte de 10 a 20 mg de rosavina y de 3,5 a 7 mg de salidrosida. ▶ Tomar 10 o 15 minutos antes del desayuno o el almuerzo, no después de las 17 h.
Vitaminas B1, B3, B6, B12	• Permiten el funcionamiento normal del sistema nervioso. • Facilitan unas funciones psicológicas normales.	50 % del VNR (véase la página 302).
Ashwaganda	• Contribuye a la relajación. • Ayuda a mantener las capacidades mentales y físicas.	Extracto que aporte un mínimo de 30 a 40 mg de withanólidos. ▶ Tomar 10 minutos antes del desayuno o el almuerzo, no después de las 17 h.

Productos de salud natural adaptados a tus necesidades

Triptófano	Aminoácido implicado en la secreción de serotonina por el cerebro.	De 200 a 300 mg. ▶ En dos tomas antes de las comidas principales.
Teanina	• Favorece la relajación y la calma. • Contribuye a un buen equilibrio emocional. • Ayuda al bienestar físico. • Participa en la producción de GABA.	De 100 a 200 mg. ▶ Preferentemente 15 minutos antes de una de las comidas principales. Atención, algunos extractos contienen derivados de la cafeína.
Grifonia	• Favorece un ánimo positivo. • Aporta 5-HTP, precursor de la serotonina.	Extracto que aporte de 50 a 100 mg de 5-HTP. ▶ Durante la cena o dos horas antes de acostarse.
Teanina	• Favorece la relajación y la calma. • Contribuye a un buen equilibrio emocional. • Ayuda al bienestar físico. • Participa en la producción de GABA.	100 a 200 mg. ▶ Preferentemente 15 minutos antes de una de las comidas principales. Atención, algunos extractos contienen derivados de la cafeína.
Grifonia	• Favorece un ánimo positivo. • Aporta 5-HTP, precursor de la serotonina.	Extracto que aporte de 50 a 100 mg de 5-HTP. ▶ Durante la cena o dos horas antes de acostarse.

OTROS QUE DEBEN CONSIDERARSE

ACTIVO	ACCIÓN	DOSIS DIARIA
Hipérico	Ayuda a mantener un buen ánimo.	Dosis a determinar con el farmacéutico (tiene numerosas interacciones medicamentosas).
SAMe (S-adenosil-L-metionina)	• Mejora la síntesis y la eficacia de los neurotransmisores relacionados con el estado de ánimo. • Interviene en los procesos de metilación, implicados en el equilibrio emocional.	200 mg.

Contraindicaciones en la tercera parte del libro.

Energía: recupera el vigor

Esta mañana tenías previsto revolucionar el mundo, pero eso era antes de que el cansancio te cayera encima como una losa... Ahora solo sueñas con volver a tu cama e hibernar hasta la primavera que viene.

Si este escenario te resulta familiar, no te preocupes, no eres en absoluto una excepción. La fatiga se ha convertido en un azote moderno.

> No dudes en consultar primero a tu médico, pero también debes saber que existen muchas soluciones naturales para recuperar y mantener la vitalidad.

Eso sí, hay que atacar el problema de raíz y adoptar una estrategia global y personalizada. ¿Nos preparamos para irradiar energía y sorprender a nuestro entorno?

FALTA DE ENERGÍA: LAS SEÑALES DE TU CUERPO

Fatiga física
- Sensación de agotamiento, falta de resistencia
- Disminución de la fuerza muscular
- Sueño de calidad media

Fatiga mental
- Dificultad para concentrarse
- Vacíos de memoria
- Falta de paciencia

Fatiga emocional
- Irritabilidad
- Falta de motivación
- Sensación de hartazgo

Los mecanismos de la pérdida de energía

¿Cuáles son las causas de la fatiga?

Contrariamente a lo que se cree, la fatiga no es una cuestión de noches demasiado cortas. Sus causas son múltiples y, a menudo, intrincadas.

- **Los problemas de sueño**, naturalmente, son una de ellas, porque impiden que tu cuerpo y tu ánimo se recuperen durante la noche.
- **La alimentación.** Una dieta desequilibrada, demasiado rica en azúcares rápidos y en grasas malas, y pobre en vitaminas y minerales esenciales (hierro, magnesio, vitaminas B...) es la puerta abierta a las bajadas de energía, por no mencionar también los efectos dañinos de ciertas costumbres, como saltarse comidas, picar algo a cualquier hora o abusar de los excitantes (café, té, refrescos...).
- **El estrés** es el otro gran enemigo de tu vitalidad. Desencadena una cascada de reacciones hormonales (cortisol, adrenalina...) que te agotan las baterías.
- **La falta de actividad física y el sedentarismo.** Pasar horas sentado delante de una pantalla sin moverse ni oxigenarse es la mejor manera de ver cómo tu energía se funde, lo mismo que la nieve al sol. Nuestro cuerpo está hecho para moverse.
- **Los desequilibrios hormonales**, sobre todo respecto a la tiroides o las suprarrenales. Cuando estas glándulas funcionan lentamente (hipotiroidismo, por ejemplo), toda la maquinaria interna del organismo se resiente y se agota.
- **Las carencias de ciertos nutrientes clave**, como el hierro (anemia), la vitamina D o los omega-3.
- **Una carga de trabajo o una carga mental intensa.**
- Y, a veces, **causas mucho más profundas**.

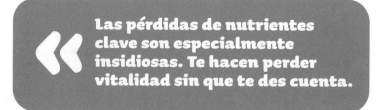

Las pérdidas de nutrientes clave son especialmente insidiosas. Te hacen perder vitalidad sin que te des cuenta.

La fatiga es una señal de alarma que envía nuestro organismo. Se trata de una manera de decirnos: «Cuidado, me estoy sobrecargando. Es el momento de levantar el pie del acelerador». Escuchar esta señal de socorro es crucial si no quieres que la situación se agrave, **porque, si bien la fatiga puntual es normal e incluso necesaria para que nuestro cuerpo se regenere, hay que ir con mucho cuidado cuando la fatiga se instala permanentemente.**

¿Por qué te sientes más y más cansado?

Otro mecanismo entra en juego en la pérdida de la vitalidad: el envejecimiento de las células. Aunque es un proceso natural, no tiene por qué ser así. Con la edad, el organismo produce menos energía a nivel celular **por el declive progresivo de un aliado valioso: las mitocondrias**. Son como pequeñas centrales de energía alojadas en el centro de las células y tienen como misión fabricar el ATP (trifosfato de adenosina), el carburante esencial para todos los mecanismos vitales. Sin embargo, bajo el efecto del estrés oxidativo, la inflamación crónica y las agresiones exteriores, tus mitocondrias se dañan y funcionan peor con los años. Resultado: **tu producción de ATP disminuye, tu metabolismo se ralentiza y tu vitalidad se degrada.** Es un círculo vicioso que acelera el envejecimiento y fomenta la fatiga.

Pero tranquilízate, porque es posible preservar tu «capital de juventud» si cuidas de tus mitocondrias, sobre todo aportándoles los nutrientes adecuados. Algunos activos naturales pueden ayudarte.

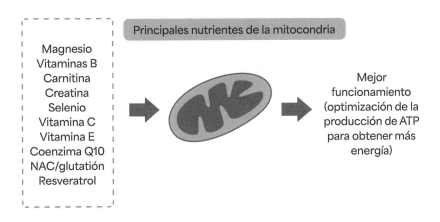

> **Probado y aprobado por la comunidad Nutrastream**
>
> «El magnesio ha reducido mucho mi cansancio, sobre todo desde que me inclino por las formas buenas gracias a tus consejos».
>
> «Hola, Nutrastream, desde que sigo tus artículos y vídeos, estoy feliz: ¡vivo una segunda juventud!».
>
> «Tenía bajones considerables y, desde que tomo los activos adecuados (magnesio, vitaminas y ginseng), noto mucho la diferencia».

Soluciones naturales para potenciar tu energía

Opta por una alimentación revitalizante

Lo primero para recobrar y mantener la forma es reequilibrar la alimentación. A continuación, te ofrezco unos sencillos pasos para lograrlo:

- Apuesta por una alimentación «*low GL*», es decir «**de carga glucémica baja**» (pero sin olvidar que también puedes permitirte algún capricho, todo es cuestión de equilibrio). El principio consiste en priorizar los glúcidos complejos de absorción lenta (cereales integrales, legumbres…) para evitar un exceso de picos de insulina y las consecuentes bajadas de energía. Asócialos también sistemáticamente a fibras, proteínas y grasas buenas (oleaginosas, aguacate...) para estabilizar la glucemia.
- En lo referente a las vitaminas y los minerales, ¡llénate de **frutas y verduras de colores**! Ricas en antioxidantes, protegen las células del estrés oxidativo y refuerzan la inmunidad. Lo mismo ocurre con los **alimentos ricos en magnesio** (frutos secos, cacao, verduras verdes...), **hierro** (carnes rojas, legumbres, espinacas...) o **vitamina D** (pescado azul, yema de huevo, setas...). Todos son valiosos aliados antifatiga.
- Tampoco tienes que olvidar los alimentos ricos en **coenzima Q10**, como las sardinas, el brócoli o la casquería. Este antioxidante, que se parece a una vitamina y está naturalmente presente en el organismo, desempeña un papel clave en la producción de energía celular.
- A la inversa, **limita al máximo los azúcares rápidos, los productos ultraprocesados, la cafeína, el alcohol**... Son falsos amigos que agotan

tus glándulas suprarrenales y echan al traste tu equilibrio glucémico, por no hablar de su efecto yoyó sobre el ánimo y la motivación.

Muévete para recuperarte

Otro pilar de una vitalidad duradera es la actividad física. Aunque pueda parecer contradictorio, cuando ya sientes el cansancio, el movimiento regular puede ser un potente energizante natural.

Al estimular la circulación sanguínea y linfática, el deporte te oxigena las células y aumenta tu producción de ATP (véase la página 115). También favorece la secreción de endorfinas, esas hormonas del bienestar que calman la mente y potencian el buen humor. Por no hablar de sus efectos beneficiosos sobre el sueño, la gestión del estrés, la ansiedad... ¡El cuerpo te lo agradecerá!

Te aseguro que no hay necesidad de ser un gran deportista para notar los beneficios. Realmente, lo más importante es escoger una actividad que te guste y que puedas practicar durante mucho tiempo sin forzarte.

Lo ideal es alternar sesiones de **resistencia** (marcha rápida, natación, bicicleta...), en las que estimular el sistema cardiovascular, y ejercicios de refuerzo muscular (planchas, sentadillas, flexiones...), para mantener tu masa magra y densidad ósea. Todo durante treinta minutos al menos cinco veces por semana y adaptando la intensidad a tu forma física actual. Cualquier ocasión es buena para tomar el aire y hacer ejercicio.

Controla el estrés y las emociones

Atrévete a decir basta cuando sientas que estás saturado. A veces, en el frenesí de la vida moderna, nos cuesta bajar el ritmo por miedo a decepcionar al otro o no estar a la altura. Sin embargo, permitirte parar es una prueba de coraje y lucidez, así que no tengas miedo de aflojar, porque tu cuerpo y tu mente lo agradecerán. Y, para aquellas ocasiones en que no puedas negarte, puedes consultar mis consejos en el capítulo dedicado a acabar con el estrés (véase la página 99).

Prueba con complementos específicos

Entre el gigantesco abanico de activos que existen para reducir la fatiga y recuperar la chispa sin excitarte, algunos tesoros naturales han demostrado su eficacia. Deberías prestarles atención.

LOS QUE MÁS RECOMIENDO

ACTIVO	ACCIÓN	DOSIS DIARIA
Multivitaminas y minerales	• Contribuyen a reducir la fatiga. • Suplen las deficiencias.	Según las indicaciones del producto.
Magnesio	Útil para reducir la fatiga.	De 250 a 300 mg. ▶ Repartir a lo largo del día.
Hierro	Sirve para reducir la fatiga.	De 14 a 28 mg. ▶ En ayunas o entre las comidas (no tomar hierro sin un análisis que confirme el déficit).
Yodo	Permite un metabolismo energético normal.	150 µg.
Ginseng	• Contribuye a mantener la vitalidad y a reducir la fatiga. • Estimula el rendimiento físico y la resistencia.	Extracto que aporte un mínimo de 15 mg de ginsenósidos. ▶ No tomar después de las 17 h.
Coenzima Q10	• Mejora el rendimiento físico y la recuperación. • Tiene efecto antioxidante. • Mejora el correcto funcionamiento de las mitocondrias.	100 mg. ▶ Durante una de las comidas principales.
Jengibre	• Contribuye a promover la vitalidad. • Posee propiedades estimulantes y tónicas para reducir la fatiga.	1.400 mg de polvo o el equivalente en extracto.
Acerola	• Contribuye a reducir la fatiga en adultos (a través de la vitamina C). • Participa en la protección de las células contra el estrés oxidativo y en el mantenimiento de un metabolismo energético normal (mediante la vitamina C).	Extracto que aporte un mínimo de 40 mg de vitamina C.

Energía: recupera el vigor

OTROS QUE DEBEN CONSIDERARSE

ACTIVO	ACCIÓN	DOSIS DIARIA
D-ribosa	Favorece la producción de ATP.	Mínimo 5 g.
Guaraná	Incrementa la atención y limita la fatiga mental.	Extracto que aporte cafeína (según tu sensibilidad).
Carnitina	• Contribuye a mejorar el funcionamiento de las mitocondrias. • Participa en la optimización del metabolismo energético.	2 g.
NADH	• Actúa sobre la energía celular. • Sirve para luchar contra la fatiga.	10 mg.
Té verde	Tiene propiedades estimulantes y tónicas que aumentan la resistencia contra la fatiga mental y física.	Extracto que aporte un mínimo de 200 mg de polifenoles.
Espirulina	• Ayuda a mantener la vitalidad y el tono. • Refuerza la resistencia del organismo.	De 3 a 5 g. ▶ Una o dos tomas durante las comidas.
Jalea real	Tradicionalmente utilizada para mantener el tono y la vitalidad.	1.000 mg como mínimo.
Rodiola	• Contribuye a proteger las células del estrés oxidativo. • Estimula el rendimiento físico y reduce la fatiga en caso de estrés.	Extracto que aporte de 10 a 20 mg de rosavina y de 3,5 a 7 mg de salidrosida al día. ▶ Tomar unos 10 o 15 minutos antes del desayuno o el almuerzo, no después de las 17 h.
Cordyceps	Sirve para aumentar el tono y la vitalidad.	Cepa CS-4 que aporte 700 mg de polisacáridos y 200 mg de betaglucano.

Contraindicaciones en la tercera parte del libro.

La opinión médica

Doctora Hynde Karrouk, médica anestesista reanimadora y micronutricionista

«Como doctora, la práctica me ha enfrentado a la gestión de la fatiga y del estrés. Un punto que ha cambiado la vivencia de mis pacientes ha sido la introducción del magnesio. Dado el lugar que este ocupa —interviene en más de trescientas reacciones químicas necesarias para las funciones vitales—, la pobreza de nuestro entorno nutricional en magnesio y el nivel de estrés que presentan ciertos pacientes, el magnesio es clave para contribuir a reducir la fatiga. Información importante: según el estudio SUVIMAX, el 75 por ciento de la población francesa sufre déficit de magnesio y, en el 20 por ciento de los casos, se trata de un déficit acusado. Eso da que pensar...».

Inmunidad: estimula tus defensas

Cada año, lo mismo. Llega el otoño con su cortejo de microbios: mocos, garganta irritada, dolores musculares terribles (¡sin haber salido a bailar!)... Pero no te preocupes, tu sistema inmunitario está aquí para defenderte. Eso sí, tiene que estar en plena forma.

Al igual que ocurre con un buen motor, el sistema inmunitario necesita un mantenimiento regular para funcionar a pleno rendimiento. Sobre todo en esta época, con los embates del estrés, la contaminación, la comida basura, el sedentarismo... ¡Qué horror! ¡Nuestro ejército interno está pidiendo un buen empujón! Aunque tampoco es cuestión de atiborrarse de equinácea a la primera alerta.

 La inmunidad se trabaja a largo plazo, cuidando de nuestro estilo de vida y de la alimentación. Sigue estos consejos para pasar el invierno sin agotar tu reserva de pañuelos.

DEFENSAS BAJAS: LAS SEÑALES DE TU CUERPO

- Más de tres infecciones respiratorias por invierno
- Herpes labial o aftas recurrentes
- Alergias cada vez más frecuentes
- Fatiga persistente sin razón aparente
- Tránsito caprichoso (diarrea, estreñimiento...)
- Molestias sin causa aparente en las articulaciones

Los mecanismos de tu sistema inmunitario

¿Cómo combate el cuerpo las infecciones y las enfermedades?

Tu cuerpo es una auténtica fortaleza. Su primera línea de defensa está formada por la piel y las mucosas, que actúan de barrera contra los invasores, y también por un batallón especializado: los glóbulos blancos.

> **¿Sabías que...?**
>
> En nuestro cuerpo hay diez veces más bacterias que células. Este ecosistema interior es nuestra microbiota. ¿Y sabes qué? Es uno de nuestros mejores aliados inmunitarios. A condición de que lo mimemos, claro...

- **Los linfocitos B**, tiradores de élite capaces de reconocer al enemigo y de producir los anticuerpos adecuados.
- **Los linfocitos T**, auténticos comandos que destruyen las células infectadas.
- **Los fagocitos** (monocitos, macrófagos...), que, literalmente, devoran a esos malvados patógenos.
- **Las células NK** (por *Natural Killers*), que atacan a las células anormales.

No olvidemos los mensajeros químicos (como las citocinas) que coordinan todas estas acciones. Estos combatientes se dividen en dos ejércitos:

- **La inmunidad innata** es la primera línea, que actúa de manera inmediata pero no específica.
- **La inmunidad adquirida o adaptativa** es la caballería pesada. Le lleva más tiempo actuar, pero es muy especializada y guarda en memoria los patógenos con los que ya se ha topado.

En particular, desde que un intruso rebasa las fronteras de tu cuerpo, la inmunidad innata responde con todos sus efectivos: inflamación, fiebre y glóbulos blancos, sus mejores armas. Durante este tiempo, la inmunidad adaptativa analiza al enemigo, crea los anticuerpos a medida y los guarda para la siguiente ocasión. Brillante, ¿no?

¿Por qué tu sistema inmunitario es menos eficaz?

La inmunidad no es una lotería. Sí, todos partimos con un capital de salud más o menos sólido, pero demasiado a menudo nuestro estilo de vida moderno lo estropea, entre otras razones por:

- **El estrés crónico.** Es muy amigo de los virus. Al liberar tanto cortisol, desajusta nuestro sistema inmunitario y nos hace más vulnerables.
- **La comida basura, el alcohol, el tabaco y otras lindezas.** Es un equipo perdedor para nuestras defensas. Los alimentos ultraprocesados, llenos de azúcares y de grasas malas, y la combinación alcohol-tabaco forman un auténtico caldo de cultivo para la inflamación crónica, esa gran enemiga de la inmunidad.
- **El sedentarismo.** Quedarse durante horas postrado mirando tu plataforma favorita es el mejor medio de permitir que los linfocitos se debiliten. Y eso por no hablar de la **falta de sueño**, que priva a nuestros pequeños soldados de su tiempo de regeneración...

Pero ten calma: ¡existen mil y una maneras de reforzar tu inmunidad de manera natural! Recuerda siempre que lo prioritario es consultarlo con el médico. Te recuerdo que aquí estoy hablando de prevención.

> Decir que un activo natural «refuerza» o «estimula» el sistema inmunitario es adulterar un poco del lenguaje para hacerlo comprensible. Del mismo modo, no podemos afirmar que el sueño refuerza la inmunidad o que el deporte la estimula. Los productos de salud natural, el sueño o el deporte contribuyen al funcionamiento normal de la inmunidad. No deberíamos jugar con las palabras, como hacen algunos en las redes. Lo importante es que las soluciones que aquí te propongo cuiden de tu inmunidad.

Probado y aprobado por la comunidad Nutrastream

«Desde que sigo los consejos de Mathieu y escojo las buenas formas, el trío de vitaminas C y D + zinc, así como el ginseng, me han ayudado mucho a reforzar la inmunidad».

«Mis hijas han cuidado su microbiota intestinal. Como resultado, han pasado un invierno sin percances».

«Mi inmunidad nunca había estado tan alta. No pienso dejar las plantas y los suplementos».

Las soluciones naturales para estimular la inmunidad

Apuesta por los alimentos escudo

Para componer tus platos, sobre todo en las estaciones frías, escoge algún ingrediente de la siguiente lista:

- **Unos aliados ricos en azufre**, el equipo perfecto contra la infección: ajo, cebolla y chalota. Sus compuestos azufrados destruyen virus y bacterias sin piedad. Debes consumirlos sin moderación, salvo que tengas una cita.
- **Vitaminas y minerales**, pilares de la inmunidad. Recurre a los cítricos, kiwis y pimientos para llenarte de vitamina C. En cuanto a las verduras, opta por una cocción suave al vapor para preservar al máximo los micronutrientes de tus hortalizas de colores preferidos. El zinc y la vitamina D también son muy necesarios, los encontrarás en setas, yemas de huevo, sardinas...
- **Algas y setas**, unos superaliados. Sus betaglucanos contribuyen mejor que ninguna otra cosa al funcionamiento de los glóbulos blancos. Recurre al shiitake, las setas de ostra o también la espirulina para reforzar tus defensas.
- **Especias**, verdaderos concentrados de activos. Cúrcuma, jengibre, canela, etc. Todas llenas de temibles moléculas antiinflamatorias y antiinfecciosas. ¡Sazona con ellas todos los platos!
- **Alimentos lactofermentados.** Lo mejor para reforzar la microbiota intestinal, pilar de la inmunidad. Chucrut, kéfir, kimchi... Déjate tentar por esas delicias vivientes que contienen probióticos naturales.

Mejora tu estilo de vida

Reforzar la inmunidad está muy bien, pero crear un terreno favorable para que se desarrolle es aún mejor. Te presento a tus mejores amigos para el día a día:

- **Dormir lo necesario con el fin de permitir que el cuerpo se regenere.** Intenta dormir de siete a nueve horas diarias y acostarte antes de las once de la noche para aprovechar el pico de secreción de melatonina.
- **Moverse, moverse y moverse.** Treinta minutos de actividad moderada cada día (marcha, bicicleta, natación...) es lo mínimo para estimular tus defensas.
- **Adoptar el modo zen como arte de vivir.** Coherencia cardiaca, meditación, yoga... Todas las técnicas son buenas para calmar los mecanismos que llevan al estrés.
- **Cultivar los vínculos sociales y las aficiones.** Pues sí, quedar con amigos, reír, disfrutar de una afición... Nada mejor para revitalizar tus linfocitos.
- **Hacer una cura de luminoterapia en invierno.** Exponerse treinta minutos al día a 10.000 lux ayuda a regular el reloj interno y evitaría la depresión inmunodepresora de los días grises. La luminoterapia, sin embargo, se desaconseja si sufres alguna enfermedad oftalmológica, en caso de síndrome maniacodepresivo o si sigues un tratamiento de tipo psicotrópico o fotosensibilizante.

Descubre el *dream team* de los complementos para la inmunidad

Cuando la alimentación no basta, algunos productos de salud natural pueden hacer maravillas para amplificar tu escudo inmunitario. Ha llegado el momento de liberar toda su potencia.

> Como estoy en la Unión Europea, no se me permite hablaros del vínculo entre un activo y la inmunidad. Todo lo que puedo deciros es que prestéis atención a vuestro intestino.

LOS QUE MÁS RECOMIENDO

ACTIVO	ACCIÓN	DOSIS DIARIA
Multivitaminas y minerales (entre ellos, zinc, selenio, vitaminas A, B6, B9, B12, C, D, etc.)	Contribuyen al funcionamiento normal del sistema inmunitario.	Según las indicaciones del producto.
Hierro	Ayuda al funcionamiento normal del sistema inmunitario.	Como mínimo, 7 mg. ▶ En ayunas o entre las comidas (no hay que tomar hierro sin un análisis que haya confirmado su carencia).
Ginseng coreano	Contribuye a las defensas naturales y al funcionamiento del sistema inmunitario.	Extracto que aporte como mínimo 15 mg de ginsenósidos.
Baya de saúco negro	• Refuerza la inmunidad. • Sirve para calmar las vías respiratorias.	Extracto que aporte un mínimo de 150 mg de polifenoles o 75 mg de antocianinas.
Ajo fermentado	Refuerza las defensas inmunitarias.	De 600 a 900 mg de extracto que aporte un 1,3 % de alicina.
Curcumina	Ayuda a mantener la eficacia del sistema inmunitario.	Como mínimo, 100 mg de curcumina. ▶ Durante una de las comidas.
Tomillo	• Contribuye a las defensas naturales del organismo. • Beneficioso para el buen funcionamiento de las vías respiratorias superiores.	De 3.000 a 6.000 mg de polvo o el equivalente en extracto. ▶ Fraccionar antes de las comidas.
Ravinstara	• Útil para descongestionar las vías respiratorias. • Participa en la reducción de la fatiga.	Dos gotas sobre un soporte neutro. ▶ Dos o tres veces al día.

Inmunidad: estimula tus defensas

Eucalipto	• Calmante en caso de irritación de la garganta y la faringe. • Efecto calmante en la garganta.	De 1.500 a 2.000 mg de polvo o el equivalente en extracto. ▶ Antes de las comidas.
Té verde	• «Estimula» los linfocitos T. • Mejora las defensas del organismo contra los factores ambientales desfavorables.	Como mínimo, 500 mg de un extracto de té verde con un 40 % de polifenoles.

OTROS QUE DEBEN CONSIDERARSE

ACTIVO	ACCIÓN	DOSIS DIARIA
Cobre	Contribuye al funcionamiento normal del sistema inmunitario.	Como mínimo, 0,5 mg (no hay que tomar cobre sin un análisis que confirme el déficit).
Espirulina	Favorece las defensas inmunitarias.	De 3 a 5 g.
Equinácea	Refuerza las defensas del organismo.	750 mg de un extracto.
Menta piperita	• Apoya el sistema inmunitario. • Para suavizar la garganta y la boca.	1 gota de aceite esencial diluida en un aceite vegetal en una cápsula blanda. ▶ De tres a cuatro veces al día.
Canela	Favorece la salud de las vías respiratorias.	De 2.500 a 5.000 mg de polvo o el equivalente en extracto. ▶ Antes de una comida.
Malvavisco	• Calmante en caso de irritación de garganta y faringe. • Efecto suavizante en la garganta.	Como mínimo, 1.000 mg de polvo o el equivalente en extracto. ▶ Antes de las comidas, una o más veces.
Llantén	Ayuda a calmar las vías respiratorias, sobre todo en caso de alergia.	De 1.000 a 1.500 mg de polvo o el equivalente en extracto. ▶ Antes de las comidas, una o más veces.
Shiitake	Contribuye al buen funcionamiento del sistema inmunitario.	Extracto que aporte de 400 a 800 mh de AHCC o extracto que aporte 180 mg de polisacáridos y 65 mg de betaglucanos.

Contraindicaciones en la tercera parte del libro.

La opinión médica

Doctor Gérard Garofalo, médico morfólogo y antiedad

«En general, los médicos se ocupan poco de la prevención, pese a que debería formar parte del oficio. Para el funcionamiento normal del sistema inmunitario, contamos con la ayuda de los productos de salud natural y de los complementos alimenticios: vitamina D, de la cual debe mantenerse una buena concentración sanguínea, así como vitaminas B9 y C, zinc, propóleo, jalea real, ginseng, astrágalo, cúrcuma, equináceas y tantas otras... Sin olvidar la vitamina E, que contribuye a proteger las células contra el estrés oxidativo y cuida el intestino».

Digestión: mima tu vientre

Tu vientre es un ecosistema complejo, un auténtico segundo cerebro que influye sobre la salud física, mental y emocional. Sin embargo, no solemos tenerlo en cuenta e, incluso, a veces lo maltratamos.

Comidas a toda prisa, picoteo permanente, abuso de alimentos ultraprocesados... Cada vez somos más los que sufrimos molestias digestivas regularmente, y eso tiene grandes repercusiones en la calidad de vida.

> Es urgente que te reconcilies con tu vientre, así que voy a revelarte todo lo que siempre has querido saber y no te atrevías a preguntar sobre tu tránsito intestinal.

Partimos en un viaje sin miedo hacia el centro de tu aparato digestivo. Una aventura que no tiene nada que envidiar a *Viaje al centro de la Tierra*.

MOLESTIAS DIGESTIVAS: LAS SEÑALES DE TU CUERPO

- Hinchazón
- Espasmos
- Reflujo gastroesofágico
- Estreñimiento o diarreas
- Intolerancia e hipersensibilidad alimentarias
- Fatiga continuada sin razón aparente
- Dificultad para absorber las vitaminas y los minerales
- Hiperpermeabilidad intestinal
- Intolerancia a la histamina (exceso de histamina)

Los mecanismos de tu aparato digestivo

¿Cuáles son las etapas de la digestión?

La digestión es como un gran viaje organizado. Los alimentos entran por la boca y salen de veinticuatro a setenta y dos horas más tarde por el ano, visitando y movilizando a numerosos órganos en cada etapa.

Tu túnel digestivo: un viaje al centro de la Tierra muy diferente

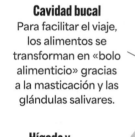

Cavidad bucal
Para facilitar el viaje, los alimentos se transforman en «bolo alimenticio» gracias a la masticación y las glándulas salivares.

Esófago

Estómago
Escala de tres a cuatro horas. El bolo alimenticio se transforma en una papilla, el quimo, por las contracciones y la secreción de los jugos gástricos.

Hígado y páncreas
En paralelo, estos órganos vierten bilis y enzimas para facilitar la digestión.

Intestino delgado
El primer túnel: se seleccionan los nutrientes (proteínas, lípidos, glúcidos...), que se absorben por parte de los enterocitos (células) y la microbiota intestinal.

Colon
El segundo túnel, donde se explotan los elementos no digeridos: se fermentan las fibras, se sintetizan las vitaminas, se «estimulan» las defensas... gracias a la acción de cien billones de bacterias (diez veces más que células en el cuerpo) presentes en nuestra microbiota.

Como puedes comprobar, la digestión es un mecanismo complejo en el que interactúan órganos, enzimas, hormonas, bacterias... No es extraño que un grano de arena pueda provocar un mal funcionamiento de la máquina.

Reflujo gastroesofágico (acidez y regurgitaciones), síndrome del intestino irritable (hinchazón, estreñimiento o diarreas), hiperpermeabilidad intestinal (intestino con «pérdidas»)... Todas esas molestias tan cotidianas ponen a prueba tu vientre y constituyen un auténtico desafío para tu calidad de vida.

¿Qué punto tienen en común las molestias digestivas?

En la mayor parte de los casos, nos encontramos con una microbiota intestinal desequilibrada. Los miles de millones de microorganismos (bacterias, levaduras, hongos...) que viven en nuestras entrañas son los directores de orquesta de nuestra salud digestiva, pero este frágil ecosistema puede desajustarse rápidamente bajo el efecto de múltiples factores: alimentación desestructurada, abuso de antibióticos, estrés crónico, falta de actividad física...

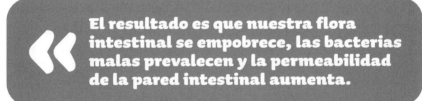

> El resultado es que nuestra flora intestinal se empobrece, las bacterias malas prevalecen y la permeabilidad de la pared intestinal aumenta.

Y resulta que, cuando tu intestino «pierde», también pierde su capacidad de absorber correctamente los nutrientes: proteínas, minerales, vitaminas... Puedes sufrir un déficit inesperado, con todas las consecuencias que esto tiene: fatiga, anemia, estrés, trastornos de sueño, dificultad a la hora de controlar la histamina (una molécula que secretas de forma natural, pero que en exceso provoca molestias fisiológicas)...

El desequilibrio de la microbiota abre, por tanto, la puerta a desajustes digestivos. Y eso no es todo: los científicos hablan de la microbiota como «**segundo cerebro**» o «cerebro intestinal». Y con razón: nuestro vientre alberga a más de doscientos millones de neuronas, tantas como las del cerebro de un perro. Este auténtico sistema nervioso en miniatura es capaz de comunicarse con la cabeza, algo que se conoce como «eje intestino-cerebro». Sabemos que la microbiota influye sobre el humor, la inmunidad, el peso...

De este modo, **cuidar de la microbiota es cuidar de tu salud global**. ¿Qué debemos hacer para mimarla? ¡Descubrámoslo!

Probado y aprobado por la comunidad Nutrastream

«Gracias, es una mina de datos. ¡Por fin disfruto de una mejor digestión!».

«Era muy escéptica, pero finalmente he comprobado que los probióticos son muy eficaces».

«He tomado enzimas digestivas y me han ido muy bien, ya no tengo hinchazón ni eructos».

Las soluciones naturales para una digestión tranquila

Cuida tu alimentación

La alimentación condiciona en un 80 por ciento la calidad de la digestión y de la microbiota. Más allá de una alimentación variada y equilibrada, me gustaría hacer hincapié en los siguientes aspectos:

- Varía las fuentes de fibras y elige las **fibras suaves y solubles** si no tienes costumbre de consumirlas: verduras bien cocidas, frutas muy maduras, cereales integrales, legumbres... Son fuente de alimento para tus buenas bacterias y no irritan el intestino. Intenta también alternar lo crudo y lo cocido para variar las texturas y los beneficios. Lo ideal es que consumas 30 g de fibra cada día, soluble e insoluble.
- Si sufres de síndrome del intestino irritable o de enfermedad inflamatoria crónica del intestino, **un régimen pobre en FODMAP** durante un periodo corto de tiempo puede resultar beneficioso. Se trata de azúcares fermentables (lactosa, fructosa...) con una mala absorción que favorecen hinchazones y diarreas. Es mejor reducirlos durante un tiempo e introducirlos progresivamente con la ayuda de tu dietista. Piensa también en identificar tus intolerancias y alergias alimentarias con tu médico.
- En lo que respecta al ritmo, es una cuestión de equilibrio y de regularidad: fracciona tus comidas y no piques entre ellas (así, el aparato digestivo tiene tiempo), **mastica bien, come lentamente** y con calma. Al tubo digestivo le gusta la tranquilidad.

Reequilibra tu microbiota

Aporta con regularidad aliados a tu microbiota, de modo que alimentes las bacterias ya presentes. Los «prebióticos» y los «probióticos» son perfectos para ese fin.

- **Los prebióticos** son ciertas fibras y azúcares complejos que se encuentran de forma natural en ciertos alimentos, como las verduras verdes, las legumbres o las frutas. Estimulan el crecimiento y la actividad de las bacterias buenas y son un verdadero combustible para la microbiota. Debemos consumirlos sin moderación.
- **Los probióticos** son microorganismos vivos (muy a menudo bacterias, a veces levaduras) que, ingeridos en cantidad suficiente, ejercen efectos beneficiosos sobre la salud. Los encontramos en los alimentos fermentados y en ciertos complementos alimenticios específicos, como, por ejemplo, yogur, kéfir, chucrut crudo, miso, kombucha... Son núcleos de vida rebosantes de cepas amigas (lactobacilos, bifidobacterias...) y de nutrientes que refuerzan nuestras defensas inmunitarias y el equilibrio intestinal.

Planteamientos suaves y globales

Dado que a tu estómago no le gusta el estrés, también resulta esencial apostar por técnicas suaves que equilibren el cuerpo y la mente:

- **La coherencia cardiaca.** Esta técnica de respiración permite regular el sistema nervioso autónomo y reducir el estrés en unos minutos.
- **La cinesiterapia** también puede hacer maravillas en los trastornos funcionales como el SII, el estreñimiento, el reflujo... Libera las tensiones del diafragma y de los órganos digestivos, con lo que favorece la mecánica intestinal y alivia rápidamente los síntomas.
- Otras opciones son **la acupuntura y la EFT** (técnica de liberación emocional) para equilibrar todas las energías del cuerpo y calmar el estrés visceral.
- Por último, en caso de molestias relacionadas con enfermedades intestinales inflamatorias crónicas, **la hipnosis** es una excelente solución complementaria a los tratamientos medicamentosos, siempre con el beneplácito de tu médico. Modificando la percepción del dolor y reduciendo la ansiedad, puedes mejorar considerablemente los síntomas y la calidad de vida. Se trata de un método validado por numerosos estudios clínicos.

Opta por los activos naturales

Plantas, nutrientes, probióticos...

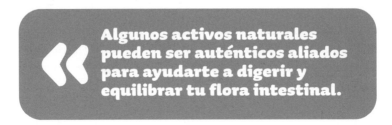

« Algunos activos naturales pueden ser auténticos aliados para ayudarte a digerir y equilibrar tu flora intestinal.

En cualquier caso, y sea cual sea tu problema, te aconsejo que lo consultes previamente con el médico.

LOS QUE MÁS RECOMIENDO

ACTIVO	ACCIÓN	DOSIS DIARIA
Para la digestión y la flora intestinal		
Probióticos	Mantienen el equilibrio de la flora intestinal.	Según las indicaciones del producto.
Enzimas digestivas	Sirven para facilitar la digestión y el tránsito.	Según las indicaciones del producto.
Melisa	• Contribuye al bienestar digestivo. • Previene el estrés oxidativo. • Favorece la relajación.	Extracto que aporte un mínimo de 22 mg de ácido rosmarínico.
Vitamina B2	Permite el mantenimiento normal de las mucosas.	Como mínimo, 0,7 mg.
Psyllium	• Favorece la digestión diaria y en caso de estreñimiento o diarrea. • Alimenta la microbiota intestinal.	De 2 a 10 g. ▶ Empezar progresivamente, antes o entre las comidas.

Digestión: mima tu vientre

En caso de hinchazón

Carbono activo	• Ayuda al bienestar digestivo. • Alivio de las flatulencias.	De 1.200 a 1.800 mg. ▶ En dos tomas, la mitad antes de las comidas y la otra mitad después.
Comino	Facilita la digestión en caso de hinchazón.	De 500 a 1.500 mg de polvo de planta o equivalente en extracto.

En caso de reflujo gástrico

Alga de lithothamne	Ayuda al equilibrio de la acidez del estómago.	350 mg por toma. ▶ Antes del desayuno y de la cena o antes del desayuno y al acostarse.
Bicarbonato de sodio	• Protege el esófago en caso de reflujo. • Contribuye a calmar el reflujo ácido.	Media cucharadita diluida en agua. ▶ Antes de las comidas principales o al acostarse.
Arcilla verde	Sirve para proteger el estómago y el esófago en caso de reflujo ácido.	Media cucharadita diluida en agua. ▶ 30 minutos antes de las comidas principales y separada de la ingesta de medicamentos o complementos alimenticios.

En caso de falta de acidez en el estómago (hipoclorhidria)

Betaína HCL	Útil para compensar un bajo nivel de acidez gástrica.	650 mg antes de las comidas principales. ▶ Empezar progresivamente.
Jengibre	Favorece la producción de acidez gástrica.	De 1.000 a 1.500 mg de polvo de planta o equivalente en extracto.

En caso de estreñimiento

Pectinas	• Retienen el agua y evitan que las heces se endurezcan. • Activan la motricidad intestinal.	Según las indicaciones del producto.
Fenogreco	• Ayuda en caso de estreñimiento. • Favorece la digestión.	De 1.000 a 2.500 mg. ▶ Preferentemente después de la comida.

Productos de salud natural adaptados a tus necesidades

En caso de diarreas (como complemento de la rehidratación oral)		
Arcilla	• Contribuye a frenar un tránsito acelerado. • Posee una actividad intestinal adsorbente.	De 1 a 3 g al día. ▶ Dos o tres veces al día, separado de las comidas.
Saccharomyces cerevisiae o boulardii	• «Retiene» el agua en el intestino. • Contribuye a frenar un tránsito acelerado.	Según las indicaciones del producto.
Para ayudar al hígado		
Cardo mariano	• Fomenta el funcionamiento y la desintoxicación del hígado. • Ayuda a proteger y a regenerar las células del hígado. • Contribuye al confort digestivo.	• Cura de choque: extracto que aporte de 300 a 400 mg de silimarina. • Cura de mantenimiento: extracto que aporte de 150 a 200 mg de silimarina. ▶ Unos 15 o 30 minutos antes de una de las comidas.
Colina	Contribuye al mantenimiento de una función hepática normal.	De 100 a 400 mg.
Desmodio	• Favorece el funcionamiento hepático. • Actúa como «drenante» hepático.	Extracto que aporte como mínimo de 45 a 90 mg de saponósidos. ▶ Unos 15 o 30 minutos antes de una de las comidas.
Alcachofa	• Refuerza el confort digestivo y la desintoxicación del hígado. • Favorece la digestión.	Extracto que aporte como mínimo 15 mg de cinarina. ▶ Unos 15 o 30 minutos antes de una de las comidas.
Multivitaminas y minerales	Subsanan el déficit.	Según las indicaciones del producto.
En caso de intolerancia a la histamina		
DAO	Ayuda a eliminar más fácilmente el exceso de histamina.	0,3 mg o 20.000 a 30.000 UDH. ▶ Antes de las comidas principales.

Digestión: mima tu vientre

En caso de hiperpermeabilidad intestinal		
Glutamina	• Contribuye a una buena salud intestinal. • Puede ayudar en caso de hiperpermeabilidad intestinal.	De 2 a 5 g. ▶ Antes o entre las comidas o al acostarse.
Curcumina	• Contribuye a reducir la inflamación (en ausencia de enfermedad). • Ayuda al mantenimiento del funcionamiento normal del hígado y facilita la digestión.	Extracto que aporte como mínimo 90 mg de curcumina. ▶ Tomar durante una de las comidas principales.
Vitamina E	Sirve para a luchar contra el estrés oxidativo.	Como mínimo, 6 mg.

La opinión médica

Doctora Hynde Karrouk, médica anestesista reanimadora y nutricionista

«Todos sabemos que uno de los órganos más poderosos en el proceso de desintoxicación del cuerpo es el hígado: gracias a un conjunto de enzimas y proteínas especializadas, nos permite eliminar los principales residuos de nuestro organismo. Y no solo son residuos del funcionamiento celular, sino también residuos «importados»: pesticidas, medicamentos... Sin embargo, su actividad puede verse afectada por un exceso de toxinas o por un déficit de cofactores enzimáticos, unas moléculas que son como ladrillos y sin los cuales el hígado no puede funcionar **correctamente**.

Por este motivo, es importante conocer todo lo que puede ofrecernos la naturaleza, ya sean plantas o minerales, para mejorar el funcionamiento de las células hepáticas, y más ante un entorno apremiante. El hipérico o el cardo Mariano, por ejemplo, son un apoyo para las funciones hepáticas y favorecen la desintoxicación. Negar sus propiedades equivale a cerrar muchas puertas terapéuticas que permiten optimizar el trabajo del hígado. Sí, puedes influir en el proceso hepático de desintoxicación, pero SIEMPRE debes hacerlo en colaboración con un profesional de la salud, porque ciertas plantas pueden resultar peligrosas según el perfil individual y deben utilizarse con cuidado».

OTROS QUE DEBEN CONSIDERARSE

ACTIVO	ACCIÓN	DOSIS DIARIA
Alcaravea negra	Ayuda al tránsito intestinal y a limitar las hinchazones.	De 1.500 a 2.000 mg de polvo o el equivalente en extracto.
Rábano negro	Contribuye al bienestar digestivo y hepático.	De 400 a 1.000 mg de polvo o el equivalente en extracto.
Aloe vera	Facilita el buen funcionamiento del aparato digestivo, sobre todo gracias a su acción calmante, protectora y reparadora de las mucosas gastrointestinales.	De 200 a 500 mg de polvo o el equivalente en extracto que aporte de 23 a 58 mg de acemanano.
Malva	Actúa moderadamente en el tránsito.	7.000 mg de polvo o el equivalente en extracto.

Contraindicaciones en la tercera parte del libro.

La opinión médica

Doctor Christian Ledoux, médico nutricionista

«Para mantener una buena función digestiva, la prevención debe centrarse en una barrera intestinal sana y fisiológicamente permeable. Esta permeabilidad puede verse alterada principalmente por nuestro estilo de vida (mala alimentación, medicamentos, falta de actividad física o exceso de deporte, estrés, etc.). En caso de hiperpermeabilidad intestinal, es necesario abordarla con un médico nutricionista, que nos ayudará a restaurar la permeabilidad fisiológica del intestino. Ciertos complementos alimenticios ayudan a mantener la función intestinal correcta. Por ejemplo, un deportista o alguien estresado puede utilizar la curcumina por su acción antiinflamatoria y porque ayuda al bienestar digestivo, o también la glutamina, que mantiene selladas las uniones de la barrera intestinal. No debemos olvidar los micronutrientes, que permiten corregir los déficits y cuidar la microbiota intestinal».

Cabello: conserva una melena llena de vida

Tu pelo es mucho más que una cuestión estética: es el espejo de tu vitalidad y un auténtico barómetro de tu bienestar global. Sin embargo, hay que constatar que los problemas capilares se han convertido en algo habitual para millones de nosotros: caída, falta de brillo, puntas abiertas...

Ya sabemos que las soluciones convencionales (champús milagrosos, lociones químicas...) a menudo lo que consiguen es agravar el problema, por no mencionar las expectativas incumplidas de una crecida instantánea y un brillo eterno. ¡Menudo espejismo! Ha llegado el momento de recolocar la salud del cabello dentro de una perspectiva global y natural del equilibrio, porque nuestro cabello obedece a las mismas leyes fisiológicas que el resto del organismo. ¿Aumentamos nuestro potencial capilar?

Los mecanismos fisiológicos del crecimiento capilar

Y el pelo... ¿cómo crece?

Empecemos por un pequeño curso de biología capilar. ¡Vaya, se te han puesto los pelos de punta! No te preocupes, no será tan complicado. La raíz del cabello, oculta bajo la piel del cráneo, se llama «folículo piloso». Es una auténtica fábrica de **queratina** que contiene células madre ultraespecializadas, capaces de regenerar el cabello hasta el infinito.

En la base del folículo, se encuentran los **melanocitos**, unas células también especializadas que producen los pigmentos de melanina (negra, marrón o rubia). Proporcionan su tinte a la fibra y aseguran el brillo del cabello.

Cada uno de los tallos que adornan tu cuero cabelludo obedece a un ciclo de vida muy preciso:

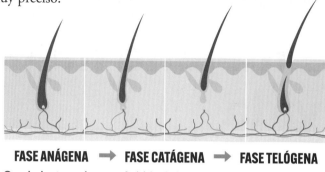

FASE ANÁGENA ➡ **FASE CATÁGENA** ➡ **FASE TELÓGENA**

Crecimiento activo del cabello (tres años) | Subida de la raíz del cabello hacia la superficie del cuero cabelludo y separación del folículo (tres semanas) | Caída del cabello y preparación del folículo para un nuevo ciclo (tres meses)

El cabello **exige cuidados adecuados en cada etapa de su crecimiento**: proteínas para la queratina, antioxidantes para preservar el brillo, oligoelementos para los melanocitos... Cada nutriente cumple una función para que tu pelo brille.

> De forma tópica, puedes utilizar el aceite esencial de romero cineol diluido en aceite de comino negro y de ricino. ¡Verás qué mejora capilar observarás!

Este ciclo capilar permite la renovación natural del cabello. De media, perdemos de cincuenta a cien pelos cada día. No es algo alarmante, pero, si la caída se acelera, hay que buscar culpables.

¿Qué factores influyen (mal) en tu pelo?

Una mala salud del cabello a menudo es multifactorial:

- Al inicio de la lista encontramos los **desajustes hormonales**. ¿Demasiadas hormonas DHT (dihidrotestosterona) procedentes de la transformación de la testosterona? El cabello se vuelve más fino y cae de forma más precoz, como en la alopecia androgénica. ¿Estrógenos insuficientes? Se agota el crecimiento, sobre todo después de la menopausia. ¿Un desequilibrio tiroideo? Se abre la puerta a un cabello apagado y quebradizo.
- Otro enemigo de nuestra cabellera es **el estrés oxidativo y la inflamación**. Cuando el cuerpo está sometido a un exceso de radicales libres (contaminación, tabaco, rayos ultravioleta...), las células del folículo se degeneran con mayor rapidez y se detiene el crecimiento. Las irritaciones del cuero cabelludo son también destacables, ya que, literalmente, ahogan las raíces.
- Pero lo peor, sin duda, es el cóctel de **carencias nutricionales**, que van estropeando el cabello poco a poco. Proteínas de mala calidad, déficit de vitaminas B y minerales, falta de ácidos grasos esenciales... Problemas que merman desde la raíz la vitalidad del cabello. ¿Resultado? Una fibra apagada, fina y quebradiza.
- A esto se añaden **las agresiones medioambientales**: contaminación atmosférica, tratamientos químicos repetidos (tintes, alisados...), abuso de los aparatos calefactores (secador, plancha de pelo...). Estas prácticas tan estéticas debilitan el tallo capilar, a veces hasta el punto de romperlo.
- En último lugar, **el estrés** desempeña un papel importante en la caída de cabello reactiva (efluvio telógeno). La secreción excesiva de cortisol (la hormona del estrés) acorta prematuramente la fase anágena y precipita al cabello hacia la fase telógena. Resultado: centenares de tallos muertos ceden a la vez y dejan una cabellera escasa y debilitada.

Por suerte, puedes limitar en gran medida los daños en tu cabello si adoptas una higiene de vida que lo proteja y recurres a ingredientes de salud natural.

Probado y aprobado por la comunidad Nutrastream

«El zinc me ha ayudado mucho con mi cabello».

«Mi peluquera me ha preguntado qué le había hecho a mi pelo. Dice que nunca lo había visto tan bonito y fuerte. ¡Gracias, Mathieu!».

«Tomo bisglicinato de zinc para el cabello: ¡fantásticos resultados!».

«Tengo el pelo precioso. Mi peluquera está sorprendida».

Las soluciones naturales para un cabello de ensueño

Come lo que tu cabello necesita

- En lo referente a las **proteínas**, aprovecha al máximo las fuentes completas y biodisponibles. Primero, los huevos, auténtico concentrado de aminoácidos, biotina y otras vitaminas B. Después, el pescado azul, que acumula proteínas de alta calidad y ácidos grasos antiinflamatorios. Y no te olvides de las legumbres (lentejas, garbanzos, judías...).
- En cuanto a **las frutas y las verduras**, apuesta por variedades ricas en antioxidantes. Las espinacas, el brócoli y otras crucíferas primero, repletas de micronutrientes y perfectas para oxigenar la raíz y prevenir la caída, pero también las bayas (arándanos, frambuesas, moras...), ricas en polifenoles protectores, y el aguacate, un tesoro de ácidos grasos esenciales y vitamina E.
- ¿Quieres reforzar tu capital de biotina, nutriente vital para la salud del cabello? Pues opta por **la levadura de cerveza** granulada, ya sea en copos o en cápsulas. Por su alto contenido en vitamina B8 (indispensable para la producción de queratina), en zinc y en aminoácidos, estos hongos unicelulares obran milagros en lo que respecta a fortificar el cabello desde el interior. Lo mismo ocurre con **las legumbres, los frutos oleaginosos** (almendras, nueces del Brasil...) y **los cereales integrales**, ricos por su propia naturaleza.
- Finalmente, no olvides **las grasas buenas**, valiosas aliadas de un crecimiento feliz. El aceite de lino, rico en omega-3, que se puede consumir crudo (en ensalada o en mayonesa casera), el aceite de camelina, una maravilla botánica de virtudes fortificantes o el pescado azul salvaje (sardinas, arenques, salmón...), que acumulan proteínas completas y lípidos beneficiosos. Todo ello con moderación, claro está.

Limita los factores agravantes en el día a día

Luchar contra todos los factores perjudiciales para la salud y la belleza del cabello es imposible, pero siempre puedes reducir su impacto corrigiendo ciertas costumbres:

- **Apuesta por cuidar y proteger tu pelo a diario** (champú anticontaminación, espray antipartículas...) con el fin de reducir las impurezas y crear una barrera invisible sobre el tallo. ¿El pequeño extra? Las fórmulas con activos desintoxicantes (carbón vegetal, arcilla, polvos de plantas...) que saneen el cuero cabelludo sin agredirlo.
- **Limita los tratamientos químicos y las técnicas de peluquería recurrentes.** Espacia las citas, escoge técnicas suaves (reflejos, *tie and dye*...) y utiliza productos naturales si quieres reducir los daños capilares.
- **Limita el calor.** Cambia las placas calientes de tu plancha de pelo por unos productos termoprotectores con aceites vegetales y reduce la temperatura, sobre todo para el secador. Selecciona el aire frío o tibio y mantenlo a una prudencial distancia de la cabeza para evitar el choque térmico. Termina con una capa de aceite «nutritivo» en las puntas para sellar la hidratación.
- **Trata de gestionar el estrés.** En la página 102 encontrarás estrategias naturales que favorecen la relajación.
- **Equilibra tus hormonas de forma natural.** Verifica los posibles desequilibrios hormonales con tu médico analizando los signos clínicos y con un buen examen biológico.
- **Optimiza la microcirculación sanguínea del cuero cabelludo.** Está muy bien llevar una alimentación de diez, pero también hace falta que todos estos micronutrientes lleguen a buen puerto. Cuidar de la microcirculación capilar es clave para liberar todo el potencial de tus cabellos.

> **¿Sabías que...?**
>
> No hay nada mejor que los masajes de cráneo, que deben practicarse idealmente en el cabello seco antes del lavado o durante la noche, convirtiéndose además en un momento muy agradable. Con la yema de los dedos, efectúa pequeños movimientos circulares en el conjunto del cuero cabelludo, de la nuca hasta la frente: presiones deslizantes, alisamientos firmes, golpecitos ligeros... La idea es despertar las circulaciones sanguínea y linfática mediante un masaje suave pero tónico. Bastan de tres a cinco minutos para que tus folículos se rindan a este ritual tan simple como divino. Aprovecha para respirar con el vientre... Y ya tienes en casa un auténtico cuidado digno de balneario ¡por cero euros!

Apuesta por los complementos para un cabello fuerte

No siempre es fácil cubrir las necesidades capilares únicamente con la alimentación. Si refuerzas la aportación de micronutrientes esenciales, contribuirás a tu capital capilar.

LOS QUE MÁS RECOMIENDO

ACTIVO	ACCIÓN	DOSIS DIARIA
Biotina (vitamina B8)	Contribuye al mantenimiento de un cabello normal.	50 µg.
Selenio	Favorece el mantenimiento de un cabello normal.	De 30 a 55 µg. ▶ Antes o al inicio de la comida.
Zinc	Permite el mantenimiento de un cabello normal.	De 10 a 15 mg. ▶ 15 minutos antes de una de las comidas, entre las comidas o al acostarse.
Hierro	Contribuye al mantenimiento de un cabello normal.	14 mg. ▶ 15 minutos antes de una comida, entre las comidas o al acostarse (la carencia de hierro tiene que de confirmarse con un análisis de sangre antes de consumirlo).
Cola de caballo	• Mejora el estado del cabello. • Favorece el crecimiento del cabello y su vitalidad.	De 800 a 1.500 mg de polvo o el equivalente en extracto.
Bambú	Aporta silicio, que mejora la belleza del cabello.	Extracto que aporte un mínimo de 40 mg de silicio.
Ortiga	Aporta minerales y oligoelementos que refuerzan el cabello.	De 600 a 1.200 mg de polvo o el equivalente en extracto. ▶ La mitad en la cena y la otra mitad, antes de acostarse.

Cabello: conserva una melena llena de vida

| Cisteína y metionina (precursoras directas de la queratina) | Favorecen el brillo natural del cabello. | Como mínimo, 300 mg de una de las dos o por la suma de las dos. ▶ Tomar 15 minutos antes de la comida o entre las comidas. |

OTROS QUE DEBEN CONSIDERARSE

ACTIVO	ACCIÓN	DOSIS DIARIA
Cobre	Contribuye a mantener un cabello normal.	1 mg. ▶ 15 minutos antes de una comida, entre las comidas o al acostarse (la carencia de cobre debe confirmarse previamente con un análisis de sangre).
Saw palmetto	Podría bloquear la formación de DHT.	De 1.000 a 2.000 mg de polvo o el equivalente en extracto que aporte un mínimo de 50 mg de ácidos grasos libres. ▶ Durante una comida.
Rúcula	Participaría en la estimulación del bulbo piloso, lo cual favorece el crecimiento del cabello.	500 mg de polvo o el equivalente en extracto.
Ortiga blanca	Acción seborreguladora.	1.000 mg de polvo o el equivalente en extracto.

Contraindicaciones en la tercera parte del libro.

La opinión médica

Doctora Fatima Boclet, médica de familia especializada en la salud del cabello

«Las causas de la caída del pelo son diversas. A menudo son multifactoriales, de modo que, aunque haya un factor genético, es posible actuar en otros niveles. Creo en un planteamiento global. Ahí es donde intervienen la higiene de vida (gestión del estrés, alimentación que aporte aminoácidos, etc.) y los complementos alimenticios, con vitaminas y minerales (zinc, biotina, hierro, etc.) y plantas (saw palmetto, ortiga, cola de caballo, etc., según el caso). Algunos medicamentos pueden ser interesantes, pero otros, en cambio, podrían encubrir una causa fácil de corregir».

Piel: irradia belleza desde el interior

Cuando la piel va bien, todo va bien. Te sientes a gusto en tu piel, irradias confianza. Pero, cuando tu epidermis hace de las suyas, todo es catastrófico... Y el estado de salud de tu piel dice mucho sobre tu salud en general.

La piel es un órgano en toda regla, dotado de funciones vitales para tu equilibrio. Crea una barrera protectora contra las agresiones, un termostato natural, una fábrica de vitamina D... Es una maravilla de la evolución. Entonces ¿cuál es el problema? Tu estilo de vida moderno la pone en muchos aprietos. En este capítulo, te ayudaré a desentrañar las necesidades fisiológicas de tu epidermis y a identificar los activos y los cuidados para atenderla. ¡Ya verás cómo brillas!

> ## PIEL MALTRATADA: LAS SEÑALES DE TU CUERPO
>
> - Cutis apagado
> - Imperfecciones, acné
> - Tirantez, picor
> - Rojeces difusas
> - Piel seca y deshidratada
> - Aparición acelerada de arrugas y líneas de expresión

Los mecanismos de la piel

¿Cómo se estructura la piel?

Empecemos por una lección de anatomía. Te prometo que te ahorraré todo el vocabulario médico y será fácil y visual. Tu piel está conformada por diversas capas que trabajan juntas para defenderte:

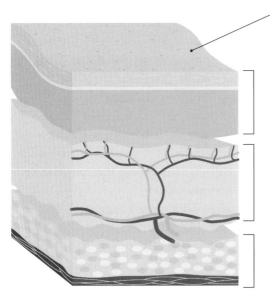

Capa hidrolipídica
Combate las agresiones exteriores por medio del sudor y del sebo: es una barrera protectora.

Epidermis
Asegura la impermeabilidad y la elasticidad por medio de los queratinocitos (que fabrican la queratina) y los melanocitos (que producen el pigmento de la piel). Un auténtico escudo inteligente.

Dermis
Asegura la flexibilidad y la resistencia gracias a fibras de colágeno y elastina. Asegura la hidratación y la nutrición de las células gracias a una red de vasos sanguíneos, terminaciones nerviosas y glándulas: es el lugar de avituallamiento de las tropas.

Hipodermis
Asegura el aislamiento térmico y la reserva de energía gracias al tejido adiposo, como si fuera el almacén de provisiones de una fortaleza que está siendo asediada.

La particularidad más fascinante de la piel es su capacidad de renovarse permanentemente. Cada cuatro o seis semanas, se produce un ciclo bien acompasado por el que las células epidérmicas mueren y otras nuevas las reemplazan. A pesar de esta mecánica bien engrasada, tu piel puede sufrir alteraciones.

¿Qué factores influyen (mal) en la piel?

Problemas de tipo inflamatorio (acné, eccema, soriasis, rosácea...), piel deshidratada, marcas del tiempo... Antes de hacer borrón y cuenta nueva, es importante que entiendas qué puede causar que tu epidermis sea frágil:

- Para empezar, está **tu herencia genética**. Algunas pieles son más vulnerables que otras y son de por sí secas, grasas, sensibles o reactivas.
- También influyen **los cambios hormonales**. Por una vez, es más bien un quebradero de cabeza femenino: en la pubertad, durante el ciclo menstrual,

147

> **¿Sabías que…?**
>
> A menudo se habla de microbiota intestinal, pero también tienes una microbiota cutánea que es necesario cuidar al máximo. Más de mil millones de microorganismos (bacterias, levaduras, ácaros…) viven en armonía en la piel y desempeñan un papel esencial en la defensa inmunitaria y la regulación del pH. Una microbiota cutánea desequilibrada es una puerta abierta a irritaciones e imperfecciones.

en el embarazo o la menopausia, la piel está sometida al yoyó de las hormonas. La disminución de estrógenos (que puede aparecer bastante antes de la premenopausia) comporta también una caída de la producción del colágeno. Sin embargo, los hombres tampoco están a salvo de ello, porque, con la edad, la disminución de la testosterona también afecta la piel.

- **Una microbiota intestinal desequilibrada** puede provocar una reacción excesiva del sistema inmunitario cutáneo y aumentar la producción de sebo. Resultado: poros taponados e inflamación, lo que resulta en rojeces e imperfecciones.
- **La falta de agua** entraña una pérdida de elasticidad y de brillo. ¿Quiénes son los culpables? Una meteorología caprichosa (frío, viento), un exceso de calefacción o de climatización, así como un déficit de ácidos grasos esenciales y de vitaminas.
- No hay que olvidar **la contaminación y el estrés**, sobre todo el estrés oxidativo. Estas agresiones cotidianas generan una sobreproducción de los nocivos radicales libres que atacan las células cutáneas y las asfixian.
- Por último, están **los comportamientos de riesgo**: tabaco, alcohol, falta de sueño, exposición solar sin protección… Malas costumbres que suponen una sentencia de muerte para una piel luminosa.

> Los radicales libres, responsables del estrés oxidativo, son moléculas muy reactivas que atacan las células. Imagina que partes una manzana: muy pronto, la superficie se oscurece. Es el estrés oxidativo, que induce un envejecimiento acelerado.

Estrés, fatiga, carencias…, los desajustes se leen en tu rostro como en un libro abierto. Así que tendrás que actuar desde el interior para asegurar su luminosidad.

Probado y aprobado por la comunidad Nutrastream

«Desde que consumo zinc, no tengo ninguna imperfección en la piel».

«He tomado una decisión, he optado por el colágeno... Ahora siento la piel más firme, menos floja. Gracias».

«Estoy consumiendo ceramidas de trigo y me van superbién para la piel».

«Gracias a ti, he podido escoger una buena forma de zinc, y la diferencia sobre mi piel es evidente».

«El colágeno me ha ido estupendamente, mi piel tiene mucho mejor aspecto».

La opinión médica

Doctor Frédéric Lange, cirujano plástico

«En la carrera de Medicina, estudiamos muy poco la belleza de la piel y su relación con la alimentación, los complementos o incluso la importancia del sueño, y es una lástima. Como médico, aconsejo tomar suplementos de colágeno a mis pacientes porque esta proteína desempeña un papel crucial en la estructura y la elasticidad de la piel. Con la edad, la producción de colágeno disminuye, y eso puede comportar arrugas y una pérdida de firmeza. Aunque las pruebas no sean aún concluyentes, ciertos estudios indican que los suplementos de colágeno podrían mejorar la hidratación y textura de la piel, de manera que contribuirían a un aspecto más joven y sano».

Las soluciones naturales para preservar tu capital de juventud

De vuelta a los pilares de la piel

1. **Hidrata.**

El agua es, en cierto modo, la climatización natural de la epidermis. Permite mantener su volumen y drenar las toxinas acumuladas. Además, acentúa la microcirculación y oxigena en profundidad las células. Es el secreto para un aspecto fresco y descansado al despertar.

Bebe **al menos un litro y medio de agua al día**, aunque eso puede ajustarse en función de la actividad física, el peso, el tiempo que haga y el consumo de cafeína. Reparte el agua que bebas a lo largo del día. Para hidratarte, también puedes recurrir al **té verde**, que, además, tiene propiedades antioxidantes (aunque no te excedas, porque entonces tendrá un efecto diurético): dos tazas al día son suficientes para que tu piel irradie belleza (modera el consumo si te falta hierro). Por último, la hidratación también implica usar una buena crema.

2. Apuesta por los omega-3.
Los **omega-3** forman parte de la composición de las membranas celulares de la epidermis, especialmente del cemento intercelular. Resultado: una piel más fuerte, más elástica y que conserva su hidratación. No sorprende que aquellos pueblos cuyo consumo es alto (japoneses, inuit...) exhiban una envidiable piel lisa y luminosa. Para rematar la jugada, apuesta por **el pescado azul pequeño** (sardina, caballa, arenque...) y por **los aceites vegetales** (colza, nuez, lino...).

Cuida de tu hígado

Los problemas digestivos pueden influir en la belleza de la piel. Sin embargo, uno de los órganos que a menudo olvidamos es el hígado. Mímalo durmiendo lo suficiente, con actividad física y prestando atención a lo que comes. ¿Cuáles son los mejores ingredientes para el hígado? Las crucíferas (brócoli, col, rábano picante) y la fitoterapia (cardo mariano, desmodio).

Brilla con los principales activos de tu belleza

Existe una multitud de activos de salud natural que son esenciales para la estructura, la belleza, la luminosidad y la elasticidad de la piel.

LOS QUE MÁS RECOMIENDO

ACTIVO	ACCIÓN	DOSIS DIARIA
Zinc	• Contribuye al mantenimiento de una piel normal. • Sirve para proteger las células contra el estrés oxidativo.	De 10 a 15 mg. ▶ 15 minutos antes de una comida, entre las comidas o al acostarse.
Yodo	Ayuda al mantenimiento de una piel normal.	Como mínimo, 75 µg.

Piel: irradia belleza desde el interior

Vitamina B	Contribuye al mantenimiento de una piel normal (B2, B3, B8).	50 % del VNR (véase la página 302).
Aceite de comino negro	Mejora la belleza de la piel.	1.500 mg. ▶ Durante una de las comidas principales.
Omega-3 (ALA, DHA, EPA)	Ayuda a mejorar el tono y la firmeza de la piel.	500 mg como mínimo. ▶ Durante una de las comidas principales.
Colágeno	• Confiere elasticidad y flexibilidad a la piel. • Favorece la estructura y la firmeza de la piel, lucha contra las arrugas y los signos de envejecimiento.	De 2,5 a 5 g. ▶ En ayunas, entre las comidas o al acostarse (si hay un intervalo adecuado de tiempo entre la cena y el sueño).
Ortiga	Participa en el mantenimiento de una piel sana y limpia.	1.000 mg de polvo o el equivalente en extracto.
Vitamina C	• Contribuye a la formación normal de colágeno para asegurar la función normal de la piel. • Protege las células contra el estrés oxidativo.	Como mínimo, 40 mg.
Ceramidas de trigo tipo Lipowheat®	• Mejoran la hidratación y el brillo de la piel. • Sirven para mantener la juventud de la piel.	350 mg. ▶ Justo antes o al inicio de la comida.
Vitamina E	Contribuye a la protección de las células contra el estrés oxidativo.	Como mínimo, 6 mg. ▶ 10 minutos antes de la comida o durante una comida en la que se aporten ácidos grasos.
Selenio	Para la protección de las células contra el estrés oxidativo.	27,5 μg. ▶ Antes o al inicio de la comida.

Curcumina	• Contribuye a mantener una piel normal. • Posee una acción antiinflamatoria y antioxidante. • Ralentiza la evolución de los signos de envejecimiento.	90 mg. ▶ Durante una de las comidas principales.
Betacaroteno (provitamina A)	• Prepara la piel para el sol. • Prolonga el bronceado. • Mejora el aspecto general.	4,8 mg.

OTROS QUE DEBEN CONSIDERARSE

ACTIVO	ACCIÓN	DOSIS DIARIA
Silicio	Ayuda a mantener la belleza de la piel.	Como mínimo, 75 mg.
Ácido hialurónico	• Ayuda a mantener una buena hidratación de la piel. • Aporta tono y elasticidad a la piel.	120 mg. ▶ Justo antes o durante una comida.
Urucum	• Prepara la piel para el sol. • Prolonga el bronceado. • Mejora el aspecto general.	Equivalente a 2.000 mg de semillas. ▶ Durante una comida.
Canela	Contribuye a una buena estructura de la piel.	2.500 mg de polvo o el equivalente en extracto.
Onagra (aceite)	Salud de la piel.	Extracto que aporte 90 mg de GLA.
Extracto de pepitas de uva	Sirve para luchar contra el estrés oxidativo.	50 mg.
Vitamina A	Favorece el mantenimiento de una piel normal.	200 µg.

Contraindicaciones en la tercera parte del libro.

La opinión médica

Doctora Chahinez Filali, médica de familia especializada en medicina estética

«Tras mis estudios de Medicina, me formé en antiedad y en cosmetología. Durante la práctica, me he dado cuenta de que una rutina de cuidado de la piel a menudo no basta para obtener resultados. He llegado a la conclusión de que, más allá de la *skin care*, también se necesita una alimentación equilibrada y variada, pero, además, hay que suplementar con activos para completar los objetivos. Estos son algunos activos interesantes que propongo a mis pacientes deseosos de una buena rutina *in and out* completa: zinc, magnesio, colágeno hidrolizado, yodo, vitaminas B y C, aceite de comino negro según el tipo de piel, etc.».

Deporte: potencia tu salud y tu rendimiento

¿Ya te has decidido? ¿Te apetece volver a hacer ejercicio? ¿Quieres mejorar un poco más tus marcas? Felicidades, es la mejor decisión que puedes tomar para tu salud.

Sin embargo, entre esas intimidantes salas de gimnasio, los desalentadores dolores musculares y los objetivos que se te escapan, no resulta fácil empezar. Y tampoco es cuestión de caer en las trampas del deporte industrial: dopaje, regímenes restrictivos... ¡Vayamos a por las soluciones naturales para que tu práctica deportiva vaya mejorando progresivamente!

SEDENTARISMO Y FALTA DE ACTIVIDAD FÍSICA: LAS SEÑALES DE TU CUERPO

- Ahogo rápido, poca energía
- Molestias musculares y articulares
- Mala postura
- Aumento de peso no intencionado
- Defensas bajas
- Trastornos digestivos o de sueño
- Función cardiaca debilitada

Los mecanismos del deporte sobre el organismo

¿Qué ocurre en tu cuerpo cuando haces deporte?

Cuando te mueves, se activa un mecanismo invisible para que puedas rebasar tus límites:

- **El corazón se acelera** y bombea más sangre para aportar el oxígeno y nutrientes que los músculos necesitan.
- **Los pulmones se dilatan** y los bronquios se relajan para absorber el máximo de oxígeno.
- **Los músculos se contraen** y se relajan, recurriendo a las reservas de glucógeno (glúcido complejo que sirve para el almacenamiento de los glúcidos) y de grasa.
- **Los tendones y las articulaciones se hacen más flexibles** y ganan en amplitud gracias a la sinovia, un líquido viscoso situado en las articulaciones que actúa como protector, lubricador, que aporta nutrientes, etc.
- **El cerebro libera endorfinas**, hormonas del bienestar que te motivan para que continúes.

El problema es que no se utilizan los mismos «motores» para todos los deportes y, por tanto, resulta interesante variar las actividades físicas. Para empezar, se distinguen dos grandes tipos de esfuerzos: **los esfuerzos aeróbicos**, con mayor demanda de oxígeno y que recurren a tu sistema cardiorrespiratorio (carrera, natación...), y **los esfuerzos anaeróbicos**, con menor demanda de oxígeno, que movilizan, sobre todo, los músculos y las reservas de energía inmediata (musculación, saltos...).

Con esto, podemos clasificar las actividades según sus cualidades dominantes:

- **Aguante:** capacidad de mantener un esfuerzo prolongado. Trabajan mayoritariamente el corazón y los pulmones (carrera atlética, natación, ciclismo, esquí de fondo...).
- **Resistencia:** capacidad de levantar cargas pesadas o resistir a una fuerza. Trabajan, sobre todo, los músculos (musculación, halterofilia, deportes de combate...).
- **Explosividad:** capacidad de realizar movimientos breves e intensos. Utiliza las fibras musculares rápidas (esprint, salto, lanzamiento, deportes colectivos...).
- **Flexibilidad:** capacidad de realizar movimientos amplios y de estirar los músculos. Mantiene la movilidad articular (gimnasia, yoga, pilates, estiramientos...).

Las autoridades sanitarias recomiendan realizar una actividad cardiorrespiratoria a razón de treinta minutos cinco veces por semana, de refuerzo muscular, una o dos veces por semana, y ejercicios de flexibilidad, dos o tres veces por semana, además del paseo cotidiano. Un beneficio inmenso para nuestro cuerpo.

> ## LOS RIESGOS DE UNA PRÁCTICA DEPORTIVA INAPROPIADA
>
> El cuerpo sabe llamarte al orden cuando te excedes. Entre las señales de alerta que hay que vigilar:
>
> - Dolores persistentes que duran más de cuarenta y ocho horas, hinchazones, rojeces.
> - Cansancio extremo, problemas de sueño, irritabilidad, pérdida de apetito.
> - Adelgazamiento brusco, anemia, amenorrea en la mujer.
> - Vértigo, palpitaciones, ahogo inhabitual.
>
> En caso de duda, se impone una visita médica para hacer un estudio (electrocardiograma, análisis de sangre, pruebas de esfuerzo...). Y no dudes en solicitar la ayuda de un entrenador deportivo diplomado y de un médico deportivo para adaptar la práctica.

¿Cuáles son los factores del rendimiento deportivo?

Pero entonces ¿por qué algunas personas progresan y otras no cuando se hace deporte? ¿Por qué algunas escalan montañas mientras que otras sufren ante el menor esfuerzo? La respuesta se resume en cuatro letras: PEPS.

- **P de preparación:** la base de cualquier rendimiento. Un cuerpo que ha hecho el calentamiento adecuado, una mente decidida, un material apropiado...
- **E de entrenamiento:** es donde se producen las famosas adaptaciones fisiológicas. Al repetir los esfuerzos, enseñamos a nuestro cuerpo a hacerse más fuerte, más eficaz. A condición de respetar cierta progresividad, evidentemente.
- **P de patrimonio genético:** algunos nacen con predisposiciones favorables que facilitan el rendimiento: VO2 máximo elevado —es decir, la cantidad máxima de oxígeno que el organismo puede utilizar por unidad de tiempo—, porcentaje elevado de fibras rápidas... Pero, ante todo, mucha calma, porque el trabajo y la motivación siguen siendo claves.
- **S de *style*, de estilo de vida:** a menudo, es el factor que más descuidamos. Sin embargo, una alimentación correcta, dormir bien y controlar el estrés es, por lo menos, tan importante como un entrenamiento adecuado. La recuperación también es parte integral del rendimiento.

Hacer deporte es bueno para la salud, pero a condición de tomarlo con tranquilidad y de manera razonada. Para maximizar tus probabilidades de progresar, debes dar la misma importancia a lo que ocurre tanto dentro como fuera del entrenamiento.

> **Probado y aprobado por la comunidad Nutrastream**
>
> «He ganado masa muscular y forma física gracias a tus consejos».
>
> «Gracias a ti, Mathieu, tengo una piel magnífica y un buen desarrollo muscular».
>
> «He probado con creatina, multivitaminas y minerales, además de aporte de vitamina C y colágeno, y ya no doy marcha atrás cuando llego al gimnasio. Mi cuerpo está empezando a fortalecerse y tengo más energía».

Las soluciones naturales para optimizar la práctica deportiva

Opta por una alimentación que impulse tu rendimiento

El primer incentivo para transformar los músculos es comprender las necesidades nutricionales específicas de quien practica deporte.

- **Cubre tus necesidades energéticas.** Cuanto más te muevas, más calorías gastas y más tienes que aportarlas con la alimentación. Una buena referencia es un aporte calórico medio suplementario de quinientas a mil calorías por hora según la intensidad del entrenamiento. Individualízalo de acuerdo con tus necesidades y tu perfil.
- **Cuida la ingesta de macronutrientes:**

  - **Los glúcidos**, las estrellas de la energía, tienen que representar del 55 al 60 por ciento de esta ingesta, con un 10 por ciento como máximo de azúcares añadidos. Piensa en cereales integrales, legumbres, frutas...
  - **Las proteínas**, esenciales para la construcción muscular, tienen que corresponder de 1,5 a 2 g diarios por cada kilo de peso de la persona de media para favorecer el anabolismo, fase en la que tu cuerpo llega a producir moléculas

> **¿Sabías que...?**
>
> Las proteínas en polvo son muy prácticas y existen algunas de muy buena calidad, pero es recomendable encontrar el aporte necesario por medio de la alimentación. Además, así favorecerás la masticación para tener una digestión mejor.

complejas a partir de moléculas simples. Alterna proteínas animales (aves, pescado, huevos, lácteos) y vegetales (tofu, tempeh, espirulina...).
- **Los lípidos**, si son de buena calidad, serán tus grandes aliados. Privilegia los omega-3 (pescado azul, semillas de lino, nueces...) y limita las grasas saturadas y trans (carne roja, charcutería, fritos...). Objetivo: de 1 a 1,5 g diarios por cada kilo de peso de la persona que los consume.

- **Cuida la ingesta de micronutrientes:** todos resultan importantes (vitamina D, zinc, hierro, magnesio, etc.). Algunos son, por otra parte, electrolitos, es decir, indispensables para el mantenimiento de un buen nivel de hidratación, para un buen funcionamiento muscular y para el equilibrio ácido-base.
- **Hidrátate.** Bebe al menos dos litros de agua al día, según tu transpiración y tu perfil.

Adapta tu alimentación al momento del esfuerzo

- Antes de comenzar a hacer deporte, elige glúcidos rápidos (fruta, zumo) y proteínas magras para llenarte de energía sin esfuerzo.
- Durante, hidrátate adecuadamente y, si el entrenamiento dura más de una hora, bebe 500 ml/h de una bebida energética. Piensa también en los geles y barritas energéticas si la sesión se prolonga.
- Después, llegará el momento de una buena comida para restituir las reservas.

Apuesta por complementos alimenticios de alto rendimiento

Comer equilibradamente no siempre basta para obtener los nutrientes esenciales. En caso de estrés, fatiga, déficits o molestias digestivas, las necesidades aumentan. En ese momento, puede ser una buena decisión recurrir a los complementos.

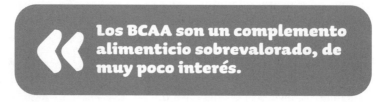

Los BCAA son un complemento alimenticio sobrevalorado, de muy poco interés.

LOS QUE MÁS RECOMIENDO

ACTIVO	ACCIÓN	DOSIS DIARIA
Multivitaminas y minerales	• Suplen los déficits. • Específicos para reducir la fatiga. • Contribuyen a un metabolismo energético normal.	Según las indicaciones en el producto.
Magnesio	• Ayuda a reducir la fatiga. • Favorece el equilibrio electrolítico. • Contribuye a un metabolismo energético normal. • Útil para tener una síntesis proteica normal. • Permite el mantenimiento de una función muscular normal.	De 250 a 360 mg. ▶ Fraccionar en dos o tres tomas durante la jornada.
Vitamina D	• Contribuye al mantenimiento de unos huesos normales. • Sirve para el mantenimiento de una función muscular normal.	De 1.000 a 3.000 UI. ▶ 10 minutos antes de la comida o durante una comida que aporte ácidos grasos.
Creatina	• Refuerza la fuerza muscular. • Permite una mejor recuperación. • Contribuye a mejorar las capacidades físicas y de entrenamiento.	3 g (si es posible un poco más, pero solo con el beneplácito de un médico o farmacéutico). ▶ Tras el esfuerzo (días de entrenamiento), durante la comida o las comidas (días de descanso).
Coenzima Q10	• Suple el déficit que a menudo se observa entre los deportistas. • Contribuye a luchar contra el estrés oxidativo.	De 30 a 100 mg. ▶ Durante una comida.

Productos de salud natural adaptados a tus necesidades

Ashwagandha	• Contribuye a aumentar la resistencia al esfuerzo y a superar la fatiga y el estrés. • Acompaña a los deportistas (resistencia o fuerza) mejorando su rendimiento. • Tiene un efecto positivo sobre la testosterona y el cortisol.	Extracto que aporte como mínimo de 30 a 40 mg de withanólidos. ▶ Justo antes de una comida y, en general, no después de las 17 h.
Probióticos	Contribuyen al equilibrio de la flora intestinal.	Según las indicaciones del producto.

> **No se me permite mencionar un supercomplemento natural para los deportistas... Pero sí puedo deciros que son ácidos grasos.**

OTROS QUE DEBEN CONSIDERARSE

ACTIVO	ACCIÓN	DOSIS DIARIA
Colágeno	Contribuye al bienestar de las articulaciones y los tendones.	De 5 a 10 g. ▶ En ayunas, entre las comidas o al acostarse (si hay un intervalo adecuado de tiempo entre la cena y el sueño).
Glutamina	• Contribuye a una buena salud intestinal. • Participaría en la recuperación tras el esfuerzo físico. • Puede ayudar en caso de hiperpermeabilidad intestinal.	De 2 a 5 g. ▶ Antes o entre las comidas o al acostarse.

Deporte: potencia tu salud y tu rendimiento

Proteínas en polvo	• En paralelo a una nutrición adecuada, pueden completar las aportaciones proteicas. • Contribuyen al mantenimiento y aumento de la masa muscular. • Favorecen el mantenimiento de unos huesos normales.	Según las indicaciones del producto.
Curcumina	• Ayuda a mantener la salud de las articulaciones y los huesos. • Mantiene la función cardiaca. • Ayuda a mantener la eficacia del sistema inmunitario. • Tiene propiedades antioxidantes. • Contribuye a reducir la inflamación (siempre y cuando no haya enfermedad previa).	Extracto que aporte como mínimo 90 mg de curcumina. ▶ Tomar durante una de las comidas principales.
Vitamina C	Útil para mantener el funcionamiento normal del sistema inmunitario durante y después de un ejercicio físico intenso.	200 mg.

Contraindicaciones en la tercera parte del libro.

La opinión médica

Doctora Victoria Tchaikovski, médica deportiva

«Una buena alimentación y unos suplementos adecuados son claves en el rendimiento deportivo, sobre todo en lo que respecta a prevención de lesiones. Por ejemplo, una suplementación de colágeno tiene beneficios directos sobre los tendones. Los estudios científicos muestran que, cuando se le da colágeno a un deportista con una tendinopatía, su función mejora, sobre todo mediante la vascularización, y favorece la reparación del tendón. Por tanto, recomendaría este suplemento asociado con un tratamiento clásico, como la cinesiterapia».

Productos de salud natural adaptados a tus necesidades

Articulaciones: conserva tu movilidad a lo largo de los años

Caminar, correr, saltar, bailar, cuidar el jardín... En todas estas acciones cotidianas, completamente inconscientes, se producen auténticas proezas técnicas: las de tus articulaciones.

Estas pequeñas obras maestras de la mecánica te permiten moverte hacia como quieras, con suavidad y sin dolor. Un auténtico milagro, aunque, con la edad, el sobrepeso y la falta de ejercicio, tus articulaciones sufren un importante desgaste y acaban pidiendo clemencia.

La mitad de los adultos mayores de sesenta y cinco años sufre molestias articulares. Sin embargo, no tiene por qué ser así: puedes actuar para aliviar y preservar su movilidad.

Una vez más, se trata de prevención, un auténtico seguro a todo riesgo para los años venideros. Con ello, evitarás tener que pagar dolorosos «peajes». Ha llegado el momento de invertir en tu capital óseo.

ARTICULACIONES MALTRATADAS: LAS SEÑALES DE TU CUERPO

- Rigidez matinal
- Movimientos cotidianos laboriosos
- Molestias articulares recurrentes
- Reducción de la amplitud de los movimientos
- Crujidos o chirridos
- Pérdida de flexibilidad
- Hinchazón

Los mecanismos de las articulaciones

¿Cómo funcionan las articulaciones?

Una articulación es la unión entre dos huesos. Su papel es **permitir el movimiento** en una o más direcciones, combinando flexibilidad y estabilidad. Para conseguirlo, entran en escena diversos actores:

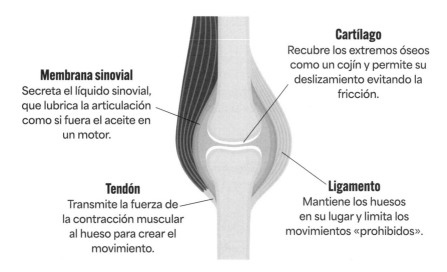

Cartílago
Recubre los extremos óseos como un cojín y permite su deslizamiento evitando la fricción.

Membrana sinovial
Secreta el líquido sinovial, que lubrica la articulación como si fuera el aceite en un motor.

Tendón
Transmite la fuerza de la contracción muscular al hueso para crear el movimiento.

Ligamento
Mantiene los huesos en su lugar y limita los movimientos «prohibidos».

En esta bella mecánica, **el cartílago ocupa un lugar privilegiado**. Está compuesto por una densa trama de fibras de **colágeno**, en la que unas células especializadas (los condrocitos) producen una sustancia gelatinosa. Este «gel», rico en agua y en **ácido hialurónico**, proporciona al cartílago su elasticidad y su resistencia a los golpes y presiones.

El problema es que el cartílago no está vascularizado. Se alimenta únicamente por imbibición, «aspirando» los nutrientes presentes en el líquido sinovial. Y tampoco está inervado, de manera que, en caso de problemas, no hay alerta. **Resultado: el cartílago se regenera muy lentamente y en silencio.** Cuando empieza a desgastarse, el dolor no es inmediato. Y, cuando llega, los daños ya están muy avanzados y es difícil compensarlos: artrosis, reumatismos inflamatorios, tendinitis, osteoporosis, problemas de espalda... **El reto está en ocuparse de la cuestión antes de que sea demasiado tarde.**

¿Qué factores producen molestias articulares?

Aunque estos problemas presentan especificidades en cada caso, también comparten factores de riesgo:

- La edad (el riesgo aumenta a partir de los cincuenta años).
- El sobrepeso y la obesidad.
- Los traumatismos y microtraumatismos repetidos.
- La falta de ejercicio y el sedentarismo.
- Una predisposición genética a la inflamación.
- La inflamación de bajo grado (llamada inflamación silenciosa, porque no emite ninguna señal directa).
- Un déficit en nutrientes.
- El desequilibrio hormonal.

Y no olvides que lo primero que tienes que hacer siempre es consultar a tu médico.

Probado y aprobado por la comunidad Nutrastream

«Colágeno, vitamina C y zinc me permiten tener un bienestar articular mejor, gracias».

«Mi madre disfruta de un mejor bienestar articular gracias a ti. Al principio, dudaba de los complementos, pero ahora no deja de pedírmelos».

«Gracias a tus consejos, mi madre camina mucho mejor».

¿Sabías que...?

El desequilibrio hormonal es un factor que, a menudo, pasamos por alto, lo que es un gran error. Por ejemplo, una disminución de estrógenos da lugar a una disminución de la síntesis de colágeno y una ralentización de la síntesis de los osteoblastos, las células encargadas de la remineralización (la reconstrucción) del hueso. Por si esto fuera poco, existe también el riesgo de caída y de osteoporosis, así que hay que actuar con rapidez. ¡Genial, porque enseguida vamos a ver las mejores soluciones con eficacia probada.

Las soluciones naturales para la protección de las articulaciones

Adopta una alimentación antiinflamatoria

Ciertos alimentos son auténticos refuerzos articulares, mientras que otros son bombas inflamatorias. Hay que saber elegir.

- Favorece **la alimentación mediterránea-cretense**, rica en macro y micronutrientes de calidad.
- Otro as en la manga son **las especias y plantas aromáticas. Cúrcuma**, jengibre, ajo, romero... Están llenas de antioxidantes que protegen las células del cartílago. Un curri o un caldo de huesos de sabor intenso y rico en colágeno, y automáticamente tus articulaciones recuperan la vitalidad.
- También hay que apostar por **frutas y verduras ricas en vitamina C**. Este valioso antioxidante contribuye a la formación natural del colágeno (recordemos que es la proteína que proporciona la estructura al cartílago). Col, pimiento, cítricos, kiwi... Consúmelos sin moderación.

Haz ejercicio de forma regular

Para que tus articulaciones puedan entrar de nuevo en juego, tienes que desempolvar tus zapatillas. Aunque parece contrario a la intuición, la actividad física es el otro pilar de una buena salud articular. Sus virtudes son múltiples:

- **Estimula la circulación sanguínea y la producción de líquido sinovial.** Tu articulación se alimenta y lubrifica mejor.
- **Refuerza los músculos periarticulares.** Estos pequeños soldados forman un corsé que estabiliza la articulación y alivia las presiones.
- **Mantiene la flexibilidad y la movilidad de los tendones y los ligamentos.** Indispensable para conservar una buena amplitud de movimiento.
- **Ayuda a controlar el peso.** Cada kilo que pierdas es menos presión sobre las rodillas y las caderas.

Pero ¿qué deportes debemos escoger cuando nuestras articulaciones están frágiles? La regla de oro es evitar los impactos y los movimientos bruscos. Olvídate del rugby, el fútbol o el tenis en superficie dura, y apuesta más bien por actividades suaves que movilicen las articulaciones de una manera más moderada:

- **La marcha rápida y la caminata** estimulan la fabricación de cartílago a la vez que refuerzan los huesos. Y, con el calzado adecuado, minimizas los impactos.
- Otra joya: **la natación y el aquagym**. La presión del agua descarga las articulaciones y a la vez ofrece la resistencia necesaria para desarrollar los músculos en profundidad. Hay que hacer una mención especial para los movimientos de crol y de braza, que mantienen la amplitud de los hombros y las caderas.
- **La bicicleta**, estática o en carretera, moviliza las rodillas y los tobillos sin los impactos de la carrera a pie. Escoge un ajuste personalizado (altura del sillín, posición del manillar...) para conseguir un movimiento fluido y evitar los puntos de presión.
- **La práctica de pilates** tonifica progresivamente los músculos posturales que sujetan tus articulaciones. Es un auténtico remedio antirrigidez.
- **El yoga** y sus posturas de estiramiento (las famosas asanas) permiten ganar en flexibilidad y movilidad, a la vez que refuerzan los músculos estabilizadores: hasta un 35 por ciento de amplitud de movimiento más para la columna lumbar.

Sea cual sea la actividad que escojas, proponte practicarla de treinta a cuarenta y cinco minutos al día al menos cinco días por semana.

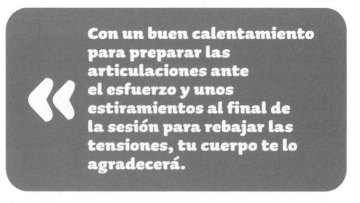

» Con un buen calentamiento para preparar las articulaciones ante el esfuerzo y unos estiramientos al final de la sesión para rebajar las tensiones, tu cuerpo te lo agradecerá.

Opta por los complementos alimenticios esenciales

No es necesario demostrar las ventajas de una suplementación orientada a prevenir o disminuir los riesgos de sufrir problemas articulares. Vamos a ver cuáles son los indispensables.

LOS QUE MÁS RECOMIENDO

ACTIVO	ACCIÓN	DOSIS DIARIA
Vitamina C	Esencial en la formación normal de colágeno para asegurar la función óptima de los huesos y los cartílagos.	80 mg al día.
Vitamina D	• Para el mantenimiento de unos huesos normales. • Contribuye a disminuir el riesgo de caídas asociado a la inestabilidad postural y a la debilidad muscular (las caídas constituyen un factor de riesgo de fracturas óseas en hombres y mujeres de sesenta años o más). • El calcio y la vitamina D sirven para reducir la pérdida de densidad mineral ósea en las mujeres menopáusicas (una densidad mineral ósea baja constituye un factor de riesgo de fracturas osteoporóticas).	De 2.000 a 3.000 UI. ▶ Unos 10 minutos antes de la comida o durante una comida que aporte ácidos grasos.
Magnesio	Útil en el mantenimiento de unos huesos normales.	De 250 a 300 mg. ▶ Fraccionar idealmente durante las comidas (mañana y noche o mañana, mediodía y noche).

Productos de salud natural adaptados a tus necesidades

Zinc	Contribuye al mantenimiento de unos huesos normales.	De 10 a 15 mg. ▶ 15 minutos antes de una comida, entre las comidas o al acostarse.
Vitamina K	Esencial para el mantenimiento de unos huesos normales.	Como mínimo, 30 µg. ▶ 10 minutos antes de la comida o durante una comida que aporte ácidos grasos.
Calcio	Necesario para el mantenimiento de unos huesos normales.	400 mg. ▶ Alrededor de la comida (justo antes, durante o justo después) (el déficit de calcio debe confirmarse con un análisis de sangre antes de consumirlo).
Glucosamina	• Contribuye a sostener las articulaciones. • Actúa sobre la sensibilidad y las molestias físicas.	500 mg durante una comida.
Condroitina	• Permite sostener las articulaciones. • Actúa sobre la sensibilidad y las molestias físicas.	500 mg durante una comida.
MSM	• Para sostener las articulaciones. • Actúa sobre la sensibilidad y las molestias físicas.	De 1.000 a 4.000 mg.
Colágeno	Ayuda a mantener saludables las articulaciones y los huesos.	De 2,5 a 5 g. ▶ En ayunas, entre las comidas o al acostarse (si la cena está bien alejada del sueño).
Curcumina	Útil para mantener saludables las articulaciones y los huesos.	90 mg. ▶ Durante una de las principales comidas.

OTROS QUE DEBEN CONSIDERARSE

ACTIVO	ACCIÓN	DOSIS DIARIA
Bromelaína	• Aporta bienestar articular. • Pequeña acción antiinflamatoria (en ausencia de enfermedad).	Como mínimo, 5.000 GDU.
Boswellia	• Ayuda a mantener las articulaciones relajadas. • Podría tener un papel beneficioso en el plano musculoesquelético, así como en los huesos y las articulaciones.	Extracto que aporte 150 mg de ácidos boswélicos.
Harpagofito (garra del diablo)	• Mantiene una buena salud articular. • Favorece la flexibilidad de los tendones y las articulaciones.	Extracto que aporte 100 mg de harpagósidos.

Contraindicaciones en la tercera parte del libro.

La opinión médica

Doctora Victoria Tchaikovski, médica especializada en medicina del deporte

«Como médica deportiva, muy a menudo visito a pacientes que deben mejorar su bienestar articulatorio. Es una lástima que, en nuestros estudios de Medicina, no se hable de soluciones naturales para la prevención, porque en mis consultas soy testigo de muchas mejoras. La mayor parte de estas soluciones están validadas incluso por estudios científicos. Por ejemplo, la glucosamina y el sulfato de condroitina se utilizan corrientemente para el bienestar articular. Como acompañamiento, recomiendo también el colágeno y la curcumina. Además, la relación beneficio/riesgo en el consumo de estos complementos es excelente. El hecho de que ciertos estudios no hayan profundizado en la cuestión no es excusa para pasar por alto estos valiosos activos».

Regla: calma tus dolores menstruales

¿Habrá alguna mujer que no los conozca? Son unos dolores que te retuercen el vientre, como si tus órganos jugaran al tetris en tu pelvis, esa fatiga que deja agotada... Para muchas mujeres, estas molestias menstruales son un auténtico castigo del que apenas se habla y se estima que afectan de un 45 a un 95 por ciento de las mujeres en edad de tener la regla. Entre ellas, el 10 por ciento los sufre de una forma grave que afecta su cotidianidad. Este malestar se banaliza con demasiada frecuencia, pese a que las reglas ni siquiera deberían ser dolorosas.

Detrás de todos estos síntomas que a veces incapacitan, se esconden muy a menudo causas que es crucial diagnosticar y tratar. Si tu médico excluye que tengas alguna enfermedad, los productos de salud natural pueden ofrecerte la manera de lograr unos ciclos más tranquilos y agradables. La ciencia lo corrobora: las reglas no tienen por qué ser dolorosas. Sigue estos consejos para un mejor bienestar menstrual, ¡todo el mes!

Los mecanismos de la regla dolorosa

¿Para qué sirve la regla?

Si ya no recuerdas las clases de Ciencias de la Naturaleza, seguro que te preguntas por qué sangras todos los meses. ¿Qué has hecho tú para merecer eso? Pequeña explicación simplificada: a partir de la pubertad, el útero fabrica cada mes una mucosa uterina, el endometrio, destinada a acoger el huevo resultante de la fecundación entre un óvulo y un espermatozoide.

Si no hay huevo que acoger, **el endometrio es inútil. Por tanto, se elimina progresivamente con sangre** y secreciones vaginales durante un periodo que se prolonga de tres a siete días: la regla. Cada veintiocho días de media, el ciclo se repite: se fabrica el endometrio y luego, en ausencia de fecundación, se elimina.

Según la mujer, las molestias de la regla varían. Se habla de **dismenorrea primaria** cuando el dolor viene solo, sin estar vinculado a una enfermedad subyacente, y de **dismenorrea secundaria** cuando el dolor es el síntoma de una enfermedad ginecológica. En ese caso, el dolor es más intenso y a menudo perdura una vez que el periodo ha terminado.

> ## CUANDO EL DOLOR EMPIEZA ANTES DE LA REGLA
>
> El síndrome premenstrual (SPM) y su versión grave, el trastorno disfórico premenstrual (TDPM), se caracterizan por ser un explosivo cóctel de síntomas físicos y emocionales que se manifiestan en el lapso de siete a diez días antes de la regla: equilibrio emocional alterado, fatiga, dolor de cabeza, tensión mamaria... Un desajuste hormonal y la hipersensibilidad a las fluctuaciones del ciclo son a menudo la causa.

¿Por qué la regla puede ser dolorosa?

¡Sé quiénes son las responsables de tus dolores!: las perturbaciones hormonales y la inflamación crónica.

¿Sabías que...?

Estas enfermedades todavía poco conocidas son devastadoras: una mujer de cada diez podría sufrir de endometriosis y hasta el 60 por ciento de las mujeres podrían desarrollar fibromas antes de la menopausia. A menudo, la falta de atención y de detección precoz provoca que el diagnóstico llegue tarde.

- El número 1 de la lista son **las prostaglandinas**, unas moléculas inflamatorias secretadas por la mucosa uterina en el momento de la regla. ¿Su papel? Favorecer la contracción de las fibras musculares para expulsar el endometrio no fecundado. Cuando se producen en exceso, estas hormonas del dolor provocan espasmos violentos, responsables de los calambres y la hipersensibilidad pelviana.
- En el banquillo de los acusados encontramos también **el desequilibrio de las hormonas esteroideas, es decir, entre estrógenos y progesterona**, que desempeña un papel clave en el SPM y en enfermedades como la endometriosis. Un exceso de estrógenos estimula el crecimiento del endometrio y la producción de prostaglandinas, mientras que un déficit de progesterona favorece la inflamación y el dolor.
- Finalmente, si el dolor es intenso y recidivante, puede indicar una **enfermedad ginecológica subyacente**. Es el caso de la **endometriosis**, cuya

fisiopatología no es unívoca y hace que intervengan numerosas hipótesis. Lo mismo ocurre con la **adenomiosis** (presencia de tejido endometrial en el músculo uterino) y los **fibromas submucosos**, que comportan a menudo reglas abundantes y dolor pelviano.

- Los niveles de serotonina tienden a ser inferiores en las mujeres que padecen SPM. La serotonina es un neurotransmisor, una molécula que permite comunicarse con las células nerviosas y que sería el encargado de regular el estado de ánimo.

Las reglas dolorosas son también reflejo de un modo de vida inadecuado:

- **¿El principal culpable? El estrés** y su cortejo de reacciones en cadena. Cuando te estresas, el cuerpo secreta hormonas de manera acelerada. El cortisol y la adrenalina acentúan la inflamación y perturban el equilibrio del ciclo. El resultado son reglas más dolorosas, pero también SPM infernales, ansiedad, insomnio... Un auténtico círculo vicioso si consideramos que el propio dolor genera estrés y ansiedad. Según un estudio, el 44 por ciento de las mujeres que sufre dismenorrea percibe un importante nivel de estrés, en comparación con solo un 21 por ciento de las mujeres que no la sufren.
- Otro enemigo es **el sedentarismo**. No hay nada como estar sentada o tumbada durante la regla para empeorar el estancamiento pelviano y los espasmos.
- Finalmente, la consecuencia segura de **una alimentación rica en ultra-procesados**, llena de azúcares rápidos y grasas malas, son los dolores y la hinchazón. De hecho, son alimentos que favorecen la inflamación, estimulan la producción de prostaglandinas y alteran la microbiota, con un impacto directo sobre el dolor.

Una regla dolorosa suele ser el síntoma de que algo va mal en tu equilibrio hormonal y en tu higiene de vida. Consulta con el médico en primer lugar y, si este descarta una posible afección, dispones de montones de soluciones naturales que pueden ser de gran ayuda en tu bienestar menstrual.

Probado y aprobado por la comunidad Nutrastream

«He hecho una cura de zinc y he conseguido regular mi ciclo».

«Desde que tomo los complementos que me indicaste, ya no tengo más dolores ni desajustes».

«Mathieu, gracias a ti, la regla ya no me duele (continúo consultando al médico por si acaso)».

Las soluciones naturales para aliviar el dolor

Adapta tu alimentación

Dado que la regla dolorosa a menudo se origina en una inflamación crónica o en algún tipo de déficit, la alimentación es un mecanismo esencial para que el «infierno» pelviano se calme.

- **Apuesta por los ácidos grasos buenos.** Come muchas frutas y verduras de colores: crucíferas (brócoli, col, nabo...), espinacas, pimientos, boniatos, moras... Estas pequeñas bombas de antioxidantes protegen las células del estrés oxidativo y reducen la inflamación. Piensa en unas cinco raciones al día como mínimo y decántate por la variedad.
- **Opta por las proteínas vegetales.** Legumbres (lentejas, garbanzos, judías...), tofu, tempeh, seitán... son ricos en fibra antiinflamatoria.
- **Cambia los alimentos proinflamatorios** (azúcares refinados, alimentos ultraprocesados) por alternativas sanas (bebida lactofermentada, azúcares completos, productos caseros...).

> Una alimentación rica en ácidos grasos buenos, en fibra y en hortalizas se asocia a reglas menos dolorosas y a un riesgo reducido de endometriosis.

- **Identifica tus desencadenantes alimentarios.** Para algunas personas, será el gluten, mientras que para otras, los alimentos ricos en FODMAP (lactosa, fructosa, polialcoholes) o también los alimentos grasos y especiados. Si llevas un registro alimentario con tu dietista o médico nutricionista, podrás distinguir los alimentos que agravan el dolor y la hinchazón y eliminarlos durante algunas semanas para permitir el descanso de tus intestinos. Luego, una reintroducción progresiva te permitirá poner a prueba tu tolerancia sin privaciones inútiles.
- Y, por último, **hidrátate bien**: agua, tisanas, caldos... Una buena hidratación es esencial para reducir las inflamaciones. Bebe por lo menos un litro y medio de líquido al día, sobre todo aguas bajas en sodio y ricas en magnesio.

Haz deporte

La actividad física regular aumenta el flujo sanguíneo en la pelvis, reduce el estrés e incrementa la producción de endorfinas, esas morfinas naturales analgésicas. Según los estudios, treinta minutos de marcha rápida o de yoga durante la regla permiten reducir de forma significativa la intensidad y duración del malestar.

Cuenta con los complementos alimenticios especializados

Los productos de salud natural pueden marcar la diferencia y aportar una auténtica inyección de micronutrientes esenciales.

LOS QUE MÁS RECOMIENDO

ACTIVO	ACCIÓN	DOSIS DIARIA
Vitamina D	Útil para el mantenimiento de una función muscular normal.	De 1.000 a 3.000 UI. ▶ 10 minutos antes de la comida o durante una comida que aporte ácidos grasos.
Magnesio	• Contribuye al mantenimiento de una función muscular normal. • Facilita reducir la fatiga. • Ayuda al funcionamiento normal del sistema nervioso.	De 250 a 300 mg. ▶ Fraccionar durante la jornada en dos o tres tomas.
Zinc	Apoya el mantenimiento de un nivel normal de testosterona en sangre.	De 10 a 15 mg. ▶ Con el estómago vacío (en ayunas por la mañana, antes del desayuno o antes de la cena).
Omega-3 (DHA/EPA)	Para suplir el déficit.	250 mg de DHA y 250 mg de EPA.
Suzgatillo	• Ayuda a mantener el bienestar fisiológico a lo largo de todo el ciclo menstrual. • Contribuye a equilibrar las hormonas. • Podría ayudar en caso de sequedad vaginal.	Extracto que aporte un mínimo de 3 mg de agnusida.

Regla: calma tus dolores menstruales

Vitamina B5	Contribuye a la síntesis normal y al metabolismo normal de las hormonas esteroides, la vitamina D y ciertos neurotransmisores.	Como mínimo, 6 mg.
Vitamina B6	• Para el funcionamiento normal del sistema nervioso. • Permite regular la actividad hormonal. • Útil para reducir la fatiga.	Como mínimo, 0,7 mg.
Curcumina	Posee una acción antiinflamatoria (siempre y cuando no haya enfermedad) y antioxidante.	90 mg. ▶ Durante una de las comidas principales.

OTROS QUE DEBEN CONSIDERARSE

ACTIVO	ACCIÓN	DOSIS DIARIA
Melisa	• Favorece el ánimo positivo. • Ayuda al metabolismo hormonal. • Previene el estrés oxidativo.	Equivalente en planta 1.000 mg que aporte 25 mg de ácido rosmarínico.
Onagra (aceite)	• Limita las molestias menstruales. • Contribuye al equilibrio de las prostaglandinas.	De 350 a 1.000 mg de GLA. ▶ En dos tomas.
Milenrama	• Actúa como relajante muscular. • Calma los dolores abdominales.	2.000 mg.
PEA	Contribuye al bienestar menstrual (sobre todo en caso de endometriosis; no es un tratamiento).	1.200 mg.

Contraindicaciones en la tercera parte del libro.

La opinión médica

Doctora Rabab Mosbah, ginecóloga

«Tengo la sensación de haber redescubierto mi oficio. Practicaba una medicina que no se correspondía con mis valores; no tenía sentido ver a mis pacientes sufriendo y decirles: "No tengo nada que proponerle". Hay alternativa, y la ignoramos, algo que me indigna. Las soluciones no son forzosamente médicas. No recetamos algunos tratamientos porque los estudios médicos no suelen ser tan precisos como nos gustaría ya que cuestan dinero y no resultan rentables. Sin embargo, dichos estudios han demostrado a menudo su validez en ginecología. A veces, no tiene sentido pedir estudios tan estrictos porque se conoce la acción de los activos naturales y la fisiología del cuerpo humano. El magnesio y el zinc, por ejemplo, podrían ser grandes acompañantes».

> **Resulta complicado revelaros el vínculo directo entre un activo y el bienestar menstrual a causa de la reglamentación de la Unión Europea.**

La regla dolorosa no es normal y puede aparecer incluso sin una enfermedad subyacente. Unamos nuestras voces y fuerzas en este combate colectivo. En la calle, en las redes, en los laboratorios, en las consultas médicas..., allá donde todavía haya sufrimientos invisibles y vidas deterioradas. Transformemos nuestra experiencia dolorosa en energía positiva, y nuestro combate, en inspiración para otras.

> **Construyamos un mundo en el que las mujeres puedan vivir su regla con serenidad, sin importar su biología y su estilo de vida.**

Estoy convencido: lo que es personal también es profundamente político. Por tanto, no nos rendiremos mientras la sociedad no cambie de actitud ante estos dolores íntimos. Mientras el derecho a una regla «normal» no sea obligatorio para todas. Mientras queden vientres que aliviar, diagnósticos que obtener, vidas que mejorar.

SOP: equilibra tus hormonas

Si eres mujer y te hablo de reglas irregulares, de acné persistente, de sobrepeso sin causa aparente, ¿te dice algo? Detrás de un cuadro como este, tan molesto, se esconde el síndrome del ovario poliquístico, un problema hormonal que puede pasar desapercibido durante años y que afectaría hasta a un 10 por ciento de las mujeres en edad de procrear. Un auténtico reto para la sanidad pública.

Lo que es peor: la reglamentación me impediría hablar si vendiera productos relacionados con el SOP. No es normal dejar que las mujeres sufran cuando existen soluciones de acompañamiento de eficacia probada. No son tratamientos, pero, a condición de estar bien informada, bien acompañada y a la escucha de tu cuerpo, permiten actuar a diferentes niveles para atenuar los síntomas y prevenir complicaciones. ¿Dispuesta a retomar poco a poco el control de este síndrome?

LAS SEÑALES DE TU CUERPO

- Ciclo menstrual irregular
- Acné persistente
- Alopecia (cabello escaso en la parte superior de la cabeza)
- Hirsutismo (exceso de vello en cara, tórax, abdomen y muslos)
- Aumento de peso
- Estrés, fatiga
- Resistencia a la insulina
- Dificultades para quedar embarazada

Los mecanismos del SOP

¿Cuáles son las causas del SOP?

Empecemos por un recordatorio fisiológico. El SOP puede caracterizarse por **una hipersecreción de andrógenos (hormonas masculinas, como la testosterona) por parte de los ovarios**, pero también por parte de las glándulas suprarrenales o el tejido adiposo.

Este hiperandrogenismo perturba todo el ciclo femenino: maduración del ovocito, ovulación, calidad de la regla... Es un auténtico granito de arena en el minucioso mecanismo de relojería de la fertilidad. Puede darse junto con otros desarreglos hormonales (demasiada insulina, pocos estrógenos, etc.). Este trastorno hormonal suele ser de origen central (en el cerebro) o, más a menudo, de origen ovárico.

Pero ¿por qué motivo tus ovarios se desbarajustan? Pues es un misterio. Las causas precisas del SOP no están claras. Se barajan diversas opciones:

- Un origen en el desarrollo intrauterino, con un exceso de andrógenos ya presentes durante la vida fetal.
- Un componente hereditario, lo que explicaría por qué a menudo el SOP es común en las mujeres de una misma familia.
- Una estructura inflamatoria que favorece la resistencia a la insulina y los problemas hormonales.
- Un estrés crónico que altera el eje hipotálamo-hipófiso-ovárico.
- Un modo de vida desequilibrado (alimentación proinflamatoria, sedentarismo, perturbadores endocrinos...).

Entre los sospechosos, hay un factor que aparece una y otra vez: **la resistencia a la insulina**. Y con motivo, pues afecta del 30 al 40 por ciento de las mujeres con SOP. Recordemos que la insulina es la hormona que permite a las células absorber el azúcar en la sangre para transformarlo en energía. Si dicha hormona pierde eficacia, hablamos de resistencia a la insulina. Las células no oyen la señal de la insulina, el azúcar se acumula en la sangre y el páncreas lo compensa secretando más y más insulina. Un auténtico círculo vicioso. El caso es que **este exceso de insulina estimula en los ovarios la producción de andrógenos**. Resultado: **un desequilibrio de la balanza hormonal**, con un evidente séquito de problemas. La resistencia a la insulina favorece del mismo modo el aumento de peso que a menudo encontramos unido al SOP, así como un mayor riesgo de sufrir diabetes de tipo 2. Para colmo, el exceso de andrógenos fomenta a su vez la resistencia a la insulina, cerrando el círculo infernal.

Todo ello refleja la importancia de la detección precoz de la resistencia a la insulina como piedra angular del tratamiento. Se ha demostrado científicamente que, al mejorar la sensibilidad a la insulina, los síntomas del SOP se reducen significativamente y se favorece la vuelta a la normalidad.

¿Cuáles son los factores agravantes?

Para tratar el SOP, no basta con considerar los andrógenos, sino que también se deben tener en cuenta los otros factores que fomentan el desequilibrio. Este

SOP: equilibra tus hormonas

síndrome arraiga en un terreno global que hay que cuidar. En el banquillo de los acusados encontramos:

- **La inflamación.** Según los estudios, las mujeres con SOP tienen marcadores inflamatorios elevados (proteína C reactiva, TNF-alfa...). Este terreno proinflamatorio crea un estrés oxidativo y altera la comunicación celular, con lo que se amplifica la resistencia a la insulina y la producción de andrógenos.
- **El estrés.** El SOP se asocia con frecuencia a ansiedad, agotamiento físico y emocional… El resultado es un elevado nivel de cortisol (la hormona del estrés), que altera el equilibrio hormonal. El cortisol favorece también al almacenamiento de las grasas, sobre todo las abdominales.
- **El sobrepeso y la obesidad.** Presentes entre el 40 y el 80 por ciento de las mujeres con SOP, agravan la resistencia a la insulina y el hiperandrogenismo. Los kilos de más, sobre todo si se alojan en el vientre, crean un auténtico círculo vicioso inflamatorio y hormonal.
- **Los alteradores endocrinos.** Esas sustancias químicas que imitan tus hormonas se encuentran en todas partes (ciertos cosméticos, plásticos, pesticidas...). Influyen en la producción, el transporte y el metabolismo hormonal, con lo que amplifican los trastornos del SOP.
- **El déficit de ciertos micronutrientes.** Una alimentación pobre en nutrientes esenciales fragiliza el equilibrio hormonal, sobre todo si consumes demasiados azúcares refinados y productos ultraprocesados.
- **La disbiosis de la microbiota.** Un desequilibrio altera la permeabilidad de la pared y genera una inflamación local, que, posteriormente, se convierte en sistémica de grado bajo. Por no mencionar el rol fundamental que desempeñan las bacterias en el metabolismo de las hormonas...

El SOP es el reflejo de un organismo bajo tensión, sujeto a múltiples agresiones. Esta constatación puede parecer agobiante, pero en realidad abre muchas pistas de acción. De hecho, aunque (todavía) no exista un remedio milagroso, debes saber que unos sencillos pero potentes cambios en tu estilo de vida y unos productos de salud natural bien escogidos pueden serte de gran ayuda. ¡Descubrámoslos!

Probado y aprobado por la comunidad Nutrastream

«He mirado tus vídeos sobre el SOP con mucha atención, lo he anotado todo y es la primera vez que vuelvo a tener un ciclo regular. Lo mejor es que esa fatiga que me impedía hacer cualquier cosa ha desaparecido».

«Tengo SOP y he adoptado tus soluciones. ¡Es fantástico, funcionan!».

Las soluciones naturales para aliviar los síntomas del SOP

Adopta una buena higiene de vida

Tu estilo de vida y las decisiones que tomas influyen directamente en tus mecanismos hormonales, tanto en lo bueno como en lo malo. Al adoptar rutinas que fomenten la salud, creas un ecosistema interno favorable al que el síndrome se estabilice. Y, además, previenes las complicaciones a largo plazo.

- **Adapta tu alimentación.** Es uno de los secretos para cuidarte en el terreno hormonal: escoge alimentos «antiinflamatorios», limita los azúcares añadidos en exceso para regular mejor la glucemia, aporta todas las vitaminas y minerales, y mima el equilibrio intestinal, favoreciéndolo con alimentos fermentados y fibra.
- **Muévete con regularidad.** La actividad física es el segundo pilar del estilo de vida de quien sufre SOP porque es una excelente reguladora de la insulina. ¡Sí, está demostrado! Sudar un poco todos los días es el secreto para controlar las hormonas. Atrévete con el cardio, el refuerzo muscular, el HIIT (*high intensity interval training*), la danza... Todo es bueno para tu equilibrio.
- **Reduce tu nivel de estrés.** El estrés siembra el caos en tus hormonas, que te devuelven la jugada. Es un auténtico diálogo de sordos que debes calmar enseguida. Relajación, coherencia cardiaca, meditación. La idea es probar varios enfoques y establecer una rutina personal (véase página 102).
- **Mejora tu sueño.** El vínculo entre el desequilibrio hormonal y la falta de sueño es claro. Te remito al capítulo sobre el tema en la página 92, para que veas todos mis trucos naturales.

Apóyate en productos de salud natural potentes

Las plantas medicinales y otros complementos alimenticios son unos compañeros muy indicados para reequilibrar tu sistema hormonal progresivamente. Por supuesto, no hay ningún planteamiento que sea mágico, pero, si los combinamos con una higiene de vida sana, estos valiosos activos pueden marcar la diferencia. Asimismo, te aconsejo que revises los capítulos sobre la glucemia/resistencia a la insulina (véase la página 255), cabello: conserva una melena llena de vida (véase página 139) y estrés: controla el mal del siglo (véase la página 99), donde encontrarás las mejores soluciones naturales.

LOS QUE MÁS RECOMIENDO

ACTIVO	ACCIÓN	DOSIS DIARIA
Inositol	Ayuda en caso de SOP, sobre todo contribuyendo, entre otras cosas, a regular los ciclos y una fertilidad normal.	2 g. ▶ Fraccionar en dos tomas antes de las comidas.
Zinc	• Útil para una fertilidad y reproducción normales. • Facilita mantener un nivel normal de testosterona en la sangre. • Sirve para mantener un cabello normal.	De 10 a 15 mg. ▶ Con el estómago vacío (en ayunas por la mañana, antes del desayuno o antes de la cena).
Coenzima Q10	Favorece la fertilidad.	100 mg. ▶ Durante una comida.

OTROS QUE DEBEN CONSIDERARSE

ACTIVO	ACCIÓN	DOSIS DIARIA
Shatavari	Apoya las funciones reproductoras femeninas.	Extracto que aporte un mínimo de 110 mg de saponinas.
Carnitina	Contribuye al bienestar mental.	De 500 a 1.000 mg.

Contraindicaciones en la tercera parte del libro.

Productos de salud natural adaptados a tus necesidades

La opinión médica

Doctora Rabab Mosbah, ginecóloga

«Recibo a muchas pacientes a las que diagnostico de SOP y me llama la atención, sobre todo entre las jóvenes, el vacío en cuanto a tratamientos. A menudo se dice que no hay tratamiento médico y que solo pueden proponerse tratamientos sintomáticos. Sin embargo, existen productos de salud natural, como, por ejemplo, el inositol, que, pese a no ser tratamientos, pueden acompañar de manera eficaz, aliviar los síntomas y atenuar el desequilibrio hormonal».

> **No me dejan indicarte el vínculo entre ciertos activos indispensables y el SOP, pero sí puedo decirte que pienses en subsanar posibles déficits y que cuides tu intestino.**

Bienestar genitourinario: cuida de tu intimidad

 bordo aquí un tema que, pese a ser delicado, es esencial para tu calidad de vida íntima: el bienestar genitourinario. Ya sabes, esa sensación de comodidad en tu esfera íntima, cuando no hay molestias ni contrariedades.

Las infecciones genitourinarias afectan a un 50 por ciento de las mujeres por lo menos una vez en la vida. Y, de ellas, una mujer de cada dos sufre recaídas. A pesar de esa frecuencia, siguen siendo un tema tabú. Ya es hora de romper el hielo y hablar de tu intimidad sin rodeos.

> **Cuidar de tu bienestar genitourinario es cuidar de todo tu ser para desarrollar tu feminidad o masculinidad (sí, las infecciones e incomodidades también afectan a los hombres).**

Se trata también de prevenir numerosos trastornos cotidianos y de preservar tu salud a largo plazo. De ahí la importancia de una información clara y pertinente sobre el tema. Si deseas viajar a tu jardín más secreto, sígueme.

INCOMODIDAD GENITOURINARIA: LAS SEÑALES DE TU CUERPO

- Inflamación
- Ganas de orinar frecuentes y súbitas
- Molestias repetidas
- Dificultades en el momento de la micción

Los mecanismos del sistema genitourinario

¿Cómo funcionan los órganos genitourinarios?

Si deseas cuidar tu intimidad, debes visualizar bien estos órganos y su funcionamiento. Pero no te preocupes, esto no va a ser una clase de Medicina. Solo te proporcionaré las bases para que puedas adentrarte en este terreno que, por otra parte, es un gran desconocido.

El sistema genitourinario, tanto el femenino como el masculino, se compone de dos grandes conjuntos:

- **El aparato urinario**, tu unidad de filtración interna. Los riñones filtran la sangre para eliminar el agua y los residuos en forma de orina. A continuación, la conducen por los uréteres hasta la vejiga, que la almacena antes de evacuarla por la uretra en la micción. Un auténtico circuito hidráulico que exige una coordinación perfecta de músculos, esfínteres y sistema nervioso.
- **El aparato genital**, tu motor de reproducción y placer. En el caso de la mujer, se organiza alrededor de la vagina: une la vulva al útero y cuenta con los ovarios, productores de óvulos, uno a cada lado. En el hombre, hablamos del pene, la próstata y los testículos, responsables de la producción de esperma. Es decir, dos minifábricas increíbles que interactúan de forma sutil con las hormonas y las emociones.

En realidad, estos dos aparatos se imbrican y están en estrecho contacto. La próstata rodea la uretra masculina, y la uretra femenina se encuentra justo por encima de la vagina... No es extraño que el menor desequilibrio de un órgano tenga repercusiones sobre el otro. De ahí el interés de un enfoque global de la esfera íntima para evitar posibles desajustes.

¿Cuáles son los factores de riesgo y las causas?

Pero ¿por qué se producen estos problemas? Por descontado, hay morfologías más frágiles que otras. Una **anatomía particular** (uretra corta, órganos caídos...), las **predisposiciones genéticas**, ciertas **enfermedades** (diabetes, problemas neurológicos...) son factores que fragilizan la esfera íntima.

Bienestar genitourinario: cuida de tu intimidad

Pero tu modo de vida también influencia en mayor medida el bienestar genitourinario:

- Primero, **la higiene**. Una limpieza demasiado agresiva, productos inadecuados o llevar ropa apretada de material sintético son factores que perturban el delicado ecosistema de tus mucosas.
- **La alimentación** también desempeña un papel clave. Un consumo excesivo de azúcar añadido, sal, refrescos, la falta de hidratación, todo lo que cambie el pH de la orina y desequilibre la flora vaginal favorece las infecciones. Por no hablar del gran impacto de irritantes como el tabaco o el alcohol.
- **El estrés, la ansiedad y la fatiga** también juegan un papel respecto a tu intimidad. Cuando el sistema nervioso se ve sometido a tensión, tiende a desahogarse en zonas sensibles, como la vejiga o el perineo. Sentimos el famoso nudo en el vientre que acaba en contractura... Y, cuanto más nos crispamos, peor circula todo... ¡Un auténtico círculo vicioso!

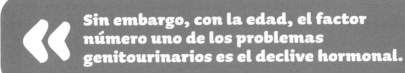

> Sin embargo, con la edad, el factor número uno de los problemas genitourinarios es el declive hormonal.

Entre las mujeres, las fluctuaciones de estrógenos a lo largo del ciclo y su posterior declive con la menopausia secan y fragilizan los tejidos. En el hombre, la disminución progresiva de la testosterona altera el funcionamiento de la próstata, las erecciones y la libido. No resulta fácil conservar la prestancia a medida que pasan los años.

Tu jardín íntimo es un ecosistema ultrasensible, a merced de las agresiones internas y externas. Por eso debes cuidarlo cada día, adoptando automatismos y soluciones orientadas. Como he dicho anteriormente, aquí hablo de prevención, y te recomiendo encarecidamente que lo discutas con tu médico.

Probado y aprobado por la comunidad Nutrastream

«No dejaba de tener cistitis, pero he tomado el extracto de arándano rojo que me recomendaste. Desde entonces, nada. ¡Viva la prevención!».

«He estado tomado arándano rojo, que me ha ayudado mucho para las recaídas. ¡Gracias, Mathieu!».

Las soluciones naturales para el bienestar urinario

Bebe, bebe, bebe

El aliado número uno de tu esfera urogenital es... ¡el agua! Pues sí, beber la suficiente (al menos un litro y medio al día) es fundamental para hidratar las mucosas y diluir la orina. Una orina demasiado concentrada es una puerta abierta a infecciones e irritaciones. No olvides tener siempre a mano la botellita, que te permitirá hacerlo a lo largo de toda la jornada.

Previene las infecciones

Para librarte de las bacterias del tracto urinario, el médico suele prescribir antibióticos. Si los utilizas con frecuencia, pueden alterar la microbiota y generar resistencia a los antibióticos. Estos son algunos trucos para limitar esta invasión bárbara de las bacterias:

- Orina a menudo y vacía bien la vejiga.
- Orina rápidamente después de una relación sexual.
- Lleva ropa interior de algodón y evita los pantalones demasiado ajustados.
- No utilices productos de higiene íntima perfumados.
- Evita las duchas vaginales.
- Adopta una alimentación variada y equilibrada para mantener la inmunidad, rica en estrellas del bienestar urinario como los albaricoques, el perejil, los pimientos, el calabacín, los alimentos fermentados, etc.

> Existe un cóctel natural muy beneficioso para el bienestar urinario, pero no puedo mencionarlo. Lo único que puedo decirte es que cuides tu intestino.

Recupera tu paz urinaria con productos de salud natural

Existen soluciones naturales para intentar evitar las molestias urinarias tanto en la mujer como en el hombre.

LOS QUE MÁS RECOMIENDO

ACTIVO	ACCIÓN	DOSIS DIARIA
Arándano rojo	Permite limitar la proliferación de microorganismos implicados en las cistitis y, sobre todo, del germen *E. coli*, favoreciendo su excreción por las vías urinarias.	Extracto que aporte 36 mg de PAC.
D-manosa	Sirve para limitar la proliferación de los microorganismos implicados en las cistitis y, sobre todo, del germen *E. coli*, favoreciendo su excreción por las vías urinarias.	De 2.000 a 4.000 mg. ▶ En el curso de una comida.
Brezo	• Favorece la eliminación de agua. • Contribuye al buen funcionamiento del sistema urinario.	De 1.000 a 1.500 mg de polvo o el equivalente en extracto.
Saw palmetto (hombre)	• Regula el volumen de la próstata. • Ayuda a limitar las ganas apremiantes y frecuentes de orinar, tanto de día como de noche. • Útil para limitar los problemas urinarios debidos al aumento natural de la próstata.	Extracto que aporte 125 mg de ácidos grasos libres.
Multivitaminas y minerales (zinc, vitaminas B6, C y D...)	Contribuyen al funcionamiento normal del sistema inmunitario.	Según las indicaciones del producto.

OTROS QUE DEBEN CONSIDERARSE

ACTIVO	ACCIÓN	DOSIS DIARIA
Hibisco	Permite disminuir la frecuencia de las irritaciones urinarias, con lo que fomenta el bienestar urinario.	De 1.200 a 1.500 mg de polvo o el equivalente en extracto.
Ortiga	Favorece el buen funcionamiento de las vías urinarias.	De 4.000 a 8.000 mg de polvo o el equivalente en extracto.
Diente de león	Contribuye a purificar el organismo. Útil para facilitar la eliminación del agua.	De 1.200 a 1.700 mg de polvo o el equivalente en extracto.

Contraindicaciones en la tercera parte del libro.

La opinión médica

Doctor Christian Ledoux, médico nutricionista

«España ocupa el cuarto puesto de los países europeos que más consumen antibióticos. teniendo en cuenta la resistencia cada vez mayor a estos medicamentos, resulta vital trabajar las molestias urinarias desde la prevención y no esperar a que todo se desboque. Algunos ejemplos de dicha prevención –no de tratamiento–, son el arándano rojo, el brezo y la D-manosa, que pueden ser muy útiles para las mujeres. Los hombres también pueden adquirir suplementos y beneficiarse de otro activo más específico: el sándalo blanco, que ayuda a evitar molestias urinarias y recaídas. Y no olvidemos cuidar el tubo digestivo (en caso de hiperpermeabilidad intestinal, por ejemplo)».

Fertilidad: aumenta al máximo las posibilidades

¿ **Nunca has soñado que transmitías vida, que veías crecer a un pequeño ser y lo educabas según tus valores? La fertilidad es un maravilloso poder que te permite realizar el sueño ancestral de prolongar tu historia mediante la descendencia. ¡Un auténtico milagro biológico!**

Sin embargo, por desgracia, este milagro a veces se hace esperar. Cada vez son más las parejas con dificultades a la hora de cumplir su deseo de tener hijos, a pesar de los intentos repetidos y de tener una buena higiene de vida. En España hay muchos casos registrados de problemas de fertilidad. Y las cifras no dejan de aumentar en todos los países desarrollados. Pero tranquilízate, porque no tiene por qué ser así. Lejos de protocolos estandarizados o de instrucciones inculpatorias, existen otras vías para intensificar tu potencial reproductivo: las de la salud natural y la autonomía responsable, que te permitirán hacerlo desde el plano natural. ¿No deseas aprovechar las oportunidades de tener un minitú entre los brazos?

Los mecanismos de la fertilidad

¿Cuáles son las etapas de la reproducción?

Nos ahorraremos los dibujitos: ya sabes cómo se hacen los bebés. Pero una explicación muy sencilla de lo que ocurre en tu cuerpo y en el de tu pareja nunca está de más:

- **En la mujer**, un sutil baile **hormonal** tiene lugar cada mes, prolongándose durante más de treinta años: el **ciclo** menstrual. Varios ovocitos (las células reproductivas femeninas) se desarrollan en el ovario, pero solo uno logra proseguir su maduración. Durante la ovulación (más o menos a mitad del ciclo), dicho ovocito migra hacia el interior de la trompa, donde espera a ser fecundado por un espermatozoide en las siguientes veinticuatro horas. Si eso ocurre, se implanta un embrión. Si no es así, el endometrio (la mucosa que cubre el útero) se descompone, lo que provoca la regla.
- **En el hombre**, la partitura es otra, más lineal y continua. En este caso, no hay ciclo, sino una función de reproducción **casi permanente**, desde la pubertad hasta una edad avanzada. Los hombres producen los gametos masculinos, los espermatozoides, a un ritmo medio diario de cien a doscientos millones. La espermatogénesis, el proceso complejo de desarrollo de los espermatozoides, tiene lugar en los testículos, con gran control **hormonal**. A continuación, son propulsados con la eyaculación y se lanzan al encuentro de su pareja de baile.

> **¿Sabías que...?**
>
> La infertilidad se ha convertido en un desafío para la sanidad pública, pero las autoridades se han desentendido del problema.

Por muy sofisticadas que sean, nuestras dos «fábricas» de gametos no bastan para hacer un bebé. Es necesario, además, que el ovocito y el espermatozoide se encuentren en el momento y lugar adecuados: durante el periodo de ovulación.

No obstante, el ritmo y la calidad de las relaciones no lo son todo. La microbiota vaginal de la mujer también debe ser acogedora para los espermatozoides, que el moco cervical sea permeable y que las trompas estén bien despejadas. Además de la cantidad y la movilidad de los espermatozoides, todos estos parámetros pueden influir en la probabilidad de que los gametos se encuentren.

Por no mencionar las **causas mixtas** que conciernen a ambos cónyuges, como una incompatibilidad inmunológica, problemas de coagulación o ciertas infecciones de transmisión sexual. Son trastornos más sutiles del diálogo entre los organismos que pueden convertir la concepción en una carrera de obstáculos.

¿Cuáles son los factores de riesgo?

Por desgracia, los factores susceptibles de perjudicar la fertilidad son numerosos:

- No es ninguna novedad que **la edad** encabeza la lista, particularmente en el caso de las mujeres. A partir de los treinta años, la reserva ovárica (las existencias de folículos) empieza a descender, al igual que lo hace la calidad de los ovocitos, lo que multiplica los errores de división celular. Resultado: la fertilidad cae un 3 por ciento por año después de los treinta y cinco años y un 9 por ciento después de los cuarenta. En el lado masculino, el declive es más tardío y progresivo, la calidad de los espermatozoides baja a partir de los cuarenta y cinco y cincuenta años. Pero no hay que asustarse. Lo importante es consultar al médico ante la mínima dificultad a la hora de concebir.

- Otro enemigo insidioso de la fertilidad son **los kilos de más**, sobre todo cuando se acumulan alrededor del vientre. El tejido adiposo secreta estrógenos, lo que perturba totalmente los mecanismos de la fertilidad. En la mujer, el desequilibrio hormonal debido al sobrepeso da lugar a ciclos irregulares o anovulatorios, una maduración de los ovocitos alterada y un endometrio poco acogedor para la implantación. Según un estudio, por cada punto de IMC de más, por encima de los 29, la probabilidad de embarazo espontáneo disminuye un 4 por ciento. En el lado masculino, el castigo se multiplica. No solamente la obesidad altera la calidad del esperma, sino que también genera trastornos sexuales que complican el paso al acto. Según un metaanálisis, el riesgo de infertilidad aumentaría en un 42 por ciento en los hombres obesos.
- Alerta roja también por el lado de las conductas adictivas, en primer lugar **el tabaco**. En el caso de la mujer fumadora, desde el primer cigarrillo empieza un auténtico saqueo ovárico. Según los estudios, el agotamiento de la reserva ovárica se produce de uno a cuatro años antes. Por no hablar de los perjuicios sobre la calidad de los óvulos y la receptividad del endometrio... En el caso del hombre, el tabaco es también una auténtica calamidad para los espermatozoides: baja su número, su movilidad y la calidad del esperma en general, lo que conlleva riesgos de anomalías genéticas y de abortos frecuentes. Resultado: el tabaquismo reduce la fertilidad del hombre y de la mujer (riesgo de infertilidad que se duplica en ambos sexos).
- En el caso del **alcohol**, los perjuicios también son grandes. Si bien un consumo moderado (uno o dos vasos al día) parece tener poco impacto en la fertilidad, los excesos, en cambio, son dañinos. En la mujer, el alcohol altera el ciclo menstrual y disminuye la calidad de los óvulos. En el hombre, trastoca los parámetros espermáticos y favorece los problemas de erección. Todo depende de la dosis: cuanto más se bebe, más se alejan las posibilidades de concebir.
- Pero los peores enemigos de la fertilidad son, sin duda, los que no se ven: **los disruptores endocrinos**. Ftalatos, bisfenoles, PCB, dioxinas... están por

todos lados: en los plásticos alimentarios, los cosméticos, los pesticidas, el humo de los cigarrillos... Todas estas fuentes de exposición crónica pueden perjudicar tu sistema hormonal sin que te des cuenta. En la mujer, se sospecha que favorecen la endometriosis, los problemas ovulatorios, los abortos e incluso algunos cánceres hormonodependientes (mama, ovario...). En el hombre, se los responsabiliza de la disminución de la calidad espermática y del aumento de las malformaciones genitales (criptorquidia, hipospadias...). Según un estudio estadounidense, los hombres más expuestos a los ftalatos tienen una concentración espermática un 20 por ciento inferior a la media.

- **La actividad deportiva intensa** puede afectar la fertilidad, sobre todo femenina, al alterar el eje hipotálamo-hipófiso-ovárico. Amenorrea, problemas ovulatorios, déficit de progesterona y otros trastornos, favorecidos por un entrenamiento demasiado exigente asociado a una restricción calórica.
- Y, por último, **el estrés** es un gran saboteador de la fertilidad. Si tu organismo se encuentra en constante modo «combatir o huir», reproducirse será el último de sus planes. Hipersecreción de cortisol, problemas de sueño y trastornos hormonales son factores que dejan en *standby* a los ovarios o testículos. Además, el estrés tiene un gran impacto sobre la libido y la conexión con tu pareja.

La fertilidad de la pareja es una alquimia compleja que moviliza a dos organismos, dos psiquismos, dos historias de vida. No sorprende que, pese a analíticas completamente normales, una parte de las infertilidades no obtengan explicación alguna. Razón de más para adoptar una perspectiva conjunta y personalizada, que entienda el «proyecto bebé» como un proceso compartido en el que ocuparse de la salud y el bienestar.

Soluciones naturales para prevenir la infertilidad

Apuesta por una alimentación que favorezca la fertilidad

Los mejores aliados de nuestra fertilidad son los micronutrientes. Estos pequeños soldados que trabajan en la sombra optimizan la calidad de tus gametos y favorecen el encuentro ovocito-espermatozoide.

En primer lugar, encontramos los complementos estrella concebidos especialmente para la fertilidad, como el **ácido fólico** (vitamina B9), indispensable para la síntesis del ADN y la división celular. Resulta imprescindible en fase preconcepcional y al inicio del embarazo para prevenir las malformaciones del tubo neural (espina bífida...). Puedes encontrar esta vitamina esencial para la concepción en el hígado, en las hortalizas de hoja verde (espinacas, brócoli, lechuga...) y en las legumbres (garbanzos, lentejas...).

Adopta una **dieta mediterránea-cretense** repleta de colores: ácidos grasos buenos, frutas y verduras de calidad, productos lácteos de calidad, legumbres, proteína animal y vegetal... Hay muchísimos alimentos que pueden integrar tu menú de la fertilidad. Y no olvides que el placer es el mejor de los fertilizantes.

Cuida tu higiene de vida

El secreto de unos niveles máximos de fertilidad es un modo de vida adaptado a tu naturaleza profunda, un equilibrio sutil entre desintoxicación y placer, esfuerzo y relajación, rigor y espontaneidad. Todo un arte que tendrás que dominar paso a paso.

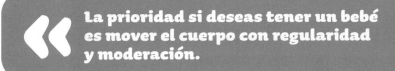

> La prioridad si deseas tener un bebé es mover el cuerpo con regularidad y moderación.

La actividad física es un estimulante formidable de la fertilidad, siempre que no abuses de ella. Al reforzar la irrigación sanguínea del bajo vientre y al regular las hormonas del estrés, crea una base propicia a la fecundación e implantación. Según un estudio, treinta minutos diarios de marcha rápida aumentan un 82 por ciento las posibilidades de embarazo en las mujeres con sobrepeso.

Limita la exposición a los contaminantes invisibles con varios automatismos simples que puedes adoptar en la vida cotidiana: procura comprar productos orgánicos y a granel, consérvalos recipientes de cristal o acero inoxidable, escoge cosméticos naturales y productos del hogar con etiqueta ecológica. Y, sobre todo, ventila regularmente tu hogar para expulsar los omnipresentes COV (compuestos orgánicos volátiles).

Otro pilar para una fertilidad sin trabas es **la gestión del estrés**, ya sea causado por la carga cotidiana (trabajo, obligaciones...) o por la presión de las pruebas de fertilidad. Te remito a la página 102 para que leas todas mis recomendaciones antiestrés.

Finalmente, aprende a escuchar el cuerpo y sus **señales de fertilidad** (moco cervical, temperatura, libido...) antes de fiarte a ciegas de las aplicaciones de seguimiento del ciclo menstrual. No sucumbas a la presión del calendario y haz el amor cuando te apetezca, dándote tiempo para conectar contigo y con tu pareja.

Busca un acompañamiento psicoemocional

La dificultad para concebir es una verdadera bomba de relojería para el equilibrio psicológico, que hace resurgir las heridas más íntimas. Sensación de injusticia, de que en nuestro interior algo no funciona, miedo visceral a no transmitir vida..., por no mencionar el estrés que provocan el tratamiento, los exámenes invasivos y la espera interminable de los resultados. Un auténtico tsunami emocional que puede convertirse rápidamente en obsesión, en culpa o incluso en depresión si no vamos con cuidado. Sobre todo porque la infertilidad sigue siendo un tema tabú en nuestra sociedad, que la identifica a menudo como un fracaso personal o como una falta de feminidad/virilidad.

De ahí la importancia de abandonar la soledad y atreverse a hablar para salir de la espiral de vergüenza y aislamiento, ya sea en el seno de la pareja, con las personas más cercanas o incluso en un grupo de apoyo.

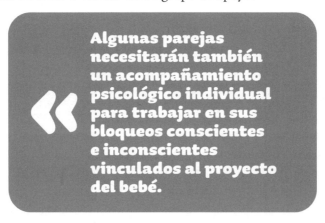

> Algunas parejas necesitarán también un acompañamiento psicológico individual para trabajar en sus bloqueos conscientes e inconscientes vinculados al proyecto del bebé.

Perinatalidad, sexología, EMDR, enfoque sexocorporal, así como visualización positiva son planteamientos que permiten explorar en profundidad la relación con la fertilidad, la parentalidad y la propia historia familiar con el fin de deshacer progresivamente los nudos emocionales.

Refuerza tu fertilidad con complementos

Frente al aumento de la infertilidad, los complementos alimenticios dedicados a contrarrestarla tienen todo el sentido, tanto si se utilizan como una alternativa o como ayuda a los procedimientos de ayuda a la procreación.

Fertilidad: aumenta al máximo las posibilidades

LOS QUE MÁS RECOMIENDO

ACTIVO	ACCIÓN	DOSIS DIARIA
Vitamina D	• Suple el déficit. • Desempeña un papel en el proceso de división celular.	De 1.000 a 3.000 UI. ▶ Unos 10 minutos antes o durante una comida que aporte ácidos grasos.
Zinc	• Contribuye a una fertilidad y una reproducción normales. • Facilita el mantenimiento de un nivel normal de testosterona en la sangre. • Desempeña un papel en el proceso de división celular.	De a 15 mg. ▶ 15 minutos antes de una comida, entre las comidas o al acostarse.
Magnesio	• Suple el déficit. • Útil para reducir la fatiga. • Desempeña un papel en el proceso de división celular.	De 250 a 300 mg. ▶ Fraccionar durante las comidas.
Vitamina B6	Sirve para regular la actividad hormonal.	Como mínimo, 0,7 mg.
Vitamina B9	Contribuye al crecimiento de los tejidos maternos durante el embarazo.	400 µg.
Vitamina B12	• Desempeña un papel en el proceso de división celular. • Permite la formación de glóbulos rojos. • Contribuye a un metabolismo energético normal.	2,5 mg.

| Inositol | • Mejora la calidad de los ovocitos y el crecimiento folicular.
• Participa en la regulación de los ciclos menstruales y así favorece la ovulación. | De 1.000 a 2.000 mg. |

OTROS QUE DEBEN CONSIDERARSE

ACTIVO	ACCIÓN	DOSIS DIARIA
Yodo	Para la producción normal de hormonas tiroideas y a una función tiroidea normal.	Como mínimo, 75 µg.
Selenio	• Contribuye a una espermatogénesis normal. • Permite una función tiroidea normal. • Facilita la protección de las células contra el estrés oxidativo.	Como mínimo, 27,5 mg.
Vitamina B5	Contribuye a la síntesis normal y al metabolismo normal de las hormonas esteroides, de la vitamina D y de ciertos neurotransmisores.	Como mínimo, 3 mg.
Brotes de frambueso	Podrían ayudar a la fertilidad femenina.	300 mg de macerado glicerinado concentrado. ▶ Consumir fuera de las comidas.
Maca	Tiene una influencia beneficiosa sobre la fertilidad.	1,5 g como mínimo de polvo de planta o el equivalente en extracto.

Contraindicaciones en la tercera parte del libro.

La opinión médica

Doctora Sina Gombert, médica de familia con un enfoque funcional, autora del libro *Stimulez naturellement votre fertilité* (DBS, 2024)

«Diversos complementos alimenticios han demostrado que tienen un impacto clínicamente significativo sobre la fertilidad femenina y masculina, tanto cuando se toman en procesos naturales como cuando acompañan un tratamiento médico. Una alimentación equilibrada puede aportarnos nutrientes, pero los beneficios observados en los estudios son evidentes, incluso en el caso de personas con una buena higiene de vida. Hay nutrientes que muestran su efecto beneficioso para la fertilidad en dosis que van más allá de las típicamente presentes en una alimentación sana. De este modo, la ingesta de un complemento alimenticio de buena calidad y en una dosis correcta puede producir el efecto observado en las investigaciones científicas. Finalmente, algunos nutrientes pueden resultar difíciles de obtener si tenemos en cuenta el equilibrio beneficio/riesgo para la salud general, sobre todo la vitamina D, importante para numerosas funciones y producida con la exposición al sol durante las horas en las que precisamente dicha exposición es desaconsejable. Pese a que el interés de este enfoque se enseña poco en los estudios de Medicina, la investigación es cada vez más exhaustiva en este tema».

Productos de salud natural adaptados a tus necesidades

Embarazo: crea vida con serenidad

Futura mamá, bienvenida a esta formidable odisea que es el embarazo. Un período único, conformado por intensos cambios físicos y emocionales. Todo se pone tan patas arriba que a veces puede resultar desestabilizante, entre fatiga, náuseas y montañas rusas hormonales. Pero tranquila, porque no estás sola en esta aventura.

Tu cuerpo alberga un ecosistema interior de una inteligencia increíble, dedicado al desarrollo de tu bebé. Es un mundo pequeño, frágil y complejo que merece toda tu atención. Porque, para crear vida con serenidad, no hay nada como disponer de una visión global y natural. Un embarazo con plena salud es, ante todo, una mamá que respeta sus necesidades profundas y las de su bebé. ¿Lista? Emprendamos este fantástico viaje interior de nueve meses.

Los mecanismos del embarazo

¿Qué pasa en tu cuerpo cuando estás embarazada?

¡Se podría escribir todo un libro para contestar a esta pregunta! Sin embargo, nos concentraremos en los intercambios entre tú y el bebé. Durante todo el embarazo, os comunicáis continuamente, sobre todo a través del cordón umbilical y la placenta.

La placenta es un órgano efímero que se desarrolla en el útero desde la implantación del embrión. A través del cordón umbilical, el bebé obtiene el oxígeno que necesita para su desarrollo, así como todos los nutrientes procedentes de tu alimentación. Imagina que tu bebé es un cliente exigente en un restaurante. La placenta es la cocina que prepara los platos (nutrientes y hormonas), y el cordón umbilical, el camarero que sirve los pedidos. Por tanto, debes procurar aprovisionar bien la cocina de este restaurante con suficientes macronutrientes

198

(proteínas, glúcidos, lípidos, etc.), así como con micronutrientes (hierro, yodo, zinc, vitamina B9, etc.).

Tu alimentación influye directamente en el capital de salud de tu bebé, tanto a corto como a medio y largo plazo.

¿Cuáles son los riesgos de un déficit durante el embarazo?

La falta de ciertos nutrientes durante el embarazo abre la puerta a ciertas molestias:

- **Las carencias en hierro, folatos y vitamina B12** aumentan el riesgo de anemia: fatiga, agotamiento, tensión arterial alterada... Es difícil mantenerse perfecta con un bebé que también absorbe tu energía.
- **Un déficit de calcio y vitamina D** favorece la osteoporosis y los problemas dentales. Tus reservas se ponen a prueba para asegurar el crecimiento óseo del bebé.
- **La falta de yodo** puede comportar hipotiroidismo, con su séquito de problemas: aumento de peso, sensibilidad al frío...

Sin embargo, las carencias no solo afectan a la vida de la madre. También tienen repercusiones, a veces graves, en el crecimiento y la maduración del bebé, como:

- **Un déficit de ácido fólico** al inicio del embarazo aumenta el riesgo de malformaciones del tubo neural (espina bífida, anencefalia...), de ahí la importancia de los suplementos desde el momento en que desees quedarte embarazada.
- **Una falta de hierro** puede comportar un retraso de crecimiento intrauterino, un parto prematuro e incluso una muerte perinatal. El hierro es indispensable para la oxigenación de los tejidos del feto.
- **Una deficiencia de omega-3** puede ocasionar alteraciones en el desarrollo del feto en ciertos órganos como el cerebro. Este desequilibrio en el omega-3 altera la formación de las membranas celulares, sobre todo en el cerebro y la retina.

El embarazo no es, por tanto, el momento de arriesgarse a sufrir un desequilibrio nutricional. Se impone una alimentación a medida que responda a las necesidades específicas de este periodo único.

Con unos cuantos ajustes sencillos y naturales, podrás ofrecer a tu bebé las mejores condiciones para que se desarrolle. A continuación, descubre cómo.

> Las carencias que perduran también acarrean consecuencias después del parto: fatiga, e incluso estado de ánimo bajo (sobre todo, en caso de falta de hierro), trastornos hormonales, alteraciones del crecimiento del cabello, etc. Razón de más para no esperar a que estas molestias se cronifiquen.

Las soluciones naturales para vivir mejor tu embarazo

Muévete con placer y regularidad

Estar embarazada no es ninguna enfermedad, sino más bien al contrario. Es el momento ideal para realizar una actividad física suave y regular. Marcha, natación, yoga prenatal... Son disciplinas que te ayudarán a:

- **Mantener la forma** y la flexibilidad, pensando en el parto.
- **Aliviar los pequeños inconvenientes del embarazo** (dolor de espalda, piernas pesadas, estreñimiento...).
- **Favorecer un incremento del peso armonioso** y limitar el posible riesgo de sufrir diabetes gestacional.
- **Oxigenar a tu bebé** y estimular su desarrollo psicomotor.
- **Controlar mejor el estrés** y las emociones gracias a la secreción de endorfinas.

Naturalmente, tendrás que adaptar esa práctica a tu condición física y a los consejos del médico y la comadrona. Algunos deportes (equitación, esquí, deportes de combate...) no son aconsejables durante el embarazo. Escucha a tu cuerpo y nunca lo fuerces.

Mima tu sueño

Un sueño de calidad es esencial durante el embarazo. Disfrutar del descanso nocturno te permite:

- **Recuperarte de la fatiga física y emocional inherente a tu estado.**
- **Secretar las hormonas** del embarazo (progesterona, leptina...), que favorecen el desarrollo del feto.
- **Consolidar la memoria** y los aprendizajes para adaptarte mejor a tu nuevo rol como madre.

Estás en el momento más indicado para concederte siestas, relajarte en cuanto a los horarios y crear un entorno propicio al descanso (temperatura agradable, oscuridad, silencio...). Todo lo que concierne a la cama también es muy importante: invierte en un buen colchón y en almohadas ergonómicas para aliviar la espalda y las piernas. El reposo es sagrado.

Controla el estrés

El embarazo puede convertirse rápidamente en una montaña rusa emocional. De ahí la importancia de controlar el estrés para vivir con serenidad estos nueve meses tan particulares. Aquí tienes algunas pistas para hacerlo:

- **Practica una actividad relajante diaria:** meditación, sofrología, respiraciones, baño caliente...
- **Expresa tus emociones sin tabús:** lleva un diario de embarazo, habla con tus seres queridos...
- **No des importancia a los detalles materiales:** decoración de la habitación de tu futuro hijo o hija, lista de cosas imprescindibles para el bebé...
- **Alimenta la confianza en ti y en la vida:** pensamientos positivos, visualización del parto...

Y, si el estrés se vuelve demasiado invasivo, no lo dudes: consulta a un profesional (psicólogo, sofrólogo, comadrona...). El embarazo es un momento precioso que hay que tratar con dulzura y cariño.

Disfruta de una alimentación proembarazo en tu vida diaria

Aquí tienes algunos alimentos que son auténticos aliados para componer tus menús de futura mamá:

- **Fruta y verdura** ricas en antioxidantes y fitonutrientes (cítricos, kiwi, col, espinacas, zanahorias...), que ayudan a tus defensas.
- **Productos lácteos** y otras fuentes de calcio (yogur, queso, almendras, brócoli...), buenos para el crecimiento óseo del bebé.

- **Proteínas magras** animales y vegetales (carne de ave, pescado, huevos, tofu, legumbres...), indispensables para el desarrollo de los tejidos.
- **Cereales integrales y las legumbres** (pan integral, arroz integral, lentejas, garbanzos...), que aseguran un buen equilibrio glucémico.
- **Pescado azul pequeño**, dos veces por semana (sardinas, caballa, salmón...) para un buen aporte de omega-3 DHA.

Por el contrario, existen alimentos que debes evitar o consumir con moderación. Háblalo con tu dietista, pero estos son algunos ejemplos:

- **Los productos crudos o poco cocinados** (carne, pescado, huevos, queso de leche cruda...) pueden contener bacterias peligrosas para el feto.
- **La cafeína** es mejor consumirla con mucha moderación. Aumenta el riesgo de retraso del crecimiento y de prematuridad.
- En cuanto al alcohol, es muy sencillo: **nada de alcohol** durante el embarazo.
- **Algunos pescados que son especies depredadoras** (atún, pez espada, marlín...) concentran metales pesados como el mercurio, potencialmente tóxico para el desarrollo nervioso del bebé.

Garantiza los aportes con los complementos adecuados

A pesar de todos tus esfuerzos, algunos déficits pueden ser difíciles de corregir solo con la alimentación. Además, durante el embarazo, aumentan las necesidades en ciertos nutrientes (hierro, yodo, vitamina B9, etc.), por no mencionar las náuseas y otros trastornos digestivos, que pueden dificultar la absorción de los nutrientes. ¡Lo mejor, unos suplementos orientados y personalizados!

> Atención, esta suplementación debe ser validada por un profesional de la salud. La elección de los nutrientes, las formas galénicas y las dosificaciones es crucial para una eficacia y una seguridad óptimas.

Por esta razón, en la tabla siguiente no se precisa la dosificación. Debes respetar las dosis recomendadas por tu médico y farmacéutico.

Embarazo: crea vida con serenidad

ACTIVO	ACCIÓN
Multivitaminas y minerales especial embarazo	• Contribuyen a paliar el déficit. • Reducen la fatiga.
Vitamina B9	Permiten el crecimiento de los tejidos maternos durante el embarazo.
Omega-3 DHA	Su consumo contribuye al desarrollo normal del cerebro y los ojos del feto durante el embarazo y al crecimiento del bebé amamantado.
Yodo	Útil para paliar la deficiencia.
Hierro	Es necesario paliar la deficiencia.
Jengibre	• Ayuda a luchar contra las náuseas matutinas. • Favorece la digestión.

La opinión médica

Doctora Christèle Boin, médica de familia especializada en el bienestar de la mujer

«Hay un antes y un después del embarazo, y este "después" puede ser incómodo si no nos lo planteamos desde la preconcepción. La concepción consume mucha energía de la madre. La necesidad de asegurar un aporte suficiente de vitamina B9 ya se ha reconocido, pero hay otros micronutrientes que son esenciales para el buen desarrollo del feto y del bienestar de la mamá (sobre todo para limitar la fatiga posparto): DHA (omega-3), hierro, vitamina D, etc. Por tanto, hay que garantizar unas concentraciones óptimas mediante una alimentación diversificada y asociada a la micronutrición».

Productos de salud natural adaptados a tus necesidades

Menopausia: sácale el máximo provecho a tu segunda primavera

i **Bienvenida a la gran aventura de la menopausia! Si esta palabra te da sudores (y no solamente por los sofocos), no te preocupes. Ha llegado el momento de ver esta etapa tan temida de tu vida desde otra perspectiva. ¿Y si fuera la ocasión soñada para cuidar de ti misma como nunca lo has hecho?**

En realidad, sí: la menopausia altera el equilibrio hormonal y el estado de ánimo. Puede suceder que los ciclos se aceleren, el sueño se perturbe, los kilos acudan en tropel... A veces cuerpo y mente se ponen patas arriba. Sin embargo, todos estos cambios son también una formidable invitación a reconectar contigo misma y reinventar tu feminidad. Solo necesitas algunas claves.

Este capítulo tiene por objetivo ofrecerte los secretos para que vivas esta etapa plenamente.

> **Comprender los procesos, identificar las señales y activar los reflejos naturales correctos te permitirán vivir con serenidad esta etapa e incluso convertirla en un trampolín para un renacimiento.**

Al fin y al cabo, la menopausia es un renacimiento, una invitación a explorar nuevas facetas de ti misma, a liberarte de la mirada de los demás y de los dictados de la sociedad. Es una ocasión de oro para reordenar tus prioridades y cuidar de ti como nunca. Palabra de Mathieu, tu experto en hormonas de la felicidad.

204

MENOPAUSIA: LAS SEÑALES DE TU CUERPO

- Ciclo menstrual irregular
- Sofocos
- Humor cambiante (irritabilidad, ansiedad...)
- Modificaciones cutáneas (sequedad, arrugas, flacidez...)
- Aumento de peso, sobre todo en el abdomen
- Sequedad vaginal
- Disminución de la libido
- Dificultades de memorización y concentración

Los mecanismos de la menopausia

¿Qué ocurre en tu cuerpo?

La menopausia es, antes que nada, una transición hormonal que se inicia mucho antes de que se retire la regla:

- A partir de los cuarenta años, los ovarios empiezan a producir una cantidad menor de estrógeno y progesterona, las hormonas femeninas por excelencia. Este declive progresivo acarrea los famosos síntomas de **la premenopausia**: ciclos irregulares, sofocos, trastornos del ánimo, aumento de peso...
- Y luego viene **la menopausia** propiamente dicha, que ocurre cuando hay una ausencia de regla desde por lo menos un año. Para entonces, los ovarios casi han dejado de funcionar, lo que comporta una caída drástica del nivel de hormonas. Ahí es donde las molestias pueden ser más acusadas.
- A continuación, llega **la posmenopausia**, en la que el cuerpo aprende a funcionar en base a este nuevo estatus hormonal. Aunque los síntomas van desapareciendo, los efectos a largo plazo de la carencia de estrógenos exigen una mayor vigilancia frente a ciertas enfermedades (osteoporosis, enfermedades cardiovasculares...).

> **¿Sabías que...?**
>
> Un 10 por ciento de las mujeres viven una menopausia sin síntomas. Al 90 por ciento restante les afecta en grados diversos, desde algunos pequeños sofocos hasta un auténtico maremoto hormonal.

La menopausia es, por tanto, un proceso largo, y muy diferente de una a otra mujer. Es importante ir acostumbrándose progresivamente.

¿Cuáles son los riesgos asociados a este trastorno hormonal?

Además de los síntomas inmediatos, el déficit de estrógenos que comporta la menopausia puede repercutir a largo plazo sobre la salud. De ahí la importancia de una prevención bien dirigida.

¿Sabías que...?

No todas las mujeres son iguales frente a la menopausia: la disminución de los estrógenos puede producirse desde el inicio de la década de los treinta y pasar desapercibida. Por eso es importante la prevención... Sobre todo, porque la salud de la mujer en los años previos a la menopausia apenas se ha estudiado. Por suerte, esto está cambiando.

- **La osteoporosis** es una de las principales preocupaciones en materia de prevención. Con la caída de las hormonas, la densidad ósea disminuye y aumenta significativamente el riesgo de fracturas y caídas. A partir de los cincuenta años, parece afectar a una de cada tres mujeres.
- **El riesgo cardiovascular** aumenta con la menopausia por la carencia de estrógenos, que protegen el corazón y la tensión arterial.
- **Un deterioro de la memorización y la concentración** puede ser también resultado de esta disminución de las hormonas femeninas. Estudios recientes han demostrado su importancia en el mantenimiento de las funciones cognitivas.

No lo olvides: el ginecólogo, el médico de cabecera y la comadrona están ahí para escucharte y ayudarte. Pueden proponerte un apoyo a medida, que puede consistir tanto en consejos de higiene de vida como en tratamientos si lo consideran necesario (progestágenos, THS...). Lo esencial es comunicarse con confianza. Hablar con otras mujeres que experimentan las mismas vivencias también puede resultar positivo. Y, gracias a las soluciones naturales que encontrarás a continuación, dispondrás de toda la información para vivir esta etapa no como una tragedia, sino como un formidable trampolín.

Probado y aprobado por la comunidad Nutrastream

«Desde que sigo tus recomendaciones (omega-3, vitaminas, magnesio y plantas), ya no tengo sofocos, duermo mejor, no me siento tan cansada y mi cerebro vuelve a estar activo».

«Hace un año que sigo tus consejos, desde que aparecieron todos esos signos de la menopausia. Estoy mucho mejor, otra vez tengo energía, no se me cae tanto el pelo y los sofocos han desaparecido».

«¡Qué lástima no haberte conocido antes! Ya no tengo sofocos y duermo mucho mejor, gracias».

Las soluciones naturales para que vivas mejor tu menopausia

Elige una alimentación protectora

Ciertos alimentos son auténticos aliados para equilibrar tus hormonas de manera natural. Estos son los imprescindibles:

- **Los alimentos ricos en fitoestrógenos**, como la soja y sus derivados (tofu, tempeh...), las semillas de lino, las legumbres (lentejas, garbanzos), el lúpulo o la salvia. Estas sustancias vegetales imitan la acción de los estrógenos y calman los síntomas. Si tienes antecedentes familiares o personales de cáncer de mama, consulta a tu médico antes de consumirlos.
- **Los omega-3**, presentes en el pescado azul (salmón, sardina, caballa...), las semillas de chía, de lino o de cáñamo, muy útiles para estas necesidades que aumentan con la menopausia. Contribuyen, sobre todo, a una presión arterial y función cardiaca normales.
- **Las frutas y verduras ricas en vitaminas y minerales:** brócoli, espinacas, col y zanahorias para la vitamina A; cítricos, kiwi y pimiento para la vitamina C; y otros productos vegetales como los cereales integrales, legumbres y oleaginosos para las vitaminas B. Son micronutrientes esenciales que ayudarán a tu cuerpo a adaptarse.

Ciertos alimentos, por el contrario, deben limitarse e incluso evitarse, porque pueden empeorar los sofocos y la irritabilidad: el café, el té negro, el alcohol, los platos especiados, el exceso de azúcares rápidos...

Haz de la actividad física una aliada

Otro pilar imprescindible es la actividad física. Moverse con regularidad ayuda a regular las hormonas, mejora el estado de ánimo y previene la pérdida muscular y la osteoporosis. Estos son algunos consejos que puedes adaptar a tu situación. Ha llegado el momento de ponerte las zapatillas deportivas:

- **Trabaja la resistencia durante unos treinta minutos diarios:** marcha rápida, bicicleta, natación... Los ejercicios de resistencia son ideales para cuidar tanto el corazón como la silueta.

- **Refuerza tus músculos dos o tres veces por semana:** gimnasia suave, pilates, musculación con cargas ligeras… Es indispensable para conservar la masa muscular y la densidad ósea.
- **Mantén la elasticidad cada día** con estiramientos, yoga… Se trata de conservar la movilidad y la flexibilidad.

Practica técnicas de respiración de conciencia plena varias veces al día.

Productos de salud natural para ayudar a las mujeres

La naturaleza está llena de grandes aliados que pueden aliviar las molestias de la menopausia. De hecho, ciertas plantas tienen propiedades fitoestrogénicas o reguladoras que pueden hacer maravillas.

LOS QUE MÁS RECOMIENDO

ACTIVO	ACCIÓN	DOSIS DIARIA
Isoflavonas de soja	• Contribuyen a disminuir los sofocos. • Participan en la lucha contra la sequedad vaginal.	De 35 a 75 mg. ▶ Fraccionar mañana y noche durante las comidas.
Multivitaminas y minerales	• Facilitan un metabolismo energético normal. • Ayudan a reducir la fatiga.	Según las indicaciones del producto.
Vitamina D	• Necesaria para el mantenimiento de unos huesos normales. • Contribuye a reducir el riesgo de caída asociado a la inestabilidad postural y la debilidad muscular (las caídas constituyen un factor de riesgo de fracturas óseas en personas de más de sesenta años).	De 1.000 a 3.000 UI. ▶ Justo antes o durante una comida que aporte ácidos grasos.

Calcio	• Contribuye a reducir la pérdida de densidad mineral ósea en las mujeres menopáusicas (una densidad mineral ósea baja constituye un factor de riesgo de fracturas osteoporóticas). • Necesario para el mantenimiento de unos huesos normales.	Como mínimo, 400 mg a través de un complemento y en total 1.200 mg al día, incluidas todas las fuentes. ▶ Fraccionar justo antes, durante o justo después de las comidas.
Vitamina K	Contribuye al mantenimiento de unos huesos normales.	De 37,5 a 75 µg. ▶ Justo antes o durante una comida que aporte ácidos grasos.
Colágeno	Contribuye al brillo y la belleza de la piel.	5 g. ▶ En ayunas, entre las comidas o al acostarse (si hay un intervalo adecuado de tiempo entre la cena y el sueño).
Azafrán tipo Saffr'Active®	• Favorece la relajación, el bienestar mental y físico. • Contribuye a un estado de ánimo positivo y a un buen equilibrio emocional. • Ayuda durante la menopausia.	Extracto que aporte 600 µg de safranal.
Salvia	Alivia en caso de transpiración excesiva y sudores nocturnos.	De 800 a 1.000 mg de polvo de planta o el equivalente en extracto. ▶ Durante una de las comidas principales.
Vitamina E	Permite luchar contra el estrés oxidativo.	De 6 a 12 mg.
Maca	• Ayuda a mantener la actividad sexual. • Aporta energía naturalmente.	Como mínimo, 1,5 g de polvo de planta o el equivalente en extracto.

OTROS QUE DEBEN CONSIDERARSE

ACTIVO	ACCIÓN	DOSIS DIARIA
Trébol rojo	• Contribuye a atenuar los síntomas de la menopausia. • Participa en una buena salud cardiovascular.	Extracto que aporte 40 mg de isoflavonas. ▶ Consumir durante las comidas.
Brote de frambueso	Acción reguladora en periodos de cambios hormonales.	300 mg de macerado glicerinado concentrado. ▶ Consumir fuera de las comidas.
Milenrama	Contribuye a aliviar los síntomas de la menopausia.	De 2 a 4 g de polvo de planta o el equivalente en extracto.
Aceite de espino amarillo	Sería de ayuda en caso de sequedad vaginal.	De 1 a 3 g. ▶ Durante la comida.
Ñame silvestre	• Contribuye a restablecer el equilibrio hormonal. • Sirve para atenuar los síntomas de la menopausia.	Extracto que aporte 25 mg de diosgenina.
Aceite de borraja	• Ayuda a conservar el brillo de la piel. • Apoya en caso de sequedad vaginal.	De 1 a 4 g al día. ▶ Durante la comida.

Contraindicaciones en la tercera parte del libro.

La opinión médica

Doctor Laurent Fogel, médico de familia y especialista en medicina antienvejecimiento

«La menopausia no es una enfermedad, sino una incomodidad fisiológica. La fitoterapia puede ser una ayuda valiosa si no hay contraindicaciones. Sin embargo, como no se conoce mucho, apenas se emplea. Para las mujeres en la (pre)menopausia, utilizo las isoflavonas de soja, que pueden ayudar a regular las fluctuaciones hormonales y que actúan sobre los primeros síntomas. También suelo proponer el trébol rojo, la salvia y la *Actaea racemosa*, que también actúan sobre los sofocos. Finalmente, los aceites de borraja o de onagra pueden ser útiles en caso de sequedad vaginal».

Andropausia: recupera el control de tu vitalidad

Vamos a abordar un tema que concierne a todos los hombres, pero del que apenas se habla: la andropausia. Es esa famosa crisis de los cuarenta que mengua la libido, y no solo eso, sino también la energía, la moral y hasta los niveles de testosterona...

La andropausia es un proceso natural e inevitable, pero podemos suavizarlo si adoptamos unos buenos reflejos. Sin embargo, además de la falta de información sobre el tema, parece cargar con una losa, como si solo por mencionarlo estuviéramos confesando una debilidad... Ha llegado el momento de romper con el tabú. Existen auténticas soluciones naturales para recuperarse en vitalidad y en serenidad, así que ¿dispuestos a dejar caer la máscara?

ANDROPAUSIA: LAS SEÑALES DE TU CUERPO

- Fatiga persistente
- Aumento de peso, en particular en el vientre
- Pérdida de masa muscular y dificultades para recuperarla
- Sofocos, sudores nocturnos
- Trastornos del sueño
- Desequilibrio emocional (cambios de humor, falta de motivación...)
- Disminución de la libido
- Dificultades de erección o de eyaculación

Los mecanismos de la andropausia

¿Qué ocurre en tu cuerpo?

La andropausia es como un reloj que se desajusta. Se manifiesta en general entre los cuarenta y los cincuenta y cinco años, aunque también se puede presentar antes o después. Por otra parte, no se da forzosamente en todos los hombres.

El mecanismo central es la **disminución progresiva de la producción de testosterona** por parte de los testículos. Esta hormona masculina se caracteriza sobre todo por su papel en la libido y en el rendimiento sexual. Sin embargo, también cuenta con otras funciones: es la que estimula la fabricación de músculos y glóbulos rojos, la que favorece la densidad ósea, la que refuerza la energía y la confianza en uno mismo... ¡Es la directora de orquesta de la vitalidad masculina! Pero, con los años, dicha orquesta empieza a desafinar. Los testículos producen menos testosterona, mientras que la SHBG (una proteína que transporta dicha hormona por la sangre) aumenta. Resultado: la testosterona biodisponible, la que actúa concretamente en los tejidos, disminuye. Y eso influye en todo el organismo.

Al principio, las señales son mínimas e imperceptibles: cambios de humor, pequeñas molestias íntimas, estado de ánimo alicaído y una falta de ánimo que solemos atribuir a la actividad diaria... No obstante, cuando los síntomas persisten y se acumulan, no hay que dudar: es el momento de preocuparse sin dejarse llevar por este tsunami hormonal que hace que hasta los más recios y robustos se tambaleen.

> **¿Sabías que...?**
>
> De media, un hombre pierde del 1 al 2 por ciento de testosterona por año a partir de la década de los treinta. Aunque no es alarmante, con el tiempo, acaba por notarse. Existen enormes variaciones individuales, en función de tu patrimonio genético y, sobre todo, de tu higiene de vida.

¿Qué factores agravan la andropausia?

Aunque no puedas luchar contra el paso del tiempo o la herencia genética, tus rutinas influyen en gran medida en la producción de testosterona y en la gravedad de los síntomas. Algunas de esas costumbres pisan el acelerador de la andropausia:

- Al principio de la lista nos encontramos, claro está, con **el sobrepeso y el sedentarismo**. Son enemigos por partida doble: el exceso de grasa favorece la transformación de la testosterona en estrógenos (las hormonas femeninas), mientras que la falta de actividad física destruye la masa muscular, gran depósito de testosterona. ¡Es un círculo vicioso!
- **El estrés crónico** es otra piedra en el zapato de tu virilidad. Cuando está bajo presión, el cuerpo segrega cortisol, la hormona del estrés, que compite con la testosterona y acaba por superarla. Además, para compensar el estrés, a menudo adoptamos malas costumbres: picoteo de comida a todas horas, cigarrillos, copas... Todo lo contrario de lo que necesita la testosterona.

- **Algunos medicamentos** pueden desbaratar tu equilibrio hormonal: antidepresivos, ansiolíticos, tratamientos contra la hipertensión o el colesterol... Si esto te afecta, no dudes en hablarlo con el médico y el farmacéutico: no es cuestión de suspender o cambiar un tratamiento sin que los profesionales sanitarios te aconsejen. Tal vez puedan ajustar las dosis o proponerte alternativas más suaves.
- Por último, no olvides que ciertas **enfermedades crónicas** deterioran el funcionamiento de los testículos. Diabetes, obesidad, apnea del sueño, enfermedades cardiovasculares... Todas estas afecciones agotan tu capital de testosterona y aceleran el declive. Es una buena razón para tomarte más en serio tu estado de salud global.

Por fortuna, también existen muchos aliados para mantener de manera natural los niveles de testosterona.

> **Probado y aprobado por la comunidad Nutrastream**
>
> «El zinc me ha ayudado mucho en la andropausia, y ahora la vivo con menos molestias. El ginseng y la creatina también me dan fuerzas de verdad».
>
> «Gracias por todo: he podido ayudar a mi padre con su andropausia mediante complementos alimenticios e higiene de vida, ¡una combinación ganadora!».

Las soluciones naturales para controlar la andropausia

Adapta tu alimentación

Si bien ciertos nutrientes son auténticos refuerzos de la virilidad, otros, en cambio, hacen que tu valioso capital disminuya. Te ofrezco una guía para ayudar a regular la testosterona:

- En primera posición, encontramos todos **los alimentos ricos en zinc**. Se trata de un nutriente esencial en la fabricación de las hormonas masculinas, y su déficit puede hacer disminuir los niveles de testosterona. Recurre a las ostras, el hígado de ternera, los cereales integrales, las nueces y las semillas... Dos o tres raciones al día son suficientes.

- Otros grandes aliados son **los alimentos ricos en vitaminas B (B6, B9, B12...)**. Estos caramelos energéticos son indispensables para transformar las grasas y las proteínas en carburante para tus células. Los encontramos en las carnes magras, el pescado azul, las legumbres, la levadura de cerveza...
- **Confía en los ácidos grasos buenos:** pescado azul (salmón, sardina, caballa...), semillas de lino o de chía, nueces...
- Apuesta también por el arma suprema de la alta cocina: **las especias**. Canela, cúrcuma, jengibre, clavo de olor... Estos aliados de tu salud estimulan la circulación sanguínea (ideal para las erecciones), reducen la inflamación y refuerzan directamente la producción de testosterona.
- Paralelamente, **hay que tener cuidado con el exceso de azúcar y con el alcohol**. Ambos provocan un aumento considerable del nivel de insulina y tejido adiposo. Además, la grasa, en particular la abdominal, es una auténtica fábrica de estrógenos. Así que reduce al máximo los refrescos, las galletas, los platos preparados... Y no picotees a todas horas.

Atrévete a moverte

Aunque ya conoces los múltiples beneficios del deporte sobre la salud, ¿sabías que también desempeña un papel muy importante en el equilibrio hormonal masculino? Cuando los músculos trabajan, **el cuerpo secreta de forma natural más testosterona y menos cortisol** (la hormona del estrés). Está demostrado: después de una sesión de musculación o de cardio, el nivel de testosterona puede subir hasta un 30 por ciento, lo que supone un refuerzo físico y mental importante.

Pero ten cuidado: no vale cualquier deporte. Para que sea eficaz, escoge **ejercicios intensos y fraccionados**, que alternen fases de esfuerzo y de recuperación. Lo mejor: la musculación con cargas pesadas (de seis a ocho repeticiones como máximo) y un poco de descanso entre las series. Constituye un tratamiento de shock para las hormonas. Otros aliados importantes son los deportes explosivos tipo HIIT (*high intensity interval training*), como esprintar, practicar crossfit... Son disciplinas que estimulan al máximo el organismo y constituyen una auténtica cura de juventud para la testosterona. Además, refuerzan tu capital muscular y hacen que la grasa se funda en un tiempo récord. Una garantía para recuperar un cuerpo digno de un apolo.

Si prefieres los deportes de resistencia (correr, natación, bicicleta...), no te preocupes. Practicar regularmente una actividad de cardio, incluso de poca intensidad, sigue siendo muy beneficioso para los niveles de testosterona y para la salud en general. Lo esencial es moverse por lo menos treinta minutos al día e ir variando para mantener la motivación.

El deporte es tu mejor aliado antiestrés, junto con algunas técnicas de **relajación**: respiración abdominal, meditación de conciencia plena, coherencia cardiaca... Unidas al entrenamiento, pronto comprobarás que obran el milagro.

Selecciona los buenos complementos

A pesar de llevar una buena higiene de vida, puede que los niveles de testosterona no aumenten de una forma natural, sobre todo en aquellos casos en que la base es muy baja o cuando existen déficits concretos. De ser así, las plantas y los complementos alimenticios pueden marcar la diferencia. Revisemos los aliados de tu virilidad.

LOS QUE MÁS RECOMIENDO

ACTIVO	ACCIÓN	DOSIS DIARIA
Vitamina D	• Ayuda al mantenimiento de los huesos. • Permite el mantenimiento de una función muscular.	De 1.000 a 3.000 UI. ▶ 10 minutos antes de la comida o durante una comida que aporte ácidos grasos.
Zinc	• Contribuye a una fertilidad y una reproducción normales. • Apoya el mantenimiento de un nivel normal de testosterona en la sangre. • Útil para una síntesis proteica normal. • Adecuado para el mantenimiento de los huesos.	De 10 a 15 mg. ▶ Con el estómago vacío (en ayunas por la mañana antes del desayuno o antes de la cena si no se ha tomado un aperitivo).
Magnesio	• Sirve para reducir la fatiga. • Permite un metabolismo energético normal. • Contribuye a una síntesis proteica normal. • Para el mantenimiento de la función muscular.	De 250 a 300 mg. ▶ Fraccionar durante la jornada en dos o tres tomas.

Creatina	Refuerza el efecto de los ejercicios de musculación sobre la fuerza muscular en los adultos de más de cincuenta y cinco años.	3 g (es posible un poco más, pero solamente con el aval de tu médico o farmacéutico). ▶ Después del esfuerzo (días de entrenamiento), durante la o las comidas (días de reposo).
Ginseng	• Favorece las funciones sexuales. • Posibilita el rendimiento físico y la resistencia.	Extracto que aporte un equivalente en planta de 3 g. ▶ Consumir durante las comidas y antes de las 17 h.
Maca	• Estimula la libido y tiene un efecto afrodisíaco. • Posee una influencia beneficiosa sobre la fertilidad. • Ayuda al vigor físico.	1,5 g como mínimo de polvo de planta o el equivalente en extracto.
Ashwagandha	• Presenta un efecto positivo sobre la testosterona y el cortisol. • Contribuye a aumentar la resistencia al esfuerzo y a superar la fatiga y el estrés.	Extracto que aporte un mínimo de 30 a 40 mg de withanólidos. ▶ Justo antes de una comida y, en general, no después de las 17 h.

OTROS QUE DEBEN CONSIDERARSE

ACTIVO	ACCIÓN	DOSIS DIARIA
Sabal	• Mantiene la función de reproducción. • Posee un efecto beneficioso sobre la salud masculina.	1.500 mg de polvo de planta o el equivalente en extracto.
Tribulus	Favorecería la libido y la capacidad sexual.	De 5.000 a 10.000 mg de polvo de planta o el equivalente en extracto.
Fenogreco	• Podría reducir los síntomas de la andropausia. • Contribuye a mejorar la salud sexual masculina.	De 1.500 a 2.500 mg de polvo de semillas o el equivalente en Extracto que aporte un mínimo de 800 mg de saponinas.

Mucuna pruriens	• Optimiza la testosterona natural del cuerpo. • Mejora la libido sexual y la función eréctil. • Aumenta el crecimiento muscular y la fuerza corporal.	De 800 a 1.500 mg de polvo de planta o el equivalente en extracto.

Contraindicaciones en la tercera parte del libro.

La opinión médica

Doctor Pierre Farokellis, médico de familia especializado en micronutrición y fitoterapia

«Como médico, me resulta primordial adoptar una perspectiva que se base en la identificación de las causas subyacentes de los diferentes síntomas, en lugar de limitarme a su tratamiento por separado. A menudo, constato los límites de la gestión médica en Francia con relación a países como Alemania o los Estados Unidos, donde he descubierto diversas formaciones médicas universitarias recientes que permiten integrar estos conocimientos científicos internacionales, como la fisionutrición y la micronutrición, así como la fitoterapia. Un ejemplo concreto es el de la andropausia, un fenómeno fisiológico que se manifiesta por una disminución de la testosterona y un aumento de los estrógenos por conversión de la testosterona. Cuando un paciente presenta síntomas vinculados a la andropausia, puedo ayudarlo a optimizar su sistema hormonal y corregir las deficiencias sobre todo mediante nutrientes y plantas, como el zinc, la vitamina D3, el ginseng, el *Tribulus terrestris* y la ortiga. Gracias a este enfoque, los pacientes constatan una mejora de sus síntomas. Recomiendo de forma encarecida que los nuevos datos científicos se actualicen anualmente en el marco del plan de estudios médicos».

Próstata: controla la hipertrofia benigna

Si pronuncio la palabra «próstata», estoy convencido de que muchos ya están torciendo el gesto. Es lógico; esta pequeña glándula puede convertirse rápidamente en una gran fuente de problemas si desea amargarnos la fiesta. No es fácil conservar la serenidad (ni la virilidad) con una próstata que hace de las suyas.

La hipertrofia benigna de la próstata (HBP) es un problema frecuente que afecta a casi un hombre de cada dos una vez cumplidos los cincuenta años. Por fortuna, existen numerosas soluciones naturales para aliviar los síntomas y prevenir las complicaciones que nos permitirán superar este periodo de la vida con filosofía... y una sonrisa.

HBP: LAS SEÑALES DE TU CUERPO

- Ganas urgentes de orinar
- Chorro que se debilita
- Sensación de no vaciar completamente la vejiga
- Sueño nocturno que se interrumpe para ir al baño

Los mecanismos de la hipertrofia benigna de la próstata

¿Qué es la próstata y cómo evoluciona con la edad?

Empecemos por un recordatorio anatómico. La próstata es una pequeña glándula con forma de castaña situada justo debajo de la vejiga. ¿Su papel? **Producir**

el líquido seminal que alimenta y vehiculiza los espermatozoides durante la eyaculación. De hecho, es un órgano imprescindible para la fertilidad.

Pero la próstata también tiene otra particularidad: es muy sensible a las hormonas masculinas, en particular a la testosterona. Por esta razón, no se desarrolla verdaderamente hasta la pubertad, cuando los niveles de testosterona aumentan exponencialmente.

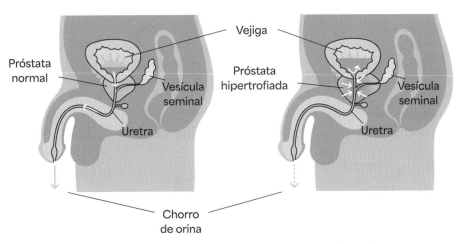

Con el paso del tiempo, los niveles de testosterona tienden a disminuir. Pero, paradójicamente, a menudo la próstata sigue creciendo. Es un fenómeno para el que seguimos buscando explicación y que parece estar relacionado con un desequilibrio entre la testosterona y los estrógenos en el seno de la glándula. Resultado: **la próstata aumenta de volumen y comprime la uretra**, ese pequeño canal que permite que la orina salga. De ahí esas ganas apremiantes y ese chorro que pierde fuerza... En definitiva, un importante cambio en la vida cotidiana.

Pero, ante todo, debemos tener mucha calma: en la mayor parte de los casos, esta hipertrofia es benigna y no guarda relación alguna con un cáncer, pese a que los síntomas puedan ser similares. Por esta misma razón, de hecho, es importante consultarlo con el médico para salir de dudas y hacer un seguimiento regular. Si en realidad se trata realmente de una HBP, no es ninguna enfermedad, sino una molestia fisiológica. Ocuparte de tu salud de manera natural puede ser de mucha ayuda.

¿Cuáles son los factores de riesgo?

Aunque en un principio la HBP no sea grave, si no se trata, pueden surgir complicaciones: riesgo de retención urinaria aguda, infecciones urinarias frecuentes e incluso, a largo plazo, insuficiencia renal. No dudes en consultarlo en cuanto los síntomas persistan o se agraven para ajustar el tratamiento. Y, como más vale prevenir que curar, debemos adoptar buenos hábitos desde las primeras señales de alarma y tomar en cuenta los factores de riesgo:

- **El paso del tiempo.** Cerca del 50 por ciento de los hombres mayores de cincuenta años están afectados y el riesgo aumenta con la edad, alcanzando el 80 por ciento de los que tienen más de ochenta años. Por lo tanto, es un proceso natural, pero puede verse influenciado por otros factores.
- **La herencia.** Si tu padre o tu hermano han sufrido una HBP, tendrás más posibilidades de que te afecte llegado el momento.
- **La higiene de vida.** Sobrepeso, obesidad, sedentarismo... Son factores que favorecen la inflamación y la hipertrofia de la glándula. Una buena razón más para cuidar la línea.

Aunque una próstata envejecida no se cura, se pueden aliviar los síntomas y frenar la evolución. Solamente necesitas ocuparte de tu salud a diario.

> **Probado y aprobado por la comunidad Nutrastream**
>
> «Mi padre tenía una próstata que le causaba molestias. Consultó al médico, el cual confirmó que no sufría ninguna enfermedad, pero no propuso ninguna solución. Le insistí a mi padre para que tomara los complementos que recomiendas en tus redes y ha mejorado muchísimo».
>
> «Gracias a tus publicaciones, mi marido ya no se levanta por la noche a causa de la próstata. ¿Por qué nunca nos habían hablado de estos complementos? En fin, gracias a ti se encuentra mejor... ¡Y yo también consigo dormir!».

Las soluciones naturales para frenar la HBP

Apunta a la alimentación

La primera línea de defensa contra la HBP es lo que conforma tu plato.

- **Favorece los alimentos ricos en fitoesteroles.** Estas moléculas vegetales que se encuentran sobre todo en las pepitas de calabaza, el aguacate y el aceite de oliva contienen propiedades antiinflamatorias demostradas.

- **Consume frutas y verduras ricas en antioxidantes**, como el tomate, la sandía y el brócoli. Estos potentes antiestrés oxidativo protegen las células de la próstata de los daños de los radicales libres y, de este modo, frenan su envejecimiento.
- **Limita los alimentos grasos** (fritos, embutidos...), **demasiado especiados** (guindillas, curri...) **y los platos industriales**. Son muy ricos en grasas malas y en sal, favorecen la inflamación e irritan la próstata.
- **Bebe suficiente agua a diario.** Un buen litro y medio, repartido en pequeños tragos. Esto ayudará a evitar las infecciones urinarias.

Planifica una actividad física regular

Al reforzar la circulación sanguínea, la actividad física mejora la oxigenación de la próstata y ayuda a descomprimirla, además de los efectos beneficiosos sobre el peso, el estado de ánimo, la calidad de vida... ¡Un negocio redondo!

> Escoge deportes que sean suaves y regulares, sin impacto. La marcha rápida, la bicicleta, la natación... Practícalos idealmente treinta minutos al día, de forma continua o fraccionada. Lo esencial es la regularidad.

Apuesta por los ejercicios específicos para muscular el suelo pelviano. Esta hamaca muscular que sostiene la próstata merece toda tu atención. Si la tonificas, ayudarás a aliviar la presión sobre la uretra y controlarás mejor tus ganas de orinar. ¿Cómo hacerlo? Nada más sencillo: contrae los músculos como si retuvieras la respiración o para interrumpir el chorro de orina. Aguanta cinco segundos y después relaja. Repite diez veces, en varios momentos del día. Puedes hacerlo en cualquier sitio, sentado, de pie, acostado, al ritmo de una música... Busca entre tus canciones favoritas la que saque a bailar a tu perineo.

Respeta las ganas de orinar

Cuando la próstata se agranda, bloquea toda la mecánica urinaria. La glándula comprime la uretra, la vejiga encuentra dificultades para vaciarse, los músculos pelvianos se relajan... Un verdadero círculo vicioso. Para romperlo, existen algunos automatismos simples pero muy eficaces:

- **Escucha tus ganas.** En cuanto sientas el deseo de orinar, no esperes. Vacía completamente la vejiga sin forzar, tómate tu tiempo. Seguro que no quieres orinar varias veces. Obedece a tu cuerpo, aunque a veces eso afecte a los horarios que tienes marcados.
- **Evita beber demasiado dos horas antes de ir a dormir.** Así limitarás los despertares nocturnos y los paseos hasta el lavabo a las tres de la madrugada.
- **Evita también las bebidas excitantes: café, té, refrescos, alcohol.** Estimulan la vejiga y exacerban el deseo de orinar. Hay que consumirlas con moderación, preferentemente por la mañana. Decántate más bien por infusiones suaves (brezo, ortiga, reina de los prados…) o simplemente agua.
- **Si sufres estreñimiento crónico, tómatelo en serio:** el esfuerzo en la deposición puede comprimir la próstata y agravar los síntomas. Come fibra (frutas, verduras, cereales integrales…), bebe mucha agua y, en caso de persistencia, no lo dudes: consúltalo con tu médico.

Adopta activos «*propróstata*»

Ciertos complementos alimenticios pueden aliviar la presión de la próstata, facilitar la micción y reducir el volumen prostático. ¿Cómo? Sobre todo, inhibiendo la 5-alfa-reductasa, una enzima responsable de su aumento. Dicha encima bloquea la conversión de la testosterona en DHT, su derivado agresivo que estimula el crecimiento de la próstata. Como resultado, la glándula se deshincha y se relaja, la uretra queda menos comprimida… y recuperas el bienestar urinario.

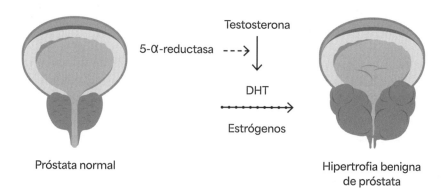

Próstata normal

Hipertrofia benigna de próstata

LOS QUE MÁS RECOMIENDO

ACTIVO	ACCIÓN	DOSIS DIARIA
Saw palmetto (palma enana)	• Regula el volumen de la próstata. • Ayuda a reducir las ganas apremiantes y frecuentes de orinar. • Inhibe el vínculo de la DHT. • Actúa bloqueando la actividad de la 5-α-reductasa.	Extracto que aporte 125 mg de ácidos grasos libres al día.
Pepitas de calabaza	• Ayudan a preservar la salud de la próstata. • Contribuyen a mejorar el flujo urinario. • Permiten limitar las intermitencias del chorro de orina.	De 500 a 1.000 mg diarios en cápsula blanda de aceite de pepita de calabaza virgen. ▶ Durante la comida.
Zinc	• Palía el déficit. • Contribuye al mantenimiento de los niveles normales de testosterona. • Interviene en el proceso de división celular.	De 10 a 15 mg.
Vitamina D	• Palía el déficit. • Interviene en el proceso de división celular.	De 1.000 a 3.000 UI.

OTROS QUE DEBEN CONSIDERARSE

ACTIVO	ACCIÓN	DOSIS DIARIA
Polen de flores de centeno	• Actúa sobre la DHT. • Contribuye a reducir las ganas de orinar durante la noche.	Mínimo 750 mg.

Ciruelo de África	• Actúa sobre la contractibilidad de la vejiga. • Contribuye a reducir la inflamación.	De 1.800 a 2.500 mg de polvo de planta o el equivalente en extracto.
Raíz de ortiga	• Participa en la buena salud de la próstata y ayuda a disminuir su volumen. • Actúa bloqueando la actividad de la 5-α-reductasa.	De 4.000 a 9.000 mg de polvo o el equivalente en extracto.

Contraindicaciones en la tercera parte del libro.

La opinión médica

Doctor Gérald Garofalo, médico morfólogo y especialista en medicina antienvejecimiento

«He seguido una formación suplementaria para utilizar las plantas y puedo constatar que existen soluciones naturales probadas para la hipertrofia benigna de próstata, como la palma enana, la raíz de ortiga, la curcumina, el té verde (EGCG), así como las semillas de lino, sin olvidar las vitaminas y minerales (yodo, magnesio, selenio, zinc, vitaminas D, E, K2, etc.). Las plantas intervienen en la conversión de hormonas, y los nutrientes permiten, sobre todo, compensar las deficiencias. Mi recomendación es acudir al médico para realizar un análisis hormonal y vitamínico».

Circulación: optimiza el sistema cardiovascular y la tensión arterial

La circulación sanguínea es como una red vital que hay que cuidar. Cuando la circulación está al máximo, todo el organismo funciona como un reloj suizo. El corazón bombea con alegría, los órganos están bien oxigenados, la piel brilla, tienes los folículos pilosos bien alimentados... En definitiva, estás en condiciones óptimas para disfrutar de la vida. Pero, cuando los mecanismos se atascan, el desmoronamiento está asegurado.

Sin embargo, no tiene por qué ser así.

> Con unos buenos hábitos y un empujoncito de la señora naturaleza, podemos actuar de forma eficaz para preservar la salud de las arterias.

¡Abróchate el cinturón porque iniciamos un viaje lleno de sacudidas al corazón de nuestra red sanguínea!

MALA CIRCULACIÓN: LAS SEÑALES DE TU CUERPO

- Pesadez de piernas, incluso hinchazón
- Pérdida de elasticidad y de tonicidad de las venas y capilares
- Extremidades de los miembros frías
- Entumecimientos y hormigueos
- Varices
- Retención de agua
- Problemas de memorización

Los mecanismos del sistema circulatorio

¿Cómo funciona la circulación sanguínea?

El sistema circulatorio es como el plano del metro de tu organismo, con una estrella indiscutible: **el corazón**, en su papel de estación de bombeo central. Es el que propulsa la sangre rica en oxígeno hacia **las arterias**, esos tubos elásticos que la reparten por todo el cuerpo. A medida que las arterias se ramifican, se hacen más y más finas, hasta formar una malla de minúsculos capilares. Ahí es donde se efectúan los intercambios: el oxígeno y los nutrientes se entregan a las **células**, mientras que se recuperan el CO_2 y los residuos. Acto seguido, la sangre empobrecida regresa a las **venas** en dirección a los pulmones para oxigenarse y al corazón para volver a partir en un nuevo ciclo. Un auténtico trabajo de equipo que se repite sin cesar, asegurando el buen funcionamiento de los órganos.

¿Cuál es el secreto de la eficacia de este sistema? El endotelio, la fina alfombra de células que tapiza el interior de los vasos sanguíneos. Se podría decir que es el aceite de los engranajes, lo que permite que la sangre se deslice sin obstáculos, sin aglutinarse. Un endotelio en plena forma garantiza unos vasos sanguíneos sanos y reactivos.

¿Cuáles son los factores de riesgo?

Pero ¿por qué la circulación nos juega malas pasadas? De hecho, hay dos tipos de factores responsables de esto:

En primer lugar, los parámetros no controlables, como **la edad y el sexo**. Así es, tu capital venoso tiende a deteriorarse con los años, y en concreto en las mujeres, que sufren una mayor insuficiencia venosa (¡gracias, hormonas!) que los hombres. También podría citarse **la genética**, cuando, por desgracia, tenemos predisposiciones familiares.

Pero, calma, porque no todo es definitivo. El modo de vida influye notablemente en la salud de las arterias. **El tabaco**, por ejemplo, es un gran enemigo del endotelio: lo estropea, lo vuelve rígido y favorece la formación de coágulos. **El sedentarismo y el sobrepeso**, por su parte, ponen a prueba tu sistema venoso, porque obstaculizan la sangre en su regreso hacia el corazón. En cuanto a la alimentación, es el factor clave. Un **régimen demasiado rico en grasas saturadas,** azúcares rápidos y sal es la combinación perfecta para estropear las arterias y aumentar la tensión.

Ahora ya cuentas con muchos datos para actuar sobre la circulación. Unos hábitos correctos serán fundamentales para conservar unas arterias en plena forma a cualquier edad.

Piensa en tu tensión arterial

Vigilar la tensión arterial es esencial para preservar la salud cardiovascular. Una tensión arterial elevada o baja puede producir molestias y, por tanto, debe controlarse. Si cuidas de tu presión sanguínea, reduces algunos riesgos y favoreces una mejor calidad de vida. No te olvides de comprobar de forma regular la tensión arterial y seguir los consejos de tu profesional sanitario.

Probado y aprobado por la comunidad Nutrastream

«Gracias, Mathieu, me has ayudado mucho con tu complemento para la retención de líquidos».

«Este es mi primer verano sin los pies hinchados por el calor, y eso que había probado de todo. ¡Vivan las plantas y los esenciales que recomiendas!».

Las soluciones naturales para estimular tu circulación

Adopta una higiene de vida vasculoprotectora

Unos pequeños hábitos diarios marcan la diferencia en lo que respecta a la salud de los vasos sanguíneos.

- El secreto número uno es **moverte**. La actividad física regular es el mejor medio de ejercitar las venas y activar la bomba circulatoria. Cuando caminas, corres o pedaleas, los músculos se contraen y comprimen las venas, lo que propulsa la sangre hacia el corazón. Un auténtico drenaje natural. Así que ponte las zapatillas deportivas y practica por lo menos treinta minutos de actividad de resistencia al día. Marcha rápida, natación, bicicleta, aquagym... Lo ideal es variar las actividades para involucrar a todos los grupos musculares. Y, si tu trabajo es sedentario, no olvides levantarte y estirar las piernas de forma regular a lo largo de la jornada.

- El segundo pilar es **la alimentación**. Opta por platos antiinflamatorios y vasodilatadores, ricos en frutas y verduras de colores (el arcoíris en el plato es lo mejor), en omega-3 (pescado azul, semillas de lino, nueces...), en vitamina C (cítricos, kiwi, perejil...) y en polifenoles (cacao, té verde, arándanos...). Estos micronutrientes son auténticos aliados para flexibilizar y proteger la pared de los vasos. A la inversa, **limita las grasas saturadas** (carne, queso, bollería...), **el azúcar y la sal**, que favorecen la retención de agua e inflaman los tejidos. Recuérdalo cuando sientas las piernas pesadas después de una comida demasiado rica en estos elementos.
- Tercera clave: **la gestión del estrés**. Ante el estrés, tu sistema nervioso desencadena una cascada de reacciones que pone a prueba tus vasos. El corazón se acelera, la tensión sube, las arterias se contraen... No son las mejores circunstancias para una circulación fluida. Para saber más sobre cómo manejar el estrés, te remito al capítulo sobre el tema, en la página 99.
- Finalmente, no debemos olvidar la importancia de un **sueño de calidad**. Durante la noche, tu organismo produce las células y las enzimas que reparan el sistema vascular. Además, la falta de sueño refuerza las hormonas del estrés y te lleva a picar entre horas... Es evidente que, sin un buen reposo, tus arterias salen perjudicadas, así que aplica los consejos de la página 94: los vasos sanguíneos te lo agradecerán desde el momento en que despiertes.

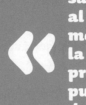

> **Para la retención de líquidos, siempre nos fijamos en la sal, pero nunca en el azúcar, al igual que tampoco se menciona la resistencia a la insulina... Se trata de un problema fisiológico que puede aumentar la retención de sodio, pero también la reabsorción de agua en los riñones.**

Circulación: optimiza el sistema cardiovascular y la tensión arterial

Apuesta por las plantas y los complementos

Más allá de estas buenas costumbres vitales, también puedes utilizar unos aliados naturales con los que mimar tu circulación.

LOS QUE MÁS RECOMIENDO

ACTIVO	ACCIÓN	DOSIS DIARIA
Circulación y sistema cardiovascular		
Ginkgo biloba	• Favorece la circulación sanguínea. • Contribuye a una buena circulación sanguínea periférica, sobre todo en el cerebro, los ojos y los oídos.	Extracto que aporte un mínimo de 20 mg de glucósidos flavonoides y 6 mg de lactonas terpénicas. ▶ Durante una comida.
Vid roja	• Facilita la circulación sanguínea. • Mejora el tono venoso. • Contribuye a disminuir la sensación de piernas pesadas y fatigadas.	De 850 a 1.500 mg de polvo de planta o el equivalente en extracto.
Castaño de Indias	• Útil para mantener el bienestar circulatorio • Sirve para conservar las piernas ligeras.	De 1.100 a 1.500 mg de polvo de planta o el equivalente en extracto.
Ajo	Ayuda a mantener una buena circulación general.	De 900 a 1.500 mg de polvo de planta o el equivalente en extracto.
Omega-3 DHA y EPA	Contribuyen a una función cardiaca normal.	Como mínimo, 250 mg de DHA y 250 mg de EPA.
Coenzima Q10	Permite reforzar la producción de energía en las células cardiacas.	De 30 a 100 mg.
Vitaminas B (B6, B9, B12)	Favorecen el metabolismo normal de la homocisteína.	40 % del VNR.

Colina	Contribuye al metabolismo normal de la homocisteína.	De 100 a 200 mg.
Resveratrol	Sirve para proteger las células del estrés oxidativo.	De 200 a 500 mg.
Flores de trébol blanco	Ayuda en caso de retención de líquidos.	4.000 mg de polvo de planta o el equivalente en extracto.
Tensión arterial		
Espino blanco	• Reduce el nerviosismo de los adultos, sobre todo en caso de palpitaciones en un corazón sano. • Contribuye a disminuir la tensión nerviosa.	De 500 a 1.200 mg de polvo o el equivalente en extracto.
Concentrado de tomate hidrosoluble (WSTC I y II)	Ayuda a mantener una agregación plaquetaria normal, facilitando una buena circulación sanguínea.	3.000 mg.
Omega-3 (DHA y EPA)	Contribuye a una función cardiaca normal.	250 mg de DHA y 250 mg de EPA.

OTROS QUE DEBEN CONSIDERARSE

ACTIVO	ACCIÓN	DOSIS DIARIA
Circulación y sistema cardiovascular		
Hamamelis	Útil para una buena circulación en las piernas.	6.000 mg de polvo de planta o el equivalente en extracto.
Rutina	• Favorece la circulación armoniosa en las piernas. • Contribuye a luchar contra el estrés oxidativo.	150 mg.

Circulación: optimiza el sistema cardiovascular y la tensión arterial

Pilosella	• Tiene un efecto drenante. • Favorece las funciones de eliminación del organismo.	De 1.000 a 1.500 mg de polvo de planta o el equivalente en extracto.
Reina de los prados	Participa en el aumento de la eliminación de agua.	De 3.000 a 6.000 mg de polvo de planta o el equivalente en extracto.
Tensión arterial		
Potasio	Facilita el mantenimiento de la presión arterial en niveles normales.	Como mínimo, 325 mg.

Contraindicaciones en la tercera parte del libro.

Ojos: cuida tu salud visual

Pese a que nos afecta a todos, apenas hablamos de ella: la salud visual. Ya sabes, ese superpoder que nos permite ver el mundo en colores, leer estas líneas, mirar a nuestros seres más queridos a los ojos... En definitiva, ese sentido increíble que condiciona una gran parte de nuestra vida.

Sin embargo, solemos considerar la vista como algo que durará siempre. Actuamos como si los ojos no pudieran gastarse, como si pudiésemos hacer con ellos lo que nos apeteciera, sin consecuencias. Y cometemos un error. Nuestro capital visual no es inagotable, más bien al contrario. Hay que cuidarlo todos los días para poder disfrutar de él durante el mayor tiempo posible. Vale la pena dedicarle unos minutos, ¿no crees? Vamos, ponte las gafas de sol y descubre los deslumbrantes consejos de este capítulo.

PROBLEMAS VISUALES: LAS SEÑALES DE TU CUERPO

- Sequedad ocular
- Fatiga visual
- Dificultad para «enfocar»
- Dificultades de adaptación de la visión en la oscuridad

Los mecanismos de la vista

¿Cómo funcionan los ojos?

¿**Sabías que un ojo se compone de más de dos millones de piezas que trabajan** conjuntamente? Es algo así como la última versión del smartphone de nuestro organismo. Para simplificarlo, vamos a resumirlo en las grandes etapas de su funcionamiento:

1. La luz entra en el ojo atravesando primero **la córnea**, la membrana transparente que funciona como un vidrio protector.

2. Luego pasa por **la pupila**, ese pequeño agujero negro en el centro **del iris** (la parte coloreada del ojo). El iris desempeña en cierto modo el papel del diafragma, pues controla la cantidad de luz que entra.
3. En la parte posterior se encuentra **el cristalino**, una lente natural que se ajusta, como si se tratara del objetivo de una cámara fotográfica. Es el que te permite ver tanto de cerca como de lejos.
4. A continuación, la luz atraviesa **el humor vítreo**, un gel translúcido que llena el interior del ojo, antes de llegar a la parte más posterior: la retina.
5. **La retina** es como la película fotográfica del ojo. Tapizada por millones de células fotosensibles (los conos y los bastones), transforma la luz en señales eléctricas.
6. Estas señales se transmiten al cerebro a través del **nervio óptico**, que las descodifica y las transforma en imágenes. Y así, en una fracción de segundo, se produce la magia, y el mundo aparece ante tus ojos.

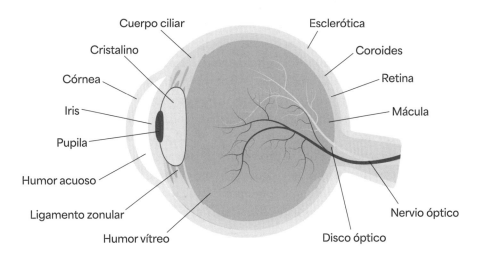

Como sucede con cualquier mecánica compleja, la visión puede desajustarse. De ahí la importancia de cuidar a diario los ojos y de visitar al oftalmólogo con regularidad.

¿Cuáles son los factores de riesgo para la salud visual?

La vista puede deteriorarse por numerosos factores. Algunos no se pueden modificar, porque forman parte de tu «carnet de identidad»:

- En primer lugar, naturalmente, figura **la edad**. El envejecimiento natural del ojo favorece la aparición de molestias.
- También está **el factor genético**. Ciertas anomalías de la visión poseen claramente un componente hereditario. Si tienes antecedentes familiares, los riesgos serán mayores. Por tanto, es importante informar a tu oftalmólogo para adaptar el seguimiento.

Pero no te preocupes; el capital visual no es únicamente una cuestión de genes o de cumplir años. Tu modo de vida también desempeña un papel clave, y es en ese terreno donde podemos actuar:

- El primer enemigo de los ojos en la vida cotidiana es **la sobreexposición a las pantallas**. La culpable es la famosa luz azul que emiten móviles, tabletas, ordenadores y televisores. En una dosis fuerte, esta luz puede acelerar el envejecimiento de la retina, además de la fatiga visual que provoca.
- Otro factor de riesgo importante es **el tabaco**. Ya de por sí nocivo para los pulmones, es también perjudicial para los ojos. La nicotina y las sustancias tóxicas del cigarrillo dañan los vasos sanguíneos de la retina y del nervio óptico. Razón de más para dejarlo, ¿verdad?
- Asimismo, la alimentación es fundamental. **Los platos ricos en azúcares rápidos y en grasas saturadas, y pobres en frutas y verduras** abren la puerta a las enfermedades cardiovasculares y a la diabetes, las cuales, por sí mismas, aumentan el riesgo de problemas oculares. Todo está relacionado.
- Y, finalmente, hallamos **la exposición al sol sin protección**. Los rayos ultravioleta son una de las principales causas de cataratas y degeneración de la retina. ¡Cuidado con las quemaduras solares del ojo! Además, los ojos también pueden sufrir agresiones por exposición a otros agentes externos, como, por ejemplo, los gases contaminantes.

Aunque no puedas hacer nada en la cuestión de la edad o los genes, siempre podrás adoptar buenas costumbres en la vida cotidiana para preservar la vista. Veamos cuáles son.

Probado y aprobado por la comunidad Nutrastream

«Sigo tus consejos y, con el omega-3, los ojos ya no me pican, así que puedo volver a usar lentes de contacto».

«Tengo un mayor bienestar visual gracias a los activos naturales que recomiendas».

Las soluciones naturales para preservar la vista

Adopta una higiene de vida protectora del ojo

Trata de integrar a tu rutina estos pequeños actos con grandes beneficios para tu salud visual:

- Cuida de los ojos desde el interior, con una **alimentación favorable para la visión**. Apuesta por los nutrientes clave que protegen y alimentan las células oculares. Para ello, nada mejor que un plato rico en fruta y verduras. Aspira a recrear el arcoíris. Piensa también en el pescado azul pequeño, que aporta beneficiosos omega-3.
- **Hidrátate** durante todo el día. Bebe agua con regularidad, lo que ayudará a mantener la película lacrimal y prevenir el síndrome del ojo seco. Intenta alcanzar el litro y medio diario, o incluso más si tu tiempo de exposición a las pantallas es alto.
- Otro aliado de peso para tus ojos lo encontrarás en **la actividad física**. Sí, los globos oculares también necesitan moverse. El sedentarismo frena la microcirculación y, por tanto, el aporte de nutrientes y oxígeno hasta las células visuales. Por el contrario, el ejercicio refuerza el flujo sanguíneo y estimula la producción de factores de crecimiento en la retina. Tampoco se trata de preparar una maratón. Bastará con moverse al menos treinta minutos cada día. Y mucho mejor si puedes hacerlo en plena naturaleza.
- **Limita el tiempo diario de exposición a las pantallas.** No es nada fácil en nuestra sociedad hiperconectada, pero resulta esencial a la hora de evitar la sobrecarga visual. Respeta la regla del 20-20-20: cada veinte minutos, mira a veinte pies (seis metros) durante veinte segundos para descansar la mirada. Ajusta la luminosidad de las pantallas para reducir los contrastes y los reflejos. Activa los filtros de luz azul por la noche para que tu reloj biológico no pierda el ritmo. Y, sobre todo, concédete auténticas pausas lejos de las pantallas siempre que puedas. Finalmente, no olvides la gimnasia de los ojos: pregunta al oftalmólogo u optometrista.

Escoge en un abrir y cerrar de ojos los buenos productos de salud natural

Los activos para apoyar o reforzar el bienestar visual son muy numerosos. Aquí tienes una selección.

> No me dejan hablaros de lo beneficiosos que son la luteína y la zeaxantina en lo que concierne al ojo. Todo lo que puedo deciros es que son extractos del tagete (*Tagetes erecta*), que contribuye a mejorar la agudeza visual.

LOS QUE MÁS RECOMIENDO

ACTIVO	ACCIÓN	DOSIS DIARIA
Luteína y zeaxantina (a través de *Tagetes erecta*)	• Contribuye a mejorar la agudeza visual.	Extracto que aporte un mínimo de 10 mg de luteína y de 2 a 4 mg de zeaxantina.
Zinc	• Permite el mantenimiento de una visión normal. • Útil para proteger las células contra el estrés oxidativo.	De 10 a 15 mg con el estómago vacío (en ayunas por la mañana antes del desayuno o antes de la cena).
Omega-3 (DHA)	Para el mantenimiento de una visión normal.	250 mg de DHA durante una comida.
Vitamina A	Contribuye al mantenimiento de una visión normal.	200 µg unos 10 minutos antes de la comida o durante una comida que aporte ácidos grasos.
Vitamina B2	Apoya el mantenimiento de una visión normal.	0,7 mg.

| Arándano | • Favorece la agudeza y la claridad visuales.
• Ayuda a mejorar la agudeza visual nocturna.
• Fomenta la salud de los ojos a cualquier edad.
• Permite proteger del envejecimiento del cristalino y de la retina gracias a su efecto antioxidante específico y a su impacto sobre la microcirculación de los ojos.
• Lucha contra los efectos de los radicales libres gracias a los efectos antioxidantes de las antocianinas que contiene. | Extracto que aporte un mínimo de 50 mg de antocianinas. |
| Selenio | Contribuye a proteger las células contra el estrés oxidativo. | Como mínimo, 25 µg. |

OTROS QUE DEBEN CONSIDERARSE

ACTIVO	ACCIÓN	DOSIS DIARIA
Té verde	• Ayuda a proteger los ojos contra los daños oxidativos. • Favorece la salud ocular.	Extracto que aporte como mínimo 200 mg de polifenoles. ▶ Tomar antes de las 17 h.
Vitamina C	Contribuye a proteger las células contra el estrés oxidativo.	80 mg.
Ginkgo biloba	Apoya la circulación periférica, lo que es particularmente útil para ojos y oídos.	Extracto que aporte un mínimo de 20 mg de glucósidos flavonoides y 6 mg de lactonas terpénicas. ▶ En el transcurso de una comida.

Contraindicaciones en la tercera parte del libro.

Productos de salud natural adaptados a tus necesidades

La opinión médica

Doctor Gérard Garofalo, médico morfólogo y especialista en medicina antien-vejecimiento

«Aunque apenas nos lo planteamos, la prevención en salud visual es importante, y es una lástima que no exista consenso. En lo que concierne a la salud visual, los activos recomendados son la vitamina A, el zinc, el DHA (omega-3) y las flores del tagete (ricas en fitonutrientes, como la luteína y la zeaxantina). Esta planta contribuye a mejorar la agudeza visual».

Memoria y concentración: maximiza tu salud cerebral

¿**A quién no se le ha olvidado de repente una palabra de lo más común? ¿Quién no ha perdido las llaves o se ha saltado la salida de la autopista mientras pensaba en otras cosas? ¿Quién no se ha sentido desbordado por la cantidad de información que hay que asimilar, incapaz de concentrarse durante más de cinco minutos? Si estas experiencias te resultan familiares, no te preocupes: no eres la única persona que las vive.**

En este mundo de exigencias continuas, las facultades cognitivas están sometidas a una dura prueba. El cerebro, que es formidablemente complejo, se encuentra a menudo expuesto al esfuerzo de seguir el ritmo desenfrenado de la vida moderna. Resultado: apenas explotamos plenamente su potencial cerebral a diario. Peor aún, asistimos a un incremento preocupante de los problemas de memoria y de concentración, incluso entre los más jóvenes. Frente a esta constatación alarmante, necesitamos actuar con urgencia. Sobre todo, porque existen numerosas soluciones naturales para reforzar la plasticidad cerebral, la fabulosa capacidad del cerebro de remodelarse sin parar. En nuestras manos está utilizarlas, y sería una lástima no hacerlo.

CEREBRO AL RALENTÍ: LAS SEÑALES DE TU CUERPO

- Dificultades de aprendizaje
- Agotamiento mental
- Lentitud de procesamiento
- Vacíos de memoria
- Dificultad para concentrarse
- Disminución de la atención

Los mecanismos de la memoria y la concentración

¿Cómo funciona la memoria?

Aunque lo llamamos comúnmente «memoria», en realidad es un conjunto complejo de sistemas que interactúan sin cesar:

- **La memoria a corto plazo**, también llamada «memoria de trabajo», permite retener una información durante unos segundos o minutos. Es la que nos permite recordar un número de teléfono antes de poder anotarlo o rememorar las tres últimas palabras de una frase para comprender su sentido.
- **La memoria a largo plazo**, en cambio, almacena la información durante un periodo que puede ir de algunos días a toda la vida. Ahí están archivados nuestros recuerdos de la infancia, el nombre del panadero o la receta de las crepes de la abuela. Es una memoria casi infinita que solo necesita cierto mantenimiento. En su seno, encontramos diversas subcategorías especializadas:

  - **La memoria semántica**, que guarda los conocimientos generales sobre el mundo, independientemente de nuestras vivencias. La cultura general, para entendernos.
  - **La memoria episódica**, que engloba todos los recuerdos personales situados en el tiempo y el espacio: el día de la boda, las últimas vacaciones en la playa...
  - **La memoria procedimental**, que memoriza los actos y las habilidades que hemos aprendido, como ir en bicicleta, conducir o teclear. Es una memoria del cuerpo ultraautomatizada.

¿Cómo funciona la concentración?

La concentración es la capacidad de centrar la atención en un estímulo concreto, abstrayéndose de los elementos distractivos. Es un auténtico superpoder en este mundo de *zapping* permanente y notificaciones intempestivas. Los que lo permiten son tus mensajeros cerebrales: **los neurotransmisores**.

En primera línea, se encuentran la **dopamina** y la **noradrenalina**, dos catecolaminas que estimulan la alerta, la motivación y la vigilancia. Sin embargo, para asegurar un nivel de concentración óptimo, hace falta equilibrio, porque un exceso de estos neurotransmisores «excitantes» puede volverse rápidamente contraproducente, al generar estrés, ansiedad y dispersión mental. De ahí la importancia de regularlos con suavidad. Para contrarrestar la acción tonificante de la dopamina y la noradrenalina, cuentas con el **GABA**, un neurotransmisor calmante que favorece la relajación y la distensión. ¡Un auténtico peluche neuronal!

> Existen complementos alimenticios a base de GABA. Parece que les cuesta atravesar la barrera hematoencefálica y, por tanto, nuestro cuerpo no los utiliza adecuadamente. En mi opinión, es mejor favorecer su producción mediante técnicas naturales y con la ayuda de varios complementos.

¿La otra clave de una atención infalible? La **plasticidad cerebral**, esa increíble capacidad del cerebro para reorganizarse permanentemente y adaptarse al entorno. En concreto, cuanto más se utiliza una zona cerebral, más se desarrolla y se refuerza. Es como un músculo que se entrena con regularidad. Esto ocurre en particular con la corteza prefrontal, sede, entre otras cosas, de la concentración. Si estimulamos con regularidad esta zona con los ejercicios adecuados, crearemos nuevas redes neuronales ultraeficaces.

¿Qué factores influyen en tu rendimiento cognitivo?

En caso de vacíos de memoria u otros síntomas, lo mejor es siempre consultar al médico. Pero, si tu capacidad de memoria y concentración fluctúan según el día, debes saber qué factores intervienen:

- **El estrés crónico** afecta al equilibrio neuronal y hormonal, y altera significativamente las funciones cognitivas.
- **La falta de sueño** entorpece la consolidación de los recuerdos y la restauración de los recursos atencionales. ¿Sabías que una noche en blanco equivale, en términos de rendimiento cognitivo, a un gramo de alcohol en sangre?
- **Una alimentación demasiado rica en azúcares rápidos, en grasas saturadas y en ciertos aditivos alimentarios** favorece la inflamación cerebral y el deterioro cognitivo.

- **En cuanto a la edad,** es forzoso constatar que el rendimiento atencional y el mnésico (que concierne, sobre todo, a la capacidad de conservar y restituir una información adquirida) tienden a disminuir con el tiempo.
- **La falta de actividad física y el sedentarismo** son una amenaza para la materia gris.

Tengo una buena noticia: sea cual sea tu edad, si adoptas los hábitos cotidianos en la vida cotidiana, es posible preservar, e incluso reforzar, las facultades cognitivas.

Probado y aprobado por la comunidad Nutrastream

«Bacopa y multivitaminas: supersinergia. Mi memoria ha mejorado. Tengo la impresión de que mi cerebro está más vivo. Muchas gracias».

«Omega-3, bacopa, magnesio... Bravo, Mathieu, imi cerebro revive, de verdad!».

«He aprobado los exámenes gracias a tus vídeos, con cinco complementos. El resultado: una mejoría clara en la concentración y la memorización».

Las soluciones naturales para reforzar la salud cerebral

Apuesta por una alimentación que proteja el cerebro

El cerebro es un glotón. Este órgano devorador de energía consume por sí solo del 20 al 25 por ciento de tu energía total, pese a que no representa más que el 2 por ciento de tu peso corporal. Por tanto, necesita un carburante de calidad para funcionar a toda máquina:

- **Ácidos grasos esenciales** y, sobre todo, los famosos omega-3 (ALA, DHA). Estos lípidos beneficiosos, presentes en abundancia en el pescado azul y las semillas oleaginosas, contribuyen a flexibilizar las membranas neuronales y agilizar la neurotransmisión.
- **Las vitaminas del grupo B**, que participan en la síntesis de los neurotransmisores y en la integridad de las vainas de mielina que envuelven las neuronas. Las encontrarás principalmente en las vísceras, la carne, los huevos, los productos lácteos, las legumbres y los cereales integrales.

- **Los antioxidantes**, esos superhéroes que protegen las células nerviosas del estrés oxidativo y la inflamación: flavonoides, polifenoles y otros fitonutrientes... Encontrarás estos valiosos compuestos en la fruta, la verdura, las especias, el té verde, así como en el cacao.
- **Ciertos minerales esenciales para el buen funcionamiento cerebral**, como el magnesio (un aliado de la plasticidad neuronal, fantástico para las funciones psicológicas), el zinc (funciones cognitivas, entre ellas, las implicadas en la comunicación interneuronal) o el hierro (crucial para la síntesis de los neuromediadores).
- **El azúcar.** Veo a muchas personas que suprimen los azúcares y confunden, para mi gran pesar, el azúcar añadido, los glúcidos simples y complejos, etc. Aprovecho para recordar que el cerebro también se nutre de azúcar. Naturalmente, todo es cuestión de equilibrio y de calidad.

Mantén la forma física para fortalecer tu mente

Para merecer el festín neuronal, primero hay que gastarlo, porque el ejercicio físico es el carburante que la materia gris prefiere por encima de todos. Cuando te mueves, el cuerpo libera una cascada de moléculas beneficiosas para las neuronas: endorfinas, dopamina, serotonina, BDNF... Son mensajeros que activarán las zonas clave del aprendizaje y la memoria, como el hipocampo o la corteza prefrontal. ¡Una auténtica inyección de juventud cognitiva! Resultado: **entre las personas que mantienen la actividad física regular, se observa una mejora notable del rendimiento mnésico y atencional**. Mejor aún: esta estimulación cerebral actuaría como un auténtico escudo antiedad, pues frena el deterioro cognitivo que conlleva el paso de los años. Fantástico, ¿verdad?

Los estudios demuestran que lo ideal es combinar **deportes de resistencia y de coordinación**. Los mejores son la marcha rápida, la natación y la danza (al cerebro le encanta, así que ya estás moviendo ese cuerpo). También el taichí y el qigong. El secreto, una vez más, es la regularidad.

Optimiza tu entorno de trabajo o de aprendizaje

No es ningún misterio: si deseas dar lo mejor de ti mismo, tu cerebro necesita un marco propicio para la concentración y la memorización. Un auténtico rincón cognitivo a medida.

- Primera etapa: **identifica y neutraliza las tentaciones**. Redes sociales, notificaciones intempestivas, ventanas de chat... Todos estos parásitos estimulantes desvían sin cesar la atención y te hacen perder el hilo. Para remediarlo, no dudes en desactivar las alertas, utilizar las herramientas de bloqueo o poner el móvil en modo avión.
- En este mismo sentido, **separa los espacios de vida y de trabajo**. En la medida que puedas, dispón un auténtico despacho con sillón ergonómico, iluminación adecuada y decoración inspiradora.
- En cuanto a la postura, opta por **aquellas que favorecen la vigilancia y la amplitud en la respiración**. Lo ideal: posición sentada pero dinámica, pantalla ligeramente por debajo del nivel de los ojos y estiramientos regulares para estimular la circulación.
- Finalmente, no subestimes la magia de **las rutinas**. Si ritualizas las sesiones de trabajo o de aprendizaje, crearás señales temporales que calmarán tu cerebro. Siempre a la misma hora, con los mismos accesorios, la misma lista de reproducción... Una manera de condicionar la mente para que entre en modo concentración siempre que lo desees.

> **Piensa en los juegos que exigen precisión, coordinación y perseverancia. El trío ganador es el ajedrez, el cubo de Rubik y el sudoku. Recurre también a sesiones de observación y memorización del entorno en la naturaleza, en excursiones... Con eso, reforzarás tu agudeza cognitiva durante mucho tiempo.**

Para favorecer la concentración, también es necesario **controlar tanto el estrés como las emociones**. Por ejemplo, el cortisol, hormona del estrés, puede convertirse en un auténtico obstáculo para tus capacidades cognitivas si lo secretas en exceso. Sustitúyelo por una actitud zen (meditación, coherencia cardiaca, etc.).

Por último, te recomiendo que **actives el cerebro** a diario con ejercicios de memorización o similares: existen muchos juegos especializados para móviles u otros dispositivos electrónicos. Adquirir nuevos conocimientos también es útil a la hora de crear nuevas conexiones. No dejes de tener curiosidad.

Escoge soluciones naturales para mejorar las capacidades cerebrales

Desde hace miles de años, el ser humano obtiene los aliados cerebrales más valiosos de la naturaleza. Vamos a echar un vistazo a este fabuloso pozo de juventud vegetal, en el que también incluiremos a los micronutrientes.

LOS QUE MÁS RECOMIENDO

ACTIVO	ACCIÓN	DOSIS DIARIA
Zinc	Contribuye a una función cognitiva normal.	De 10 a 15 mg. ▶ Con el estómago vacío (en ayunas por la mañana antes del desayuno o antes de la cena).
Yodo	Permite una función cognitiva normal.	Como mínimo, 75 µg.
Vitamina D	Palía el déficit.	De 1.000 a 3.000 UI. ▶ Unos 10 minutos antes de la comida o durante una comida que aporte ácidos grasos.
Omega-3 (DHA)	Útil para el funcionamiento normal del cerebro.	250 mg. ▶ Durante una de las comidas.
Vitaminas B	Contribuyen a unas funciones psicológicas normales.	Como mínimo, el 40 % del VNR (véase la página 302).
Magnesio	Para unas funciones psicológicas normales.	De 250 a 300 mg. ▶ Fraccionar durante la jornada en dos o tres tomas.
Bacopa	• Ayuda a mantener la memoria de trabajo, el rendimiento intelectual y cognitivo, y la concentración, a la vez que contribuye a la relajación. • Mejora las funciones cognitivas, como la memoria, el aprendizaje y la concentración.	Extracto que aporte como mínimo 150 mg de bacósidos. ▶ Antes o durante una comida.

Productos de salud natural adaptados a tus necesidades

| *Ginkgo biloba* | • Favorece y mantiene un rendimiento cognitivo óptimo, sobre todo durante el envejecimiento.
• Apoya la concentración y la memoria.
• Contribuye a una buena circulación sanguínea periférica, sobre todo la cerebral. | Extracto que aporte un mínimo de 20 mg de glucósidos flavonoides y 6 mg de lactonas terpénicas.
▶ Durante una comida. |

OTROS QUE DEBEN CONSIDERARSE

ACTIVO	ACCIÓN	DOSIS DIARIA
Ginseng	• Estimula la concentración y la coordinación. • Favorece el mantenimiento de las funciones cognitivas y ayuda al aprendizaje.	Extracto que aporte un mínimo de 15 mg de ginsenósidos. ▶ Durante una de las comidas y antes de las 17 h.
Té verde	• Apoya las funciones cognitivas, la memoria y la concentración. • Ayuda a la memorización en las personas mayores.	Extracto que aporte un mínimo de 200 mg de polifenoles. ▶ Consumir antes de las 17 h.
Klamath	Contribuye a una función cognitiva normal (memoria y concentración).	2 g.
Melena de león	Aporta nutrientes para el sistema cognitivo.	De 1.000 a 1.500 mg de extracto que aporten de 600 a 900 mg de polisacáridos.

Contraindicaciones en la tercera parte del libro.

La opinión médica

Doctor Olivier Sillam, neurólogo

«Gozar de buena memoria y de una adecuada concentración es esencial para todos. El cerebro es un órgano fabuloso, con múltiples capacidades y un potencial increíble. Para poder disfrutar de todas sus funciones, primero es necesario asegurarse de que no sufre ninguna carencia desde un punto de vista nutritivo: minerales (sobre todo, el magnesio), vitaminas (principalmente, las vitaminas del grupo B y la vitamina D) y ácidos grasos de calidad, que contribuyen a la formación de las neuronas. Además, es importante un buen aporte en omega-3 (mucho mejor de origen animal para asegurar un nivel suficiente de DHA para el cerebro). La medicina tradicional india recomienda la utilización de *Bacopa monnieri* para favorecer las funciones cognitivas y, según parece, la eficacia de esta planta se ha demostrado en estudios científicos occidentales».

# Sexualidad: vibra de forma natural

Hay un tema que nos concierne a todos, pero del que apenas se habla: la salud sexual. Es esa dimensión esencial de tu bienestar que engloba a la vez el deseo, el placer, la intimidad, la relación con el otro... En resumen, todo lo que hace vibrar tu cuerpo, tu corazón y lo más profundo de tu ser.

Sin embargo, la sexualidad sigue siendo un tabú en nuestra sociedad. Ha llegado el momento de romper esta ley del silencio y colocar la salud sexual en el centro de las prioridades. Una sexualidad sin tapujos no es un lujo ni un extra, sino un incentivo crucial para el equilibrio físico, emocional y relacional, la clave de una vida más intensa, conectada y rica a cualquier edad. ¿Te gustaría vivir una sexualidad plenamente desarrollada y desacomplejada? Comencemos entonces un viaje iniciático al corazón de tus sentidos y emociones.

PROBLEMAS SEXUALES: LAS SEÑALES DE TU CUERPO

- Reducción del deseo sexual y de la libido
- Disminución de la excitación: dificultades de erección, sequedad vaginal
- Alteración del orgasmo: eyaculación precoz o falta de eyaculación, anorgasmia
- Molestias sexuales: escozores, irritaciones...

Los mecanismos de la función sexual

¿Cómo funciona el placer sexual?

En el hombre

Una erección exige la coordinación de hormonas, vasos, nervios y músculos. La directora de orquesta, naturalmente, es **la testosterona**, la hormona masculina que, en un 95 por ciento, se produce en los testículos. Es la que impulsa la libido y el tono, así como la producción de esperma y el desarrollo de los atributos viriles.

Para que se produzca el milagro, hace falta también una buena irrigación sanguínea en esa zona. Al llenarse de sangre, los cuerpos cavernosos y los esponjosos aumentan de volumen y se ponen rígidos, como un castillo hinchable que se despliega. Esto ocurre gracias a la dilatación de las arterias y la compresión de las venas, estimuladas por unos nervios muy especiales, los parasimpáticos.

Y como último ingrediente para pisar el acelerador se encuentra la mente. Puede que la mecánica sea muy sofisticada, pero no se activa sin la luz verde del cerebro. El deseo nace en la cabeza: dopamina, oxitocina y serotonina son las mensajeras que lo provocan.

En la mujer

Por el lado femenino, el deseo y el placer siguen los meandros de los cambios hormonales que ocurren de la pubertad a la menopausia, pasando por los embarazos. Sin embargo, sea cual sea la edad, en esta montaña rusa hormonal el placer sexual recorre, con mayor o menor intensidad, el mismo circuito:

- Primera etapa, **la excitación**. Bajo el efecto de una estimulación física o mental, el deseo se acelera y el cuerpo se transforma: la vulva y la vagina se llenan de sangre y se lubrican, el clítoris entra en estado en erección, los pezones se endurecen, el ritmo cardiaco se acelera.
- Luego viene **la meseta**, ese momento en el que el placer aumenta de intensidad sin llegar al clímax. Los labios se hinchan, la vagina se estrecha, los pechos son hipersensibles...
- Y de ahí al punto de no retorno: **el orgasmo** y sus fuegos artificiales. Los músculos pélvicos se contraen en sacudidas, el corazón se desboca, la respiración se agita... Un maremoto de fuertes sensaciones.
- Por último, llega **la resolución**. Un letargo postorgásmico delicioso en que el cuerpo va sosegándose, el pulso se normaliza, los músculos se relajan y la mente se calma.

Como en el caso del hombre, el factor mental es determinante.

¿Cuáles son los factores que alteran la salud sexual?

A veces, pese a toda la buena voluntad, la mecánica sensual no funciona correctamente. Ausencia de deseo, dificultades para llegar a orgasmo, molestias durante el acto... Los problemas sexuales que alteran la libido son muy numerosos, tanto en los hombres como en las mujeres. Lo primero que se debe hacer, y no dejaré de repetirlo, es consultar al médico. Paralelamente, también puedes explorar los siguientes factores:

> **¿Sabías que...?**
>
> Presta atención a las carencias hormonales (testosterona, DHEA...) o de ciertos minerales clave, como el magnesio, así como al equilibrio del colesterol, necesario para producir las hormonas sexuales, pero dañino en exceso.

- La principal amenaza para la salud sexual es **el desequilibrio emocional**. Estrés, depresión, fatiga, agotamiento y conflicto conyugal explican a menudo una disminución del apetito sexual y numerosos problemas. Cuando el cuerpo y la mente ya no consiguen vibrar, ¡es como una ducha fría!
- **La presión del rendimiento** puede también ser la causa de dificultades a la hora de excitarse.
- **Una mala alimentación** puede producir un desequilibrio del colesterol, sobrepeso o diabetes, factores que lastran el deseo.
- **El tabaquismo** tiene consecuencias sobre la excitación sexual, sobre todo porque impacta de forma negativa en la irrigación sanguínea.
- **El abuso de porno** daña el sistema de recompensa de la dopamina y puede hacerte insensible a las fuentes naturales de placer. ¡Mejor practicar!
- **Los cambios hormonales** (embarazo, menopausia, niveles de testosterona inadecuados en el hombre, etc.) disuaden a menudo de cualquier actividad amorosa.

Las soluciones naturales para reforzar la salud sexual

Adapta la alimentación y tu modo de vida

¿Y si te dijeran que el secreto de una adecuada libido se encuentra en el plato y en la higiene de vida? Cada vez son más los estudios que muestran el vínculo íntimo entre los hábitos y la vitalidad sexual. A continuación, encontrarás una guía de supervivencia para mantener la forma entre las sábanas.

Empezaré por los alimentos estrella de la libido:

Sexualidad: vibra de forma natural

- A la cabeza de la lista de éxitos, los famosos **afrodisíacos**, esas sustancias naturales que estimulan el deseo y el rendimiento. Desde el jengibre picante hasta la raíz de maca, pasando por el majestuoso ginseng, estos venerados alimentos contienen activos que apuntan directamente al placer.
- Entre los minerales, **el zinc** es el aliado ineludible para los hombres que buscan vigor. Está generosamente presente en las ostras, el hígado de ternera, las nueces o las pepitas de calabaza.
- Tanto para hombres como para mujeres, es imposible pasar por alto el poder del **chocolate**. Rico en teobromina, que es ligeramente estimulante, y en magnesio antiestrés, libera las tensiones y refuerza los orgasmos. Sus flavonoides favorecen también la producción de endorfinas, esas hormonas de la felicidad que multiplican la sensibilidad erógena.
- No hay que olvidar los tesoros afrodisíacos del mundo vegetal. Salvia, jengibre, ajedrea, albahaca... Son **hierbas y especias** bien conocidas, cargadas de virtudes insospechadas para la libido. Lo mismo ocurre con las frutas y verduras ricas en antioxidantes (aguacate, espárragos, brócoli, manzana...), que protegen los vasos sanguíneos y rejuvenecen los tejidos eréctiles.

Pero, para llegar al éxtasis, comer bien no basta. También, y sobre todo, hay que aspirar a un estilo de vida sano y equilibrado. Lo más importante es **la práctica regular de una actividad física**. Treinta minutos diarios es lo mínimo que se recomienda para que circule la energía y el flujo sanguíneo hasta tus órganos genitales. Correr, nadar, ir en bici, yoga... La disciplina no importa mientras te muevas, oxigenes las células y mantengas en forma el perineo, fundamental para unos orgasmos más intensos. Aprovecha también para **exponerte a la luz del día**, por lo menos por la mañana y al mediodía.

Otro pilar de una sexualidad a tope es **un sueño de calidad**. Si no descansas, no solo tu libido se debilita, sino que además te mostrarás irritable y te afectará más el estrés. Consigue unas noches placenteras con los consejos del capítulo dedicado al sueño en la página 92.

Finalmente, para combatir al peor enemigo del deseo: el estrés, adopta de inmediato la práctica de **técnicas de relajación**: coherencia cardiaca, meditación, respiración abdominal... Después de diez minutos de pausa, tendrás la libido por las nubes.

Dale músculo al perineo y activa tu esfera pélvica

El suelo pélvico es un aliado sanitario de primer orden. Esta extensión de músculos finos que se amolda al hueco de la pelvis, del pubis al coxis, **irriga y dinamiza**

todos los órganos genitales. Participa activamente en el vigor de las erecciones y en la calidad de los orgasmos, pero también en el control de la continencia. En definitiva, cuenta con un papel clave en el desarrollo sexual. Sin embargo, como cualquier músculo, necesita entrenamiento. De ahí el interés de cuidarlo. **Los ejercicios de Kegel**, por el nombre de su inventor, están especialmente destinados a hacerlo.

Se trata de contraer los músculos pélvicos como si retuvieras la respiración o la orina sin emplear los abdominales ni los glúteos. Mantenemos la contracción de cinco a diez segundos, soltamos y volvemos a hacer unas diez o quince repeticiones. Con hacerlo de tres a cinco veces al día, será suficiente. Estas contracciones voluntarias tienen un fantástico triple efecto. Para los hombres, refuerzan la rigidez y el ángulo de la erección, a la vez que ayudan a retardar la eyaculación. En las mujeres, aumentan la intensidad de las sensaciones vaginales, facilitan la lubrificación y multiplican el placer en la penetración. En ambos casos, también frenan las pérdidas urinarias, la incontinencia y los prolapsos (descenso de órganos). ¡Todo son ventajas!

Favorece la salud sexual con productos de salud natural

Gracias a sus principios activos ultraconcentrados, los productos de salud natural pueden actuar en sinergia con una buena higiene de vida para despertar tus pasiones.

LOS QUE MÁS RECOMIENDO

ACTIVO	ACCIÓN	DOSIS DIARIA
Zinc	• Contribuye a una fertilidad y reproducción normales. • Sirve para el mantenimiento de un nivel normal de testosterona en sangre.	De 10 a 15 mg con el estómago vacío. ▶ En ayunas por la mañana antes del desayuno o antes de la cena.
Vitamina D	Palía el déficit.	De 1.000 a 3.000 UI. ▶ Unos 10 minutos antes de la comida o durante una comida que aporte ácidos grasos.

Yodo	Contribuye a la producción normal de hormonas tiroideas y a una función tiroidea normal.	Como mínimo, 75 µg.
Vitamina B5	Permite la síntesis normal y al metabolismo normal de las hormonas esteroides, de la vitamina D y de ciertos neurotransmisores.	6 mg.
Magnesio	Esencial para reducir la fatiga.	De 250 a 300 mg. ▶ Fraccionar durante la jornada en dos o tres tomas.
Maca	• Estimula la libido y tiene un efecto afrodisíaco. • Contribuye al vigor físico.	Como mínimo, 1,5 g de polvo de planta o el equivalente en extracto.
Ginseng	• Favorece las funciones sexuales. • Puede ayudar a inducir y mejorar la erección.	Extracto que aporte un equivalente en planta de 3 g. ▶ Tomar durante las comidas y antes de las 17 h.
Jengibre	Ayuda a reforzar la sensibilidad de las partes íntimas.	De 1.000 a 1.500 mg de polvo de planta o el equivalente en extracto.
Aceite de onagra	Contribuye a mejorar la libido en la mujer.	Extracto que aporte un mínimo de 100 mg de GLA.
Arginina	• Favorece la producción de óxido nítrico y la dilatación de los vasos sanguíneos. • Posee una acción positiva para mejorar la libido y la respuesta a los estímulos sexuales.	3 g.

OTROS QUE DEBEN CONSIDERARSE

ACTIVO	ACCIÓN	DOSIS DIARIA
Tribulus	Favorece la libido y las capacidades sexuales.	De 5.000 a 10.000 mg de polvo de planta o el equivalente en extracto.
Salvia	Tradicionalmente utilizada para favorecer el bienestar de las mujeres.	De 800 a 1.300 mg de polvo de planta o el equivalente en extracto.
Azafrán tipo Saffr'Active®	• Permite la relajación, el bienestar físico y mental. • Favorece el deseo sexual y las funciones sexuales.	Extracto que aporte 600 µg de safranal.
Sauzgatillo	• Ayuda a mantener el bienestar fisiológico a lo largo del ciclo menstrual. • Contribuye a equilibrar las hormonas. • Podría ayudar en caso de sequedad vaginal.	Extracto que aporte un mínimo de 3 mg de agnusida.
Shatavari	• Tradicionalmente, puede ayudar a resolver los problemas de libido masculinos, utilizarse para la debilidad sexual y ayudar en caso de eyaculación precoz. • Favorece la salud del aparato reproductor femenino. • Ayuda a mantener el equilibrio en la fisiología femenina durante y después de la menopausia.	Extracto que aporte un mínimo de 110 mg de saponinas.
Mucuna	• Permite optimizar la testosterona natural del cuerpo. • Mejora la libido sexual y la función eréctil.	De 800 a 1.500 mg de polvo de planta o el equivalente en extracto

Contraindicaciones en la tercera parte del libro.

Glucemia: regula el nivel de azúcar y lucha contra la resistencia a la insulina

La regulación glucémica es un tema tan amplio como crucial para tu salud. El nivel de azúcar en sangre condiciona tu energía, tu peso, tu estado de ánimo y muchos otros factores. Es un parámetro vital que rápidamente puede convertirse en tu mejor aliado o en tu peor enemigo, según cómo lo cuides.

En la actualidad, los problemas del metabolismo del azúcar se están convirtiendo en una epidemia mundial. Ante el dúo diabólico que constituyen la comida basura y el sedentarismo, la insulina (la hormona reguladora de la glucemia) ya no da abasto. Resultado: una persona de cada tres sería hoy en día prediabética, con un nivel de glucosa demasiado elevado sin alcanzar todavía la zona de peligro. Es, sin duda, una cifra alarmante porque, de no tratarse, el 70 por ciento de estos estados precoces evolucionan hacia una diabetes. Los enfermos de diabetes en España se acercan al 15 por ciento de la población y han aumentado un 42 por ciento desde 2019. Una persona de cada siete es diabética. Por lo tanto, esta amenaza silenciosa sigue siendo ampliamente subestimada y mal comprendida. Mejor ponernos las pilas y enfrentarnos a este reto para la sanidad pública porque, sí, podemos hacer algo para controlar la glucemia.

> ¡Iniciemos un viaje al país de la insulina y la glucosa, sin azúcares añadidos ni frustraciones!

> Productos de salud natural adaptados a tus necesidades

RESISTENCIA A LA INSULINA: LAS SEÑALES DE TU CUERPO

- Deseo de comer algo dulce
- Deshidratación, garganta seca
- Fatiga desde la mañana
- Grasa localizada en la cintura abdominal
- Falta de motivación

Los mecanismos de la regulación de la glucemia

¿Qué ocurre en tu cuerpo cuando comes algo dulce?

Imagina que vas a comer un sabroso pedazo de pan, una deliciosa galleta o un grano de uva. Todos estos glúcidos se transformarán en glucosa, el carburante preferido de las células, gracias al trabajo del intestino. A continuación, esta glucosa que se acaba de producir pasará a la sangre y hará subir la glucemia. Ahí es donde entra en escena la insulina. **La insulina** es algo así como el portero vip de las células. Esta hormona fabricada por el páncreas tiene como misión abrir las puertas celulares a la glucosa y, una vez dentro, se utilizará para **producir energía**. Resultado: **cuanta más glucosa hay en la sangre, más insulina segrega el páncreas para regularla y mantener sus niveles bajos**. Se trata de un preciso sistema de vasos comunicantes que ajusta la glucemia a unos niveles normales.

«¡Oh, yo no soy diabético, puedo comer azúcar sin problemas!». ¿Quién no ha oído decir nunca esta frase? ¿Y esta otra? «La diabetes tiene que ver con el sobrepeso, eso no va conmigo».

> Son tópicos que, calladamente, favorecen las complicaciones. ¿Y si os dijera que existe una zona gris antes de la enfermedad? Se conoce como resistencia a la insulina y es ahí donde todo ocurre.

Glucemia: regula el nivel de azúcar y lucha contra la resistencia a la insulina

> A menudo oigo en las redes sociales a profesionales que dicen que los picos de glucemia repetidos no son ningún problema si no padeces una enfermedad. Aunque es cierto, la resistencia a la insulina, sin ser una enfermedad, origina numerosos problemas acentuados por los picos de glucemia repetidos. En aras de una mayor prevención, no estaría de más una explicación por parte de dichos profesionales.

A veces, debido a una alimentación demasiado azucarada o a una predisposición genética, las células dejan de obedecer las órdenes de la insulina. Por mucho que se las inunde de señales, permanecen cerradas a la glucosa. Es lo que se denomina «resistencia a la insulina»: la hormona está ahí, pero no ejerce correctamente su trabajo de vigilante, de manera que el azúcar queda atrapado en la circulación y la glucemia se mantiene anormalmente elevada. Para compensar, el pobre páncreas produce más y más insulina hasta la extenuación. Aparecen algunos trastornos (fatiga, aumento de peso...), pero sin llegar al estadio de la enfermedad.

Pérdida de llaves, cerradura bloqueada: el rompecabezas de la resistencia a la insulina

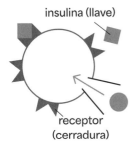
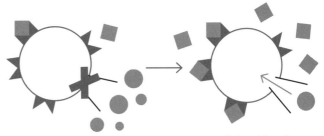

Funcionamiento fisiológicamente normal sin resistencia a la insulina: sistema de cerradura en el que la insulina es la llave y permite que la glucosa entre en la célula.

Funcionamiento alterado a causa de la resistencia a la insulina: a pesar de la presencia de insulina en un nivel normal, la glucosa no entra en la célula.

Ante esta disfunción, el organismo produce más insulina para que la glucosa entre en la célula. Pese a que solo se necesita una llave para cada habitación de una gran mansión, hay que producir duplicados de las llaves y abrir todas las habitaciones, lo que supone un mayor esfuerzo.

La biología puede llevar a cabo valoraciones objetivas mediante el índice HOMA. Este marcador sanguíneo, que, por desgracia, solo se emplea de forma excepcional en los análisis rutinarios, toma en cuenta la glucemia y la **insulinemia** (el nivel de insulina en sangre).

Si esta situación se prolonga en el tiempo, la resistencia a la insulina puede conducir a la **diabetes**. Y esta enfermedad —inesperada, pero silenciosamente incubada durante años— cambia por completo la vida cotidiana, con un tratamiento molesto, un seguimiento prolongado y potenciales complicaciones cardiovasculares, renales, oculares...

> **La diabetes llamada «de tipo 1» se debe a una ausencia de secreción de insulina por el páncreas; la diabetes llamada «de tipo 2» se debe a un desajuste en la función de la insulina.**

Por tanto, entre la glucemia normal y la diabetes confirmada, hay unos desequilibrios continuos que se instalan de forma progresiva, como una serie de luces rojas parpadeantes que van encendiéndose una a una en el cuadro de mandos. Es aconsejable actuar antes, es decir, en el terreno de la prevención.

¿Cuáles son los factores de riesgo y sus causas?

Comprender lo que hace que tu tren glucémico descarrile puede ser de gran ayuda. Como ya he dicho anteriormente, no todos partimos con los mismos vagones. Veamos cuáles pueden ser las causas:

- **Predisposición genética:** la ciencia ha descubierto hasta ahora unas veinte variantes genéticas implicadas en los problemas metabólicos relacionados con la glucemia.
- **Alimentación desequilibrada:** los alimentos con un IG elevado, como el pan blanco (70), los caramelos (80) o los refrescos (90), provocan una marcada subida de azúcar en sangre y deben consumirse con moderación.
- **Estrés:** cuando te estresas, el nivel de glucosa sube como una flecha. Está comprobado científicamente. ¿El motivo? En situación de estrés, el cuerpo secreta hormonas como el cortisol y la adrenalina. Estos mensajeros de la urgencia envían una señal al hígado para que libere azúcar en la sangre con

el fin de disponer de energía para luchar o huir. Pero, en nuestro mundo moderno, los factores de estrés son más a menudo psicológicos que físicos (trabajo, facturas, discusiones...). El exceso constante de glucosa para enfrentarse a dichas cuestiones no es necesario. Resultado: si el estrés es constante, la glucemia se mantiene elevada de forma permanente y pone en un aprieto al páncreas. Las células beta productoras de insulina acaban agotándose, momento en que empiezan los problemas... Además, el cortisol tiene terribles efectos sobre el peso, la inmunidad o el sueño. Una auténtica tortura para tu organismo.

- **Deficiencia:** un déficit en nutrientes como el zinc, el cromo o ciertos ácidos grasos pueden alterar el mantenimiento de unos niveles normales de glucemia.
- **Una inflamación de grado bajo** (es decir, una inflamación leve, silenciosa, que se instala con el tiempo) **o también la hiperpermeabilidad intestinal** (cuando el intestino tiene «pérdidas»): la inflamación produce un hiperinsulinismo y, por tanto, una resistencia a la insulina, que puede producir inflamación. Un círculo vicioso metabólico.

Como siempre digo, «azúcar abundante, insulina en combate». Entonces ¿cómo controlamos el metabolismo glucídico? Las soluciones naturales pueden ayudarte.

Probado y aprobado por la comunidad Nutrastream

«Después de tomarla, confirmo que la berberina me ha ayudado mucho a reducir la glucemia».

«Gracias por todo, Mathieu. Gracias a ti, manejo mejor la glucemia y la controlo con mi médico».

«Confirmo que el cromo ha funcionado muy bien con mis antojos de azúcar».

Las soluciones naturales para regular la glucemia

Opta por una alimentación protectora

Que no cunda el pánico: la alimentación saludable no tiene por qué ser poco atractiva. Algunos alimentos muy apetecibles contienen sustancias que acentuarán tu sensibilidad a la insulina y estabilizarán la glucemia:

- **Los alimentos de índice glucémico (IG) bajo.** Se trata de una escala de 0 a 100 que mide la capacidad de un alimento para aumentar el nivel de azúcar en sangre. Cuanto más bajo es el IG, más lentamente se digiere el alimento y más favorable es para el control glucémico. Es el caso de las legumbres (IG medio de 30), las frutas poco dulces, como las bayas (40) o también los cereales integrales (50). Sin embargo, el índice glucémico no lo es todo. La cantidad de glúcidos que se absorben también cuenta.
- **Los alimentos naturalmente ricos en fibra.** Estas sustancias vegetales no digeribles frenan la asimilación del azúcar y regulan el tránsito. También son excelentes prebióticos que alimentan la microbiota intestinal, igualmente implicada en el control glucémico. Ingiere por lo menos de veinticinco a treinta gramos de fibra al día y varía las fuentes: verdura verde, fruta con piel, cereales integrales, oleaginosas...
- **Los ácidos grasos buenos.** Esos tesoros lipídicos están particularmente concentrados en el pescado azul (salmón, sardina, caballa), las semillas de lino, de chía o las nueces.

Programa una actividad física diaria

Otro pilar ineludible para regularte el azúcar de forma progresiva es el ejercicio físico. Los músculos son el tejido que consume más glucosa del organismo. Cuando se utilizan regularmente, emplean más receptores de insulina y captan más fácilmente el azúcar sanguíneo. No es necesario apuntar muy lejos para notar los beneficios: según unas recomendaciones recientes, treinta minutos de actividad física de intensidad moderada al día bastan para mejorar el control glucémico. El placer es la clave de la regularidad. Puedes hacer, por ejemplo, paseos diarios de siete u ocho mil pasos y, en caso de resistencia a la insulina, de diez mil pasos.

Relájate

El tercer ingrediente mágico para una glucemia en plena forma es entrar en modo zen. Pese a que tendemos a olvidarlo, la glucemia es ultrasensible al estado mental y emocional. Si deseamos controlarla y preservar el equilibrio glucémico, es fundamental evitar el frenesí y reducir el estrés. Tienes muchas opciones para conseguirlo: coherencia cardiaca, actividades manuales, meditación, pasatiempos, silvoterapia (caminar entre árboles), etc.

> La Unión Europea nos impide hablar de la relación positiva entre la resistencia a la insulina y varios complementos alimenticios, pese a que existen pruebas científicas sobre esta molestia fisiológica. Así que me veo obligado a mencionar únicamente ciertos activos de salud natural. En otros países, como Canadá, podría hablar con mayor libertad.

Apuesta por las plantas y complementos nutricionales de interés

En la madre naturaleza abundan activos que, junto con una higiene de vida adecuada, pueden ayudarte a controlar la glucemia. Veamos cuáles son las estrellas en los productos de salud natural que brillan más que los cristales de los azúcares.

LOS QUE MÁS RECOMIENDO

ACTIVO	ACCIÓN	DOSIS DIARIA
Zinc	Facilita un metabolismo glucídico normal.	De 10 a 15 mg. ▶ 15 minutos antes de una comida, entre las comidas o al acostarse.
Cromo	Contribuye a mantener una glucemia normal.	De 25 a 100 μg. ▶ De 5 a 15 minutos antes de una comida o entre las comidas.

Productos de salud natural adaptados a tus necesidades

Berberina	Útil para mantener una glucemia normal.	De 300 a 390 mg. ▶ 5 a 15 minutos antes de una comida.
Canela	Contribuye a mantener una glucemia normal.	De 2.500 a 5.000 mg de polvo o el equivalente en extracto. ▶ 5 a 15 minutos antes de una comida.
Resveratrol	• Mejora la sensibilidad a la insulina. • Contribuye a proteger las células del estrés oxidativo.	De 200 a 480 mg. ▶ 5 a 15 minutos antes de una comida.

OTROS QUE DEBEN CONSIDERARSE

ACTIVO	ACCIÓN	DOSIS DIARIA
Gimnema	Contribuye a mantener los niveles de azúcar en el organismo.	De 400 a 600 mg de extracto que aporten de 100 a 200 mg de ácido gimnémico.
Té verde	• Mantiene la producción de insulina en niveles sanos. • Ayuda a mantener una glucemia normal.	Extracto que aporte 50 mg de EGCG.
Morera blanca	Sirve para mantener el equilibrio del metabolismo de los glúcidos del cuerpo.	Extracto de 250 mg que aporte un 5 % de DJN.
Fruto y hoja de olivo	Apoya el equilibrio de la insulina.	300 mg de extracto que aporte 150 mg de oleuropeína y 29 mg de hidroxitirosol.
Jengibre	Participa en el control de la glucemia.	De 800 a 1.200 mg de polvo o el equivalente en extracto.
Ginseng coreano	Ayuda a mantener un nivel de glucosa sanguínea normal en el marco de un modo de vida sano.	De 600 a 2.000 mg de polvo o el equivalente en extracto. ▶ Durante una comida.

Contraindicaciones en la tercera parte del libro.

La opinión médica

Doctor Laurent Fogel, médico de familia y especialista en medicina antienvejecimiento

«Para actuar sobre el metabolismo glucídico, existen diversas soluciones naturales que pueden utilizarse como prevención, antes de que la enfermedad se declare, desde los primeros síntomas de resistencia a la insulina. Hay que actuar lo antes posible, y es una lástima que esto no se aprenda en la carrera –donde solamente se nos enseña a tratar la enfermedad– porque los resultados que he obtenido son excelentes y están respaldados por estudios científicos. Aconsejo, por ejemplo, la berberina, que ayuda a mejorar el control de la glucemia, el cromo, que mantiene sus niveles, la canela, que aumenta la sensibilidad de los receptores de insulina, y el zinc, que contribuye a un metabolismo glucídico normal».

Tercera parte

Los ingredientes de la salud natural, examinados con lupa

Ahora que ya sabes qué productos de salud natural necesitas, ha llegado el momento de verificar si están hechos para ti (comprobando las contraindicaciones) y de recordar qué información debes buscar en la etiqueta para escoger bien, ya sea en la tienda o en línea. Vamos allá.

Instrucciones

En las páginas siguientes, encontrarás las fichas, clasificadas por orden alfabético, de la mayoría de los activos citados en las tablas «Los que más recomiendo». Si no hay ficha, significa que no necesitas más información que la de la tabla para comprar el producto. En la página 309, encontrarás las contraindicaciones de los activos citados en las tablas «Otros que deben considerarse». Si uno de ellos no aparece, significa que no tiene más contraindicaciones que las habituales para las mujeres embarazadas o en periodo de lactancia y los niños. En general, en caso de duda o de concurrencia con un tratamiento, consulta al médico o farmacéutico.

Estos son los títulos que aparecerán en cada ficha de activos:

Indicaciones

En estos cuadros grises, encontrarás a qué necesidades principales responde el activo: energía, inmunidad, memoria, articulaciones...

¿Qué buscar en la etiqueta?

Bajo este título, te proporciono la información clave para comprar un producto de buena calidad. Debes comprobarlo directamente en la etiqueta del producto en la tienda o en la ficha del producto en línea.

Si el activo es una planta, podrás leer los elementos siguientes:

- **Nombre común de la planta:** su nombre o nombres más conocidos.
- **Nombre botánico:** su nombre en latín.
- **Parte de la planta:** raíz, hoja u otros. Verificar este dato es importante en ciertos productos.
- **Dosis diaria general:** se precisa la cantidad de extracto, la cantidad de planta o la cantidad de principios activos que deben buscarse según el caso.

Si el activo es una vitamina, un mineral u otro, podrás leer los elementos siguientes:

- **Formas buenas:** son las formas de los activos que debes priorizar, porque se asimilan muy bien y se toleran mejor.
- **Formas medias:** no son las formas que se asimilan mejor, pero siguen siendo aceptables. En el caso de que en un producto con multivitaminas y minerales tengas una mayoría de formas buenas y una o dos formas medias, el producto sigue siendo óptimo.

- **Formas que debes evitar:** son las formas que te desaconsejo totalmente porque pueden provocar problemas digestivos para la poca eficacia que tiene el activo...
- **Dosis diaria general:** es la dosis recomendada para un efecto óptimo.

Momento óptimo de ingesta

Si este título aparece en la ficha, significa que el activo se asimilará mejor en un momento determinado: durante la comida, antes de acostarte, etc.

Interacciones

- **Incompatibilidad:** la acción del activo puede verse anulada o disminuida por otro activo (o a la inversa). En este caso, conviene espaciar la ingesta de uno y otro durante la jornada.
- **Sinergia:** al contrario, la eficacia del activo puede verse maximizada cuando se asocia a otro activo.

Contraindicaciones y precauciones

Si tienes una enfermedad, sigues un tratamiento o te encuentras en una situación particular (por ejemplo, embarazo o lactancia), no debes consumir ciertos activos sin la aprobación previa de tu médico.

Te recuerdo que varios activos —el hierro, el manganeso, el cobre y el calcio— no deberían consumirse sin haber comprobado que existe un déficit.

Mejores alimentos

En las fichas de vitaminas y minerales, encontrarás bajo este título diez alimentos que te aportan el activo citado. Sin embargo, hay que tener cuidado: el simple hecho de consumir estos alimentos no te exime de la necesidad del complemento alimenticio. La alimentación y la suplementación van de la mano.

Detalles

Según la ficha, en este encuadre encontrarás:

- La procedencia del activo.
- Información suplementaria sobre su papel en el organismo.
- Aspectos a tener en cuenta a la hora de dosificar, según las formas, etc.

Observación: los beneficios del activo empiezan a notarse a partir del primer mes y se recomienda tomar el complemento durante tres meses para maximizarlos.

Ácido hialurónico

`Belleza`

¿Qué buscar en la etiqueta?

⊕ Forma buena:
Hialuronato de sodio, obtenido por biofermentación, que aporte como mínimo 120 mg de ácido hialurónico, con un peso molecular de 50 a 3.000 kDa (kilodalton).

Dosis diaria general:
- Mínimo de 120 mg.

Momento óptimo de ingesta:

Justo antes o durante una comida.

Contraindicaciones y precauciones:

Se desaconseja a mujeres embarazadas o en periodo de lactancia y a niños.

Detalles

El ácido hialurónico forma parte de los productos estrella para la piel. Proporciona una hidratación máxima y aporta un pequeño efecto antiedad al rostro, como si volvieses de una estancia en un balneario de lujo. Este activo es el secreto para tener una tez resplandeciente. Cabe señalar que los beneficios del ácido hialurónico tomado por vía oral, en cuanto a su efecto «rellenador» y de «bienestar articular», necesitan estudios suplementarios más sólidos. Preta atención a no confundir la cantidad de ácido hialurónico y la cantidad de hialuronato de sodio. Mira bien: por ejemplo, 120 mg de hialuronato de sodio corresponden a 90-100 mg de ácido hialurónico. En este caso, no llega a la dosis mínima recomendada de 120 mg de ácido hialurónico.

Ajo

`Inmunidad` `Colesterol`
`Cardiovascular` `Estrés oxidativo`

¿Qué buscar en la etiqueta?

Nombres comunes de la planta:
ajo, ajo negro, ajo fermentado
Nombre botánico:
Allium sativum L.
Parte de la planta: bulbo
Dosis diaria general:
- Inmunidad: de 600 a 900 mg de extracto que aporten de 7,8 a 11,7 mg de alicina.
- Circulación: de 900 a 1.500 mg de polvo de planta o el equivalente en extracto.
- Todos los beneficios, incluida la inmunidad: extracto de ajo negro que aporte 250 mg de S-alil cisteína.

Momento óptimo de ingesta:
Durante una comida.

Contraindicaciones y precauciones:

Se desaconseja a mujeres embarazadas o en periodo de lactancia y a niños.
También se desaconseja en caso de tratamiento concomitante con un medicamento antirretroviral (saquinavir, ritonavir...) y en caso de tratamiento concomitante con un medicamento anticoagulante o antiagregante plaquetario.

Detalles

Sin reemplazar al ajo en la alimentación, que es también un superaliado de la salud, el ajo como complemento alimenticio permite maximizar su potencial ¡evitando el mal aliento!

Alcachofa

Hígado · **Colesterol** · **Digestión-tránsito** · **Bienestar urinario**

¿Qué buscar en la etiqueta?

Nombre común de la planta:
alcachofa
Nombre botánico:
Cynara cardunculus
Parte de la planta: hoja
Dosis diaria general:
- Extracto que aporte un mínimo de 15 mg de cinarina.

Momento óptimo de ingesta:
De 15 a 30 minutos antes de una de las comidas.

Contraindicaciones y precauciones:

Se desaconseja a mujeres embarazadas o en periodo de lactancia y a niños.
No consumir en caso de obstrucción biliar u otros problemas de la función biliar.
No consumir en caso de alergia cruzada conocida, en particular a las plantas de la familia de las *Asteraceae*.

Detalles
En fitoterapia, se utilizan las hojas. Contienen sustancias activas diuréticas, hepatoprotectoras y coleréticas (es decir, que favorecen la producción de bilis). De este modo, permiten preparar complementos alimenticios beneficiosos para el aparato digestivo.

Arándano

Bienestar visual · **Estrés oxidativo** · **Circulación** · **Colesterol** · **Cardiovascular**

¿Qué buscar en la etiqueta?

Nombres comunes de la planta:
arándano, mirtilo
Nombre botánico:
Vaccinium myrtillus L.
Parte de la planta: fruto
Dosis diaria general:
- Extracto que aporte como mínimo 50 mg de antocianinas.

Momento óptimo de ingesta:
Durante una comida.

Contraindicaciones y precauciones:

Se desaconseja a mujeres embarazadas o en periodo de lactancia y a niños.

Detalles
El arándano puede consumirse a la vez en forma de alimento, para deleitar las papilas gustativas, y en forma de complemento alimenticio, que concentra los principios activos y optimiza sus numerosos beneficios. Esta pequeña fruta mágica de virtudes ancestrales favorece, entre otras cosas, la agudeza visual y la salud cardiovascular.

Arándano rojo

Bienestar urinario *Estrés oxidativo*

¿Qué buscar en la etiqueta?

Nombres comunes de la planta: arándano rojo, *cranberry*
Nombre botánico: *Vaccinium macrocarpon*
Parte de la planta: fruto
Dosis diaria general:
- Extracto que aporte un mínimo de 36 mg de PAC método BL-DMAC.

Contraindicaciones y precauciones:

Se desaconseja a mujeres embarazadas o en periodo de lactancia y a niños.
Se desaconseja el uso prolongado en caso de insuficiencia renal.

Detalles

Por sencillo que parezca, el arándano rojo es un verdadero superalimento de poderes extraordinarios. Imagínate que unos minúsculos guerreros protegen tu sistema urinario y luchan contra el estrés oxidativo. Cuidado: existen extractos que dicen contener 36 mg de PAC, pero pueden sobrevalorar la cantidad con un mal método de medición de estos principios activos de la planta. Para conocer la cantidad real de PAC, hay que verificar que el método utilizado por el laboratorio sea el BL-DMAC.

Arginina

Deporte *Salud sexual* *Cardiovascular*

¿Qué buscar en la etiqueta?

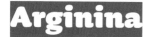 **Forma buena:**
alfa-cetoglutarato de arginina
Formas medias:
L-arginina
clorhidrato de arginina
Dosis diaria general:
- 3 g.

Contraindicaciones y precauciones:

Se desaconseja a mujeres embarazadas o en periodo de lactancia y a niños.
No consumir en caso de herpes.

Detalles

Piensa en tu cuerpo como lo hace un atleta de alto nivel. Para optimizarlo y superar sus límites, necesita una valiosa aliada: la arginina. Este aminoácido es como un entrenador deportivo que estimula la producción de óxido nítrico, de manera que favorece una mejor circulación sanguínea y un mayor aporte de nutrientes a los músculos. Aunque la arginina se produzca a partir de la fermentación, te aconsejo que vigiles la pureza de este aminoácido, que debe ser igual o superior al 99 por ciento.

Ashwagandha

Estrés · **Salud sexual** · **Sueño** · **Músculos** · **Energía** · **Andropausia** · **Estado de ánimo** · **Deporte**

¿Qué buscar en la etiqueta?

Nombre común de la planta:
ashwagandha
Nombre botánico:
Withania somnifera
Parte de la planta: raíz
Dosis diaria general:
- Extracto que aporte un mínimo de 30 a 40 mg de withanólidos.

Momento óptimo de ingesta:

10 minutos antes del desayuno o el almuerzo, nunca después de las 17 h.

Contraindicaciones y precauciones:

Se desaconseja a mujeres embarazadas o en periodo de lactancia y a niños.

Se desaconseja a personas que sufran hipertiroidismo o afectadas por problemas hepáticos o cardiacos.

Detalles

La ashwagandha, originaria de la India (también se encuentra en zonas de Pakistán o Sri Lanka), ocupa un lugar importante en la medicina ayurvédica desde hace milenios. Su nombre proviene del sánscrito y quiere decir «olor a caballo», en referencia al intenso efluvio de las raíces de la planta, así como al vigor y a la energía de los équidos. Es una planta adaptógena (se adapta a tus necesidades) y atípica: para algunos, favorece el sueño, mientras que, para otros, aporta energía. Por consiguiente y para evitar jugar a cara o cruz con tu bienestar, te aconsejo que pruebes esta planta por la mañana o a mediodía, tanto si buscas una acción antiestrés como beneficios para la práctica deportiva.

Azafrán (ej. Saffr'Active®)

Estrés · **Libido** · **Estado de ánimo** · **Menopausia**

¿Qué buscar en la etiqueta?

Nombre común de la planta:
azafrán
Nombre botánico:
Crocus sativus L.
Parte de la planta: estigma
Dosis diaria general:
- Extracto que aporte como mínimo 600 µg de safranal y 750 µg de crocinas.

Momento óptimo de ingesta:
Durante una comida.

Contraindicaciones y precauciones:

Se desaconseja a mujeres embarazadas o en periodo de lactancia y a niños.

Detalles

El azafrán es una plantita bulbosa que produce la valiosa especia del mismo nombre. Es un tesoro de la naturaleza, pues une belleza y poderosos beneficios: contribuye a un ánimo positivo, sin tener grandes contraindicaciones, como ocurre con otras plantas que actúan sobre el equilibrio emocional. Sus beneficios se reconocen tanto por los estudios clínicos como por la tradición.

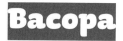

> Cerebro | Estrés
> Memoria y concentración | Sistema nervioso

¿Qué buscar en la etiqueta?

Nombres comunes de la planta: bacopa, brahmi
Nombre botánico: *Bacopa monnieri*
Parte de la planta: hoja
Dosis diaria general:
- Extracto que aporte un mínimo de 150 g de bacósidos.

Momento óptimo de ingesta:
Antes o durante una comida.

Contraindicaciones y precauciones:
Se desaconseja a mujeres embarazadas o en periodo de lactancia y a niños.

> **Detalles**
> La bacopa, utilizada en medicina ayurvédica, es una planta increíble que contribuye a mejorar la memoria, favorece la concentración y reduce el estrés. Imagínala como un sabio profesor que da clases de memorización mientras va sorbiendo una relajante tisana. Se ha probado incluso en niños a partir de seis años (naturalmente, te aconsejo que lo consultes con tu farmacéutico, sobre todo para adaptar la dosis). Cabe señalar que la bacopa es bastante amarga. Puedes abrir la cápsula para verter el contenido en un vaso de agua o mezclarlo con una compota para que su sabor sea menos pronunciado.

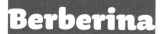

> Glucemia | Piel
> Control del peso

¿Qué buscar en la etiqueta?

Formas:
¡Vaya, no hay ninguna forma mala!
Dosis diaria general:
- De 300 a 390 mg.

Momento óptimo de ingesta:
Preferentemente de 5 a 15 minutos antes de una comida.

Contraindicaciones y precauciones:
Se desaconseja a mujeres embarazadas o en periodo de lactancia y a niños.
Busca consejo médico en caso de enfermedad o de toma concomitante de medicamentos.

> **Detalles**
> La berberina debe proceder de las plantas *Berberis aristata* o agracejo. Funciona un poco como un escudo invisible que te salvaguarda de las agresiones interiores y exteriores: protege las células, regula el metabolismo glucídico... e incluso puede ser una aliada en el control del peso.

`Digestión-tránsito`

Betaína-HCL

¿Qué buscar en la etiqueta?

Formas:
¡Vaya, no hay ninguna forma mala!

Dosis diaria general:
- De 600 a 1.300 mg por toma. Empieza por la dosificación menor.

Momento óptimo de ingesta:
Consumir de 5 a 10 minutos antes de las comidas principales.

Contraindicaciones y precauciones:
Se desaconseja a mujeres embarazadas o en periodo de lactancia y a niños.
Busca consejo médico si tienes un problema de salud.

Detalles
La betaína-HCL es lo que necesita tu estómago. Añade el toque final a la digestión acidificando el estómago. Gracias a ella, las comidas se descomponen y se asimilan mejor. No confundas el citrato de betaína, que permite digerir mejor, con la betaína-HCL, que tiene una acción muy específica sobre el estómago con el fin de acidificarlo. Si te falta acidez en el estómago, puedes sufrir reflujo ácido aunque puede parecer paradójico.

`Bienestar urinario`

Brezo

¿Qué buscar en la etiqueta?

Nombre común de la planta: brezo
Nombre botánico: *Calluna vulgaris*
Parte de la planta: sumidad florida
Dosis diaria general:
- De 1.000 a 1.500 mg/día de polvo o el equivalente en extracto.

Contraindicaciones y precauciones:
Se desaconseja a mujeres embarazadas o en periodo de lactancia y a niños.
Se aconseja beber abundantemente a lo largo de la jornada, un mínimo de litro y medio de agua.

Detalles
El brezo es un pequeño arbusto frondoso, muy extendido en Europa. En fitoterapia, es la regadera natural del sistema urinario. Ayuda al organismo a eliminar el agua con calma, como un jardinero que cuida tu cuerpo desde el interior. No hay que asociarlo con demasiadas plantas diuréticas (que estimulan la producción de orina). Para el bienestar urinario, piensa más bien en emplearlo junto con activos que actúen sobre la inmunidad, que suplan las carencias y que permitan eliminar las bacterias de las paredes urinarias.

Calcio

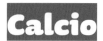

Salud ósea · **Menopausia** · **Cardiovascular**
Energía · **Articulaciones** · **Digestión**

¿Qué buscar en la etiqueta?

⊕ Formas buenas:
pidolato de calcio
bisglicinato de calcio
carbonato de calcio natural
gluconato de calcio
citrato de calcio

⊖ Formas medias:
carbonato de calcio (sintético)
lactato de calcio

⊗ Formas que debes evitar:
cloruro de calcio
sales de calcio del ácido ortofosfórico
hidróxido de calcio
óxido de calcio

Dosis diaria general:
- De 200 a 800 mg, es decir, del 25% al 100% del VNR.

Momento óptimo de ingesta:

Alrededor de la comida (justo antes, durante o justo después).

Interacciones:

Incompatible con zinc, hierro, potasio, magnesio (basta con espaciar las tomas de tres a cuatro horas).

Mejores alimentos:

1. Gruyere y parmesano
2. Emmental, cheddar, edam
3. Leche de cabra
4. Leche de vaca
5. Yogur natural
6. Camembert, azul, mozzarella
7. Alubia blanca cocida
8. Berza hervida
9. Perca del Atlántico asada
10. Espinacas hervidas

Detalles

El calcio es el superhéroe de los huesos y de los dientes. Los vuelve sólidos como un escudo vikingo. También favorece los músculos y los nervios, el sistema sanguíneo (coagulación) y previene la osteoporosis. Aun así, no se aconseja el suplemento de calcio sin saber si realmente lo necesitas.

Camomila

Estrés · **Digestión-tránsito**
Bienestar menstrual · **Sueño**

¿Qué buscar en la etiqueta?

Nombres comunes de la planta:
manzanilla, manzanilla de Castilla, manzanilla alemana, camomila

Nombre botánico:
Matricaria chamomilla L.
(sin. *Matricaria recutita* L.)

Parte de la planta: todas las partes

Dosis diaria general:
- De 500 a 1.400 mg de polvo o el equivalente en extracto.

Momento óptimo de ingesta:

Por la noche, si te interesa dormir bien.

Contraindicaciones y precauciones:

Se desaconseja a mujeres embarazadas o en periodo de lactancia y a niños.
Se desaconseja en caso de alergia cruzada conocida, en particular a la familia de las *Asteraceae* (la familia de las compuestas de la que forman parte la margarita, el crisantemo, etc.).
También se desaconseja si se toman medicamentos inmunosupresores.

Detalles

La camomila es la reina del jardín secreto de la relajación. Te invita a un viaje interior, lejos del estrés y de los problemas cotidianos. Un momento solo para ti, para cultivar el bienestar. No la confundas con las demás especies de la planta (matricaria, manzanilla romana, etc.).

Canela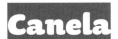

`Glucemia` `Estrés oxidativo` `Colesterol`
`Digestión-tránsito` `Inmunidad` `Belleza`

¿Qué buscar en la etiqueta?

Nombres comunes de la planta: canela, canela de Ceilán
Nombre botánico: *Cinnamonum zeylanicyum*
Parte de la planta: corteza
Dosis diaria general:
- De 2.500 a 5.000 mg de polvo o el equivalente en extracto.

Momento óptimo de ingesta:

Cinco o quince minutos antes de una comida.

Contraindicaciones y precauciones:

Se desaconseja a mujeres embarazadas o en periodo de lactancia y a niños.
También se desaconseja en caso de alergia cruzada conocida, en particular al bálsamo del Perú.

Detalles

Para explotar plenamente el potencial de la canela, no debes contentarte con añadirla a tus platos. Tómala como complemento alimenticio: imagínatela como una maga que hace malabarismos con los antioxidantes, regula la glucemia y refuerza las defensas inmunitarias. Cabe señalar que existen varios tipos de canela. La de China no la recomiendo porque contiene demasiadas cumarinas, que pueden dañar el hígado. Mejor decántate por la canela de Ceilán.

Carbón vegetal

`Digestión-tránsito`

¿Qué buscar en la etiqueta?

⊕ Formas buenas: carbón activo procedente de cáscara de coco o de madera de castaño
Dosis diaria general:
- De 1.200 a 1.800 mg en dos tomas (véase a continuación).

Momento óptimo de ingesta:

La mitad antes de una comida y la mitad después.

Contraindicaciones y precauciones:

Se desaconseja a mujeres embarazadas o en periodo de lactancia y a niños.
En caso de primera utilización del carbón activo, se recomienda empezar de forma progresiva.

También se recomienda dejar pasar por lo menos dos horas (véase la sección Detalles) entre el momento de la toma de carbón y el de la toma de cualquier otro medicamento (incluidos los anticonceptivos orales).

Detalles

Imagina tu cuerpo como un templo sagrado. Para mantenerlo puro y deslumbrante, necesita un aliado del bienestar: el carbón vegetal. Este polvo negro de propiedades extraordinarias es como un imán que captura las toxinas y las impurezas presentes en nuestro organismo, favoreciendo su eliminación natural. Asimismo, aporta una sensación de ligereza gracias a su acción sobre las flatulencias y las hinchazones. Atención, no hay que asociar este carbón activo a otros complementos alimenticios, alimentos y medicamentos. Su capacidad de absorción inhibiría sus efectos y mecanismos de acción.

Cardo mariano

Hígado · **Digestión-tránsito** · **Cardiovascular** · **Estrés oxidativo**

¿Qué buscar en la etiqueta?

Nombre común de la planta: cardo mariano
Nombre botánico:
Silybum marianum L.
Parte de la planta: semilla
Dosis diaria general:
- En cura de ataque, extracto que aporte 300 a 400 mg de silimarina.
- En cura de mantenimiento, extracto que aporte de 150 a 200 mg de silimarina.

Contraindicaciones y precauciones:

Se desaconseja a mujeres embarazadas o en periodo de lactancia y a niños.
En caso de alergia cruzada conocida, en particular a la familia de las *Asteraceae* (la familia de las compuestas, de la que forman parte la margarita, la camomila, el crisantemo, etc.).

> **Detalles**
> El cardo mariano es el activo que más recomiendo para el hígado. Con sus hojas espinosas jaspeadas de blanco, es muy eficaz en la desintoxicación y la digestión. Se dice incluso que está bendecido por la Virgen María... Atención a la etiqueta: pese a que algunos laboratorios solo informan de la cantidad de silibinas, debes buscar la cantidad de silimarina, una familia de principios activos.

Castaño de Indias

Circulación

¿Qué buscar en la etiqueta?

Nombres comunes de la planta: castaño de Indias, castaño falso
Nombre botánico:
Aesculus hippocastanum L.
Parte de la planta: semilla, brote de hojas, corteza
Dosis diaria general:
- De 1.000 a 1.500 mg/día de polvo o el equivalente en extracto.

Contraindicaciones y precauciones:

Se desaconseja a mujeres embarazadas o en periodo de lactancia y a niños.
Busca consejo médico si tomas un tratamiento anticoagulante o antiplaquetario.

> **Detalles**
> El castaño de Indias es en realidad originario de los Balcanes. Destacó en Europa por sus cualidades ornamentales. Irónicamente, a pesar de su nombre, no es comestible y a menudo se confunde con el castaño, cuyos frutos son deliciosos. En fitoterapia, se utilizan principalmente las semillas secas y la corteza, las cuales siguen un tratamiento natural y concreto, como se hace desde el siglo XVI.

Ceramida de trigo (Lipowheat®)

Piel

¿Qué buscar en la etiqueta?

➕ **Forma buena:**
Lipowheat®

Dosis diaria general:
- 350 mg.

Momento óptimo de ingesta:

Justo antes o al principio de la comida.

Contraindicaciones y precauciones

Se desaconseja a mujeres embarazadas o en periodo de lactancia y a niños.

Detalles

Ofrécele a tu piel el máximo bienestar gracias a las ceramidas de trigo. Estas pequeñas maravillas naturales extraídas del grano de trigo actúan como el cemento de tu belleza: sueldan las células de la piel y crean un entramado protector que preserva su hidratación y juventud. Al contrario de lo que ocurre con algunos productos –como el aceite de onagra y de borraja, que pueden producir acné en ciertos casos–, el Lipowheat® es compatible con cualquier tipo de piel y, a pesar de su origen, el trigo no contiene gluten. ¿Por qué recomiendo esta forma? Porque las ceramidas de trigo son las más estudiadas y están avaladas por siete estudios clínicos.

Cisteína y metionina

Cabello
Uñas
Piel

¿Qué buscar en la etiqueta?

Formas:
¡Vaya, no hay ninguna forma mala!

Dosis diaria general:
- Como mínimo, 300 mg de uno de los dos o la suma de los dos.

Momento óptimo de ingesta:

Tomar quince minutos antes de la comida o entre las comidas.

Contraindicaciones y precauciones:

Se desaconseja a mujeres embarazadas o en periodo de lactancia y a niños.

Detalles

La cisteína y la metionina son aminoácidos precursores de la queratina. Actúan como ladrillos que construyen tu belleza y resulta muy interesante reforzarlos para brillar desde el interior y favorecer así un resplandor natural. Es mejor consumir directamente estos aminoácidos en lugar de la queratina como complemento alimenticio, pues esta última suele asimilarse mal.

`Cabello` `Energía` `Piel` `Inmunidad` `Estrés oxidativo`

¿Qué buscar en la etiqueta?

➕ **Formas buenas:**
bisglicinato de cobre
gluconato de cobre
complejo cobre-lisina
citrato de cobre
histidina cobre

➖ **Forma media:**
carbonato de cobre

❌ **Formas que debes evitar:**
óxido de cobre
sulfato de cobre

Dosis diaria general:
- De 0,5 a 2 mg, es decir, del 50 % al 200 % del VNR.

Momento óptimo de ingesta:

Con el estómago vacío (en ayunas por la mañana antes del desayuno o antes de la cena, si no hay aperitivo).

Interacciones:

Incompatible con (basta con espaciar las tomas de tres a cuatro horas en el mismo día):
- Hierro
- Zinc
- Vitamina C

Mejores alimentos:

1. Hígado de ternera
2. Ostras
3. Bogavante
4. Calamares
5. Almejas
6. Cangrejo
7. Pulpo
8. Chocolate negro
9. Alubias rojas
10. Nueces

> **Detalles**
> Según los últimos estudios científicos, una excesiva acumulación en el organismo causa problemas. En dosis altas, puede transformarse en veneno. Antes de consumir el suplemento, hay que confirmar el déficit por medio de un análisis biológico. El periodo de suplementación tiene que ser corto y con dosis fisiológicas.

···

Coenzima Q10

`Energía` `Antioxidante` `Cardiovascular`

¿Qué buscar en la etiqueta?

➕ **Forma buena:**
ubiquinol (forma reducida)

➖ **Forma media:**
ubiquinona (forma oxidada)

Dosis diaria general:
- De 30 a 200 mg.

Momento óptimo de ingesta:

Durante una de las principales comidas.

Contraindicaciones y precauciones:

Se desaconseja a mujeres embarazadas o en periodo de lactancia y a niños.

> **Detalles**
> La coenzima Q10 es la superheroína de las células: combate los radicales libres, muy nocivos, porque son los responsables del envejecimiento acelerado, y actúa proporcionando energía en cada rincón de nuestro organismo. Imagínate una pequeña central eléctrica en cada célula: ella es la clave para su buen funcionamiento. La toma de estatinas (medicamento para bajar la colesterolemia) puede reducir fuertemente el nivel de coenzima Q10. Este fenómeno puede alterar el buen funcionamiento de las células. Consulta con tu farmacéutico.

Colágeno

Belleza · **Deporte** · **Articulaciones**

¿Qué buscar en la etiqueta?

➕ **Formas buenas:**
de origen marino o bovino, hidrolizada y de peso molecular bajo (de 2.000 a 5.000 o 6.000 DA o dalton)

✖ **Forma que debes evitar:**
colágeno vegetal

Dosis diaria general:
- Piel: de 1 a 5 g (como media, 2,5 g).
- Bienestar tendinoso, muscular, articular: de 5 a 10 g.

Momento óptimo de ingesta:

En ayunas al acostarse (si hay un intervalo de tiempo adecuado entre la cena y el sueño) o entre las comidas (o bien al inicio de la comida si lo has olvidado, pero no al final de la comida para maximizar su asimilación).

Contraindicaciones y precauciones:

Se desaconseja a mujeres embarazadas o en periodo de lactancia y a niños.
En caso de insuficiencia renal, adapta la dosis con tu profesional de la salud.

Interacciones:

En sinergia con:
- Vitamina C
- Ácido hialurónico

Detalles

El colágeno es la proteína más abundante del cuerpo. Hay que aclarar que el colágeno vegetal no existe. Si no quieres tomar colágeno de origen animal, puedes probar la combinación de glicina y vitamina C. No será tan activa como el colágeno, pero es una buena alternativa, mucho mejor que el colágeno vegetal.

Creatina

Deporte · **Andropausia** · **Menopausia** · **Cerebro**

¿Qué buscar en la etiqueta?

➕ **Forma buena:**
creatina monohidratada

Dosis diaria general:
- 3 g (puedes consumir un poco más solo si te lo aconsejan el médico o farmacéutico).

Momento óptimo de ingesta:

Después del esfuerzo (días de entrenamiento), durante las comidas (con días de reposo).

Contraindicaciones y precauciones:

Se desaconseja a mujeres embarazadas o en periodo de lactancia y a niños.

Detalles

La creatina, una molécula discreta que se esconde en la carne y en el pescado, es una auténtica aliada de los músculos. Regenera las reservas de energía (el ATP, si se entiende así mejor) a gran velocidad. Resultado: más fuerza, más potencia y también un empujón para las neuronas. Evita los productos que contengan creatina en forma líquida, lista para su empleo, por razones de estabilidad. Opta por las formas galénicas clásicas en polvo que puedas diluir en un líquido de tu elección (debe consumirse enseguida después de la disolución) o en cápsula.

Cromo

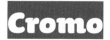

`Glucemia`

¿Qué buscar en la etiqueta?
⊕ Forma buena:
picolinato de cromo
⊗ Formas que debes evitar:
cloruro de cromo
sulfato de cromo
Dosis diaria general:
- De 25 a 200 µg, es decir, del 62,5% al 500% del VNR.

Momento óptimo de ingesta:
5 minutos antes de una de las principales comidas o entre las comidas.

Contraindicaciones y precauciones:
Se desaconseja a mujeres embarazadas o en periodo de lactancia y a niños.

Mejores alimentos:
1. Levadura de cerveza
2. Mejillones
3. Ostras
4. Nuez de Brasil
5. Hígado de ternera
6. Germen de trigo
7. Patatas
8. Brócoli
9. Copos de avena
10. Dátiles secos

Detalles
Pese a quedar en el olvido a menudo, el cromo es un superhéroe nutricional. Favorece el metabolismo de los macronutrientes, contribuye al mantenimiento de una glucemia normal (el nivel de azúcar en sangre) y puede ayudar en caso de resistencia a la insulina (en ausencia de enfermedad). Será un auténtico aliado si tienes antojos de dulce.

Curcumina

`Inmunidad` `Sistema nervioso`
`Articulaciones` `Digestión-tránsito`
`Cardiovascular`
`Estrés oxidativo`

¿Qué buscar en la etiqueta?
Nombres comunes de la planta:
cúrcuma, turmérico
Nombre botánico:
Curcuma longa L.
Parte de la planta: rizoma
Dosis diaria general:
- Extracto que aporte un mínimo de 90 mg de curcumina.

Momento óptimo de ingesta:
Durante una de las principales comidas.

Contraindicaciones y precauciones:
Se desaconseja a mujeres embarazadas o en periodo de lactancia y a niños.
Se desaconseja en caso de obstrucción biliar u otros problemas de la función biliar.
Se desaconseja en caso de toma concomitante de tratamiento anticoagulante.

Detalles
La curcumina, potente extracto de la cúrcuma, es como un elixir que posee propiedades antioxidantes y antiinflamatorias extraordinarias, de modo que ayuda al cuerpo a defenderse contra las agresiones exteriores y aporta numerosos beneficios: inmunidad, bienestar articular, digestión y muchos más. No hay que confundir cúrcuma, curcumina y curcuminoides. La cúrcuma es el vegetal que contiene numerosos principios activos, como los curcuminoides. Estos son una familia de varias moléculas, entre ellas la curcumina. Presta atención a la cantidad de esta última: 90 mg de curcuminoides no representan 90 mg de curcumina.

Digestión-tránsito (intolerancia a la histamina)

¿Qué buscar en la etiqueta?

Formas:
¡Vaya, no hay ninguna forma mala!

Dosis diaria general:
- 0,3 mg o de 20.000 a 30.000 UDH por toma.

Momento óptimo de ingesta:

Preferentemente quince minutos antes de las comidas principales.

Contraindicaciones y precauciones:

Se desaconseja a mujeres embarazadas o en periodo de lactancia y a niños.

Detalles

La DAO (diamina oxidasa) es una enzima que actúa como guardián de nuestro cuerpo: neutraliza la histamina en exceso, una sustancia que a veces es responsable de molestias digestivas y otras. Aunque ocurre cada vez menos, algunas DAO son de origen animal. Los laboratorios han conseguido, tras muchos años, ofrecer DAO de origen vegetal. Si el origen es importante para ti, verifica este punto.

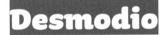

Hígado — Digestión-tránsito

¿Qué buscar en la etiqueta?

Nombre común de la planta: desmodio
Nombre botánico: *Desmodium ascendens*
Parte de la planta: hoja
Dosis diaria general:
- Extracto que aporte como mínimo 45 a 90 mg de saponósidos.

Momento óptimo de ingesta:

De 15 a 30 minutos antes de una de las comidas.

Contraindicaciones y precauciones:

Se desaconseja a mujeres embarazadas o en periodo de lactancia y a niños.

Detalles

Para simplificar, se utiliza a menudo el término detox. Sin embargo, el hígado sabe muy bien desintoxicar el cuerpo; es su función. El desmodio apoya estas funciones hepáticas protegiendo las células de las moléculas tóxicas. ¡Un auténtico salvador de hígados fatigados!

D-manosa

`Bienestar urinario`

¿Qué buscar en la etiqueta?

Formas:
¡Vaya, no hay ninguna forma mala!

Dosis diaria general:
- De 2.000 a 4.000 mg.

Momento óptimo de ingesta:
Durante las comidas.

Contraindicaciones y precauciones:
Se desaconseja a mujeres embarazadas y en periodo de lactancia y a niños.

Detalles
La D-manosa es un azúcar poco conocido entre el gran público, pero sus beneficios son superiores a los de la glucosa o la fructosa. Proviene principalmente del arándano. Este azúcar natural actúa como un escudo invisible que captura las bacterias responsables de la cistitis y las elimina del cuerpo. Cuidado, no es ningún tratamiento, aunque sí podrás decir adiós a las infecciones urinarias recurrentes y conseguir un sistema urinario sano y protegido con este aliado científicamente comprobado.

Enzimas digestivas

`Digestión-tránsito`

¿Qué buscar en la etiqueta?

Formas:
No hay forma mala, simplemente se trata de verificar la presencia, como mínimo, de las siguientes enzimas, para disponer de un campo de acción amplio:
Proteasa
Celulasa
Lactasa
Amilasa
Lipasa

Dosis diaria general:
- Depende de la fórmula.

Momento óptimo de ingesta:
Preferentemente quince minutos antes de las principales comidas.

Contraindicaciones y precauciones:
Se desaconsejan a mujeres embarazadas o en periodo de lactancia y a niños.

Detalles
Las enzimas son unas proteínas que actúan como pequeñas tijeras que cortan los alimentos y permiten una digestión fluida y armoniosa, así como la absorción de los nutrientes esenciales. Aunque es cada vez menos frecuente, algunas enzimas son de origen animal. Después de muchos años, los laboratorios han conseguido ofrecer enzimas procedentes de la biofermentación o de origen vegetal. Si el origen es importante para ti, verifica a fondo este punto.

Espino blanco

Cardiovascular · **Sueño** · **Estrés** · **Tensión arterial** · **Circulación**

¿Qué buscar en la etiqueta?
Nombre común de la planta: espino blanco
Nombres botánicos: *Crataegus* spp. (*C. azarolus* L., *C. laevigata* [Poir.] DC., *C. monogyna* Jacq., *C. pentagyna* Waldst. & Kit.)
Parte de la planta: fruto, hoja, brote, sumidad florida
Dosis diaria general:
- De 500 a 1.200 mg/día de polvo o el equivalente en extracto.

Momento óptimo de ingesta:
Durante la cena o dos horas antes de acostarse.

Contraindicaciones y precauciones:
Se desaconseja a mujeres embarazadas o en periodo de lactancia y a niños.

Detalles
Este arbusto espinoso de follaje bien recortado, originario de Europa, América del Norte y Asia, es un verdadero camaleón. Se adapta a todos los suelos y situaciones. Esta planta reduce el nerviosismo, sobre todo en caso de percepción exagerada de los latidos cardiacos en un corazón sano. Consulta a tu médico para descartar cualquier enfermedad. Si es así, el espino blanco es una de las soluciones más potentes que la naturaleza te ofrece.

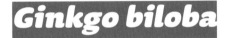

Ginkgo biloba

Cerebro · **Sistema nervioso** · **Memoria** · **Circulación**

¿Qué buscar en la etiqueta?
Nombres comunes de la planta: ginkgo biloba, ginkgo, árbol de los cuarenta escudos
Nombre botánico: *Ginkgo biloba* L.
Parte de la planta: hoja
Dosis diaria general:
- Extracto que aporte 20 mg de glucósidos flavonoides y 6 mg de lactonas terpénicas.

Momento óptimo de ingesta:
Durante una comida.

Contraindicaciones y precauciones:
Se desaconseja a mujeres embarazadas o en periodo de lactancia y a niños.
Consulta a tu médico o farmacéutico en caso de tratamiento anticoagulante concomitante.

Detalles
El *Ginkgo biloba* es un vestigio de la vegetación que alimentó a los dinosaurios. Originario de China, este árbol único a menudo se considera como un «fósil viviente» por su historia de más de doscientos millones de años. Su nombre, «árbol de los cuarenta escudos», hace referencia a las hojas en abanico, de un suntuoso color amarillo dorado en otoño, que recuerdan las monedas de oro. El ginkgo es tu arma secreta para frenar el envejecimiento celular y mantener una mente ágil y saludable.

Ginseng

Cerebro · **Estrés** · **Energía** · **Glucemia** · **Deporte** · **Salud sexual** · **Andropausia** · **Inmunidad**

¿Qué buscar en la etiqueta?

Nombre común de la planta:
ginseng
Nombre botánico:
Panax ginseng C. A. Mey.
Parte de la planta: raíz
Dosis diaria general:
- Extracto que aporte un mínimo de 15 mg de ginsenósidos.

Momento óptimo de ingesta:

Durante una comida antes de las 17 h.

Contraindicaciones y precauciones:

Se desaconseja a mujeres embarazadas o en periodo de lactancia y a niños.
Consulta a tu médico o farmacéutico en caso de tratamiento concomitante de la diabetes.

> **Detalles**
> El ginseng es una raíz misteriosa que estimula la vitalidad, refuerza las capacidades mentales y reduce la fatiga. Los hay de diferentes clases: ginseng rojo, de Siberia, blanco, de bambú... Mira bien la lista de los ingredientes para identificar la planta, porque los beneficios no son los mismos en los distintos tipos de ginseng.

Glucosamina y condroitina

¿Qué buscar en la etiqueta?

⊕ **Formas buenas:**
sulfato de glucosamina
sulfato de condroitina
⊖ **Formas medias:**
clorhidrato de glucosamina
N-acetilglucosamina
Dosis diaria general:
- 500 mg de glucosamina y 500 mg de condroitina.

Momento óptimo de ingesta:

Durante una comida.

Contraindicaciones y precauciones:

Se desaconsejan a mujeres embarazadas o en periodo de lactancia y a niños y adolescentes.

Interacciones:

Articulaciones

En sinergia con:
MSM (metilsulfonilmetano)

> **Detalles**
> Este dúo de activos aporta a los cartílagos los nutrientes que necesitan para mantenerse flexibles y móviles. Pueden provenir de dos fuentes: de la hidrólisis de la quitina de los crustáceos o de la fermentación bacteriana sobre un sustrato vegetal. Por consiguiente, si tienes alergia a los crustáceos o quieres evitar las fuentes animales, infórmate del origen de estos activos de salud natural.

Glutamina

Deporte | **Digestión-tránsito**

¿Qué buscar en la etiqueta?

Formas:
¡Vaya, no hay forma mala! Verifica simplemente su grado de pureza, que debe ser superior al 98 %.

Dosis diaria general:
- De 2 a 5 g.

Momento óptimo de ingesta:

Fraccionar entre las comidas o antes de las comidas.

Contraindicaciones y precauciones:

Se desaconseja a mujeres embarazadas o en periodo de lactancia y a niños.

Detalles

Este valioso aminoácido es como un reparador de los músculos para ayudarlos a reconstruirse, así como del intestino, pues alimenta sus células y favorece una buena absorción de los nutrientes. Las investigaciones no son todavía lo bastante sólidas como para afirmar que la glutamina ayude en caso de porosidad intestinal. Sin embargo, en la práctica, se observa una mejoría del malestar digestivo. Esperamos con impaciencia más estudios.

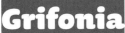

Estrés | **Estado de ánimo** | **Sueño**

¿Qué buscar en la etiqueta?

Nombre común de la planta: grifonia
Nombre botánico: *Griffonia simplicifolia*
Parte de la planta: semilla
Dosis diaria general:
- Extracto que aporte de 50 a 100 mg de 5-HTP (hidroxitriptófano).

Momento óptimo de ingesta:

Durante la cena o dos horas antes de acostarse.

Contraindicaciones y precauciones:

Se desaconseja a mujeres embarazadas o en periodo de lactancia y a niños.
Se desaconseja a las personas en tratamiento antidepresivo o ansiolítico.
En caso de enfermedad o tratamiento medicamentoso, se recomienda consultar a un profesional de la salud.

Detalles

La grifonia es la planta más chill. Imagínatela con unas gafas de sol y una sonrisa radiante. Originaria de África occidental, tiene unas semillas ricas en 5-HTP, un aminoácido estupendo para el cerebro. Además, es fácil encontrarla como complemento alimenticio para reforzar la salud mental y física. En este caso, el momento de tomarla es muy importante para esta planta, con el fin de limitar posibles molestias digestivas.

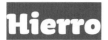

Hierro

`Cabello` `Concentración` `Memoria` `Energía` `Embarazo` `Inmunidad`

¿Qué buscar en la etiqueta?

⊕ Formas buenas:
bisglicinato de hierro
pirofosfato de hierro
gluconato de hierro

⊖ Forma media:
fumarato de hierro

⊗ Formas que debes evitar:
sulfato de hierro
óxido de hierro
sacarato de hierro
hierro procedente de las hojas de curri.

Dosis diaria general:
- De 14 a 28 mg, es decir, 100 a 200% del VNR (posibilidad de aportar un poco más según el consejo de tu médico o farmacéutico).

Momento óptimo de ingesta:

Con el estómago vacío (en ayunas por la mañana antes del desayuno o antes de la cena... ¡si no hay aperitivo!).

Contraindicaciones y precauciones:

Se desaconseja a las personas que sufran enfermedades que tengan como consecuencia una acumulación anormal de hierro.

Interacciones:

Incompatible con (basta con espaciar las tomas de tres a cuatro horas en el mismo día):
- Zinc
- Calcio
- Cobre
- Magnesio
- Extracto de té verde
- Extracto de cacao
- Vitamina E

En sinergia con:
- Vitaminas B y C
- Probióticos

Mejores alimentos:

1. Morcilla
2. Hígado
3. Cordero
4. Habas de soja cocidas
5. Mejillones
6. Ostras
7. Calamares
8. Alubias
9. Tofu
10. Cereales

Detalles

El hierro ayuda a construir la hemoglobina, que transporta el oxígeno en los glóbulos rojos y contribuye, entre otras cosas, a una buena división celular y a buenas funciones cognitivas. Es uno de los minerales más conocidos y, sin embargo, muchas personas sufren deficiencias. Es importante verificar que realmente necesitas este suplemento: consúltalo con tu médico o farmacéutico. La ingesta debe hacerse alejada de ciertas bebidas, como el té o el café (incluso descafeinado). Cabe señalar que el hierro vegetal (procedente de hojas de curry, por ejemplo) es difícil de asimilar, incluso si se le añade vitamina C.

Isoflavonas de soja

`Menopausia`

¿Qué buscar en la etiqueta?

Nombres comunes de la planta: soja, soya
Nombre botánico:
Glycine max L. Merr.
Parte de la planta: haba germinada o no
Dosis diaria general:
• De 35 a 75 mg.

Momento óptimo de ingesta:

Durante las comidas principales.

Contraindicaciones y precauciones:

Desaconsejada a mujeres embarazadas o en periodo de lactancia y a niños.

También desaconsejada a las mujeres con antecedentes personales o familiares de cáncer de mama.

Detalles

Las isoflavonas de soja son aliadas ineludibles para navegar por las aguas a veces agitadas de la menopausia, sobre todo gracias a su riqueza en fitoestrógenos. Estas pequeñas joyas de la naturaleza se han mostrado eficaces, entre otras cosas, para aliviar los sofocos y luchar contra la sequedad vaginal. Pese a las críticas, la soja sigue siendo uno de los mejores productos naturales para aliviar ciertas molestias debidas a la menopausia. Si no tienes antecedentes personales o familiares de cáncer de mama, no hay ningún problema para consumirla en la cantidad que se recomienda, porque, tal como confirmó la EFSA en 2015, sus beneficios se extienden al tiroides y al útero.

Jengibre

`Energía` `Salud sexual`
`Embarazo` `Inmunidad`

¿Qué buscar en la etiqueta?

Nombre común de la planta: jengibre
Nombre botánico:
Zingiber officinale Roscoe
Parte de la planta: rizoma
Dosis diaria general:
• De 1.000 a 1.500 mg de polvo de planta o el equivalente en extracto.

Contraindicaciones y precauciones:

Se desaconseja a mujeres embarazadas o en periodo de lactancia y a niños.

Interacciones:

En sinergia con:
• Maca
• Ginseng

Detalles

Originario de la India y Malasia, el jengibre es como un pequeño fuego que crepita en tu interior. Calienta el cuerpo, estimula la mente y aporta una energía desbordante. Es el compañero ideal para afrontar las jornadas más frías y largas o para las cálidas noches... En el siglo XII, los beneficios del jengibre se elogiaban en una máxima de los médicos de la escuela de Salerno: «Al frío del estómago, de los riñones y del pulmón, el jengibre caliente se opone con razón, sacia la sed y reanima, excita el cerebro en la vejez, despierta amor joven y nuevo».

Luteína y zeaxantina

Bienestar visual

¿Qué buscar en la etiqueta?

Nombres comunes de la planta: tagete, cempasúchil
Nombre botánico: *Tagetes erecta*
Parte de la planta: pétalo
Dosis diaria general:
- Extracto que aporte 10 mg de luteína y de 2 a 4 mg de zeaxantina.

Momento óptimo de ingesta:

Durante una comida.

Contraindicaciones y precauciones:

Desaconsejadas a mujeres embarazadas o en periodo de lactancia y a niños.

Detalles

La luteína y la zeaxantina son un formidable dúo de activos para mejorar la agudeza visual que se extrae de la flor de tagete. Esta flor es originaria de los valles y laderas secas y cálidas que van de Nuevo México a Argentina. Los pueblos autóctonos de la selva amazónica la utilizaban para el bienestar ocular.

Maca

Salud sexual | **Fertilidad** | **Menopausia**
Energía | **Andropausia** | **Cerebro**
Estado de ánimo

¿Qué buscar en la etiqueta?

Nombre común de la planta: maca
Nombre botánico: *Lepidium meyenii*
Parte de la planta: tubérculo
Dosis diaria general:
- 1,5 g como mínimo de polvo de planta o el equivalente en extracto.

Contraindicaciones y precauciones:

Desaconsejada a mujeres embarazadas o en periodo de lactancia y a niños.

Detalles

Esta raíz peruana es una auténtica aliada para tu bienestar. Refuerza la libido, aporta energía y hace que los días sean más apetecibles que el guacamole. Al parecer, tres variedades de maca se disputan el protagonismo. La maca amarilla, de color crema, es la más extendida y consumida. Se la llama también «la reina de la energía». Las macas rojas y negras, menos conocidas, tienen sus secretos: la variedad roja contiene más antioxidantes, mientras que la negra es famosa por su contribución al vigor sexual. Los tres colores bailan juntos, cada uno a su propio ritmo, y ofrecen numerosos beneficios.

Magnesio

Sueño
Dentición
Energía
Cerebro
Músculos
Estrés
Articulaciones
Estado de ánimo

¿Qué buscar en la etiqueta?

➕ **Formas buenas:**
bisglicinato de magnesio
malato de magnesio
pidolato de magnesio
glicerofosfato de magnesio
acetiltaurinato de magnesio
citrato de magnesio (salvo en casos de tránsito acelerado)
treonato de magnesio
gluconato de magnesio

➖ **Formas medias:**
magnesio marino
lactato de magnesio
asparato de magnesio

❌ **Formas que debes evitar:**
óxido de magnesio
sulfato de magnesio
hidróxido de magnesio
cloruro de magnesio
carbonato de magnesio

Dosis diaria general:
- De 250 a 300 mg (del 66 % al 80 % del VNR).

Momento óptimo de ingesta:

En general, durante las comidas.

Contraindicaciones y precauciones:

En caso de insuficiencia renal, adapta la dosificación con tu médico o farmacéutico.
El suplemento de magnesio, en formas menos asimilables, puede producir efectos laxantes en algunas personas.

Interacciones:

Incompatible con
(basta con espaciar las tomas de tres a cuatro horas el mismo día):
- Hierro
- Calcio

Sinergias:

Vitamina D: el magnesio activa la vitamina D. Atención, no es necesario consumir a la vez vitamina D y magnesio, basta con hacerlo en el mismo día.

Mejores alimentos:

1. Sopa de semillas de calabaza
2. Almendras
3. Soja
4. Chocolate negro
5. Quinoa
6. Cacahuetes
7. Sopa de copos de avena
8. Fletán
9. Caballa
10. Ostras

Detalles

El magnesio es un mineral esencial que interviene en más de setecientas reacciones bioquímicas de tu organismo. De ahí la importancia de escoger una buena forma. Hay que evitar el bisglicinato de magnesio tamponado, es decir, «cortado» con formas malas (véase página 57).

Sobre el treonato de magnesio

El treonato de magnesio es una nueva forma que promete atravesar la barrera hematoencefálica y, por tanto, pasar al cerebro. Sin embargo, esta promesa no es algo específico del treonato de magnesio, porque la mayoría de los buenos magnesios, como el malato o el acetiltaurinato, también lo hacen. En los estudios relativos al treonato de magnesio, se observa un nivel ligeramente superior en el cerebro, a mi entender no significativo. Además, no ha recibido ninguna alegación de salud específica por parte de las autoridades europeas (para todas las formas de magnesio, se permite hablar de «funciones psicológicas normales vinculadas al cerebro»). El treonato de magnesio se incluye en las buenas formas de magnesio y se asimila bien, pero puede provocar de manera excepcional algunos problemas digestivos. Dado su precio elevado y la pequeña cantidad de magnesio que aporta, a menos que escojas un complejo de buenas formas que incluya treonato de magnesio, lo mejor es optar por las otras formas «mejores», muy asimilables.

Manganeso

Energía · **Piel** · **Articulaciones** · **Estrés oxidativo**

¿Qué buscar en la etiqueta?

➕ **Formas buenas:**
bisglicinato de manganeso
blicerofosfato de manganeso
citrato de manganeso

➖ **Forma media:**
gluconato de manganeso

✖ **Formas que debes evitar:**
carbonato de manganeso
cloruro de manganeso
sulfato de manganeso

Dosis diaria general:
- De 1 a 2 mg, es decir, del 50 % al 100 % del VNR.

Momento óptimo de ingesta:

Con el estómago vacío (en ayunas por la mañana antes del desayuno o antes de la cena, si no hay aperitivo).

Contraindicaciones y precauciones:

Se desaconseja el uso prolongado.

Interacciones:

Incompatible con (basta con espaciar las tomas de tres a cuatro horas el mismo día): hierro, zinc, vitamina C.
En sinergia con inositol

Mejores alimentos:

1. Mejillones
2. Avellanas
3. Semillas de calabaza asadas
4. Copos de avena
5. Arroz integral
6. Judías
7. Pasta integral
8. Piña
9. Pan integral
10. Ostras

Detalles

El manganeso favorece la formación de los huesos y el tejido conjuntivo. No es necesario tomar manganeso sin un déficit detectado en un análisis de sangre. Esta carencia es rara. Cuidado con tomar demasiada cantidad o demasiado tiempo; el hígado y el sistema nervioso pueden resentirse.

Melatonina

Sueño

¿Qué buscar en la etiqueta?

➕ **Forma buena:**
melatonina de liberación prolongada

➖ **Forma media:**
melatonina de liberación inmediata

Dosis diaria general:
- De 1 a 1,9 mg.

Momento óptimo de ingesta:

Una hora antes de acostarse.

Contraindicaciones y precauciones:

Desaconsejada a mujeres embarazadas o en periodo de lactancia y a niños.
Desaconsejada a personas con enfermedades inflamatorias o autoinmunes.
Desaconsejada a quienes realicen una actividad que precise de una vigilancia sostenida y que pueda plantear un problema de seguridad en caso de somnolencia.
Las personas con trastornos del ánimo, de comportamiento o de personalidad, y las personas epilépticas, asmáticas o que sigan un tratamiento médico deben buscar consejo médico antes.

Detalles

Aunque permite estimular la producción de melatonina, la liberación inmediata presenta un inconveniente importante: tiene una permanencia de treinta minutos, lo que significa que, al cabo de media hora de la toma de este activo, ya se ha degradado en más de la mitad. Sin embargo, cuando todo va bien, el organismo secreta melatonina a lo largo de la noche, incluso hasta las diez de la mañana. Para acercarse a este proceso natural biológico, hay que utilizar un producto de liberación prolongada. Además, esta forma de liberación te acompaña durante toda la noche. Se acabaron los sueños entrecortados; ahora los ciclos y las fases del sueño estarán sincronizados.

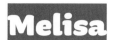

Estado de ánimo · **Digestión-tránsito** · **Sueño**
Circulación · **Estrés** · **Estrés oxidativo**
Concentración

¿Qué buscar en la etiqueta?

Nombres comunes de la planta: melisa, sándalo, limoncillo, menta melisa, hoja de limón, toronjil

Nombre botánico: *Melissa officinalis* L.

Parte de la planta: hoja

Dosis diaria general:
- Extracto que aporte como mínimo de 25 a 55 mg de ácidos rosmarínicos.

Momento óptimo de ingesta:

Durante una de las comidas principales.

Contraindicaciones y precauciones:

Desaconsejada a mujeres embarazadas o en periodo de lactancia y a niños.

Interacciones:

En sinergia con: Valeriana (para el sueño)

Detalles

La melisa es tu aliada vegetal para dormir bien y mantener una mente calmada. Esta planta de propiedades beneficiosas reduce la agitación, favorece el sueño y el ánimo positivo. Además, la melisa contribuye al bienestar digestivo. Ya en el siglo XVII, los monjes carmelitas utilizaban las hojas de melisa para crear «agua de melisa», un elixir que figuraba entre los favoritos del cardenal Richelieu. Esta poción se consumía mucho en la corte de Luis XIV para facilitar la digestión y calmar el estrés.

Multivitaminas y minerales

Energía · **Sueño** · **Memoria** · **Bienestar visual** · **Estrés** · **Cabello** · **Embarazo** · **Estado de ánimo** · **Piel**

¿Qué buscar en la etiqueta?

⊕ **Forma buena:**
Contiene un máximo de formas buenas de vitaminas y minerales (véase esta tercera parte) y al menos dos cofactores (moléculas naturales que aumentan la asimilación de las vitaminas y minerales), como, por ejemplo, polifenoles, antocianinas, coenzima Q10, colina, licopeno... (véase página 86).

⊖ **Forma media:**
Contiene hierro, calcio, cobre, manganeso o ácido alfa lipoico.

Momento óptimo de ingesta:

En general, la mitad quince minutos antes del desayuno y la otra mitad quince minutos antes de la comida o la cena.

Detalles

Los productos con multivitaminas y minerales forman parte de los complementos que considero imprescindibles. Para escogerlos bien, consulta la página 85.

NADH

`Energía` `Antioxidante` `Antienvejecimiento`

¿Qué buscar en la etiqueta?

➕ **Forma buena:**
NADH (dinucleótido de nicotinamida y adenina reducido)

➖ **Forma media:**
NAD+ (dinucleótido de nicotinamida y adenina oxidado)

Dosis diaria general:
- De 10 a 20 mg en una cápsula gastrorresistente.

Momento óptimo de ingesta:

Unos 15 o 30 minutos antes de una de las principales comidas.

Contraindicaciones y precauciones:

Se desaconseja a mujeres embarazadas o en periodo de lactancia y a niños.

> **Detalles**
>
> El NADH es un derivado de la vitamina B3, también llamado «coenzima Q1». Con este activo potente, es como si las células hubiesen encontrado la fuente de la juventud. El NADH no es solamente un barista enérgico de las células, también trabaja para luchar contra el envejecimiento acelerado, ayudándote a conservar un aspecto fresco y radiante.

Omega-3 (EPA y DHA)

`Cardiovascular` `Cerebro` `Belleza` `Embarazo` `Bienestar visual` `Colesterol`

¿Qué buscar en la etiqueta?

Es difícil dar información precisa para escoger bien cuando unos laboratorios ponen mucho omega-3 y otros muy poco, unos añaden vitamina E sintética; además, algunos complementos provocan eructos con olor a pescado, otros contienen demasiados metales pesados... No obstante, te ofreceré algunos trucos que espero que te ayuden a hacer una primera selección:

➕ **Formas buenas:** triglicéridos, ésteres de cera, fosfolípidos

❌ **Forma que debes evitar:** éter etílico

Dosis diaria general:
- Como mínimo, 250 mg de DHA y 190 mg de EPA (en el marco de una alimentación variada y equilibrada que aporte dos o tres raciones de pescado azul pequeño por semana); en caso contrario, aumenta estas dosis.

Momento óptimo de ingesta:

Durante una de las principales comidas.

> **Detalles**
>
> Los potentes omega-3 son tu escudo nutricional. Estos ácidos grasos esenciales se encuentran entre los mejores ingredientes de la salud natural. No hay que confundir los omega-3 ALA (de origen vegetal) con los omega-3 EPA y DHA (de origen marino). ¡Los tres son indispensables! Generalmente, tenemos carencia de omega-3 EPA y DHA. Los veganos deben tener en cuenta los omega-3 aportados por el alga *Schizochytrium* sp., en cápsula o en su presentación líquida.

Onagra (aceite)

`Bienestar menstrual` `Piel` `Salud sexual` `Menopausia`

¿Qué buscar en la etiqueta?

Nombre común de la planta: onagra
Nombre botánico: *Oenothera biennis* L.
Parte de la planta: aceite de la semilla
Dosis diaria general:
- De 90 a 1.000 mg GLA (en dos tomas) en cápsula blanda.

Momento óptimo de ingesta:
Durante una de las comidas principales.

Contraindicaciones y precauciones:
Desaconsejada a mujeres embarazadas o en periodo de lactancia y a niños.

Detalles
El aceite de onagra es muy beneficioso para las mujeres. Alivia las molestias del ciclo menstrual y de la menopausia, y nutre en profundidad la piel. En el siglo XVIII, el aceite de onagra recibía el nombre de «panacea real» en Inglaterra. Los nobles lo utilizaban para tratar las equimosis y las inflamaciones, y creían firmemente en sus poderes curativos.

Ortiga

`Energía` `Próstata` `Circulación`
`Articulaciones` `Belleza` `Cabello`
`Bienestar urinario`

¿Qué buscar en la etiqueta?

Nombres comunes de la planta: ortiga, ortiga menor, ortiga mayor
Nombres botánicos: *Urtica dioica* L. y *Urtica urens* L.
Parte de la planta: hoja, raíz, parte aérea
Dosis diaria general:
- De 2.000 a 8.000 mg de planta o el equivalente en extracto.

Momento óptimo de ingesta:
Durante una de las comidas principales.

Contraindicaciones y precauciones:
Se desaconseja a mujeres embarazadas o en periodo de lactancia y a niños.
También se desaconseja en caso de insuficiencia cardiaca o renal edematosa.

Detalles
Si tu cuerpo se asemejara a un exuberante jardín, la ortiga sería tu tesoro natural para fortalecerlo. Los beneficios de la ortiga dependen de qué parte de la planta se emplea: las hojas, o más generalmente la parte aérea, son útiles para la energía, la circulación, la belleza de la piel y el cabello, la cicatrización, etc.; en cuanto a la raíz, favorece la salud de la próstata, el bienestar urinario e incluso el articular. Como de costumbre, considera con atención la composición del producto.

Estrés **Sueño**

Pasiflora

¿Qué buscar en la etiqueta?

Nombres comunes de la planta: flor de pasión, granadilla, pasiflora, pasionaria, maracuyá
Nombre botánico:
Passiflora incarnata L.
Parte de la planta: partes aéreas
Dosis diaria general:
- De 500 a 1.500 mg de polvo de planta o el equivalente en extracto.

Momento óptimo de ingesta:

La mitad en la cena y la otra mitad antes de acostarse.

Contraindicaciones y precauciones:

Se desaconseja a mujeres embarazadas o en periodo de lactancia y a niños menores de 12 años.

Interacciones:

En sinergia con otras plantas antiestrés y favorecedoras del sueño, como la valeriana o el espino blanco.

> ### Detalles
> La pasiflora o «flor de pasión» impresiona siempre por su belleza y por sus beneficios. Forma parte de los tesoros de la fitoterapia. Tradicionalmente, se utiliza para la relajación y el sueño, sin efectos secundarios.

Digestión-tránsito

Probióticos

¿Qué buscar en la etiqueta?

Formas:
Hay laboratorios que añaden cepas de relleno inútiles o inapropiadas y que formulan con un mal sistema de protección de las bacterias. Por eso, resulta difícil dar información precisa para escogerlos bien Pero aquí te ofrezco algunos trucos que espero que puedan ayudarte en la selección:
- Aporte de un mínimo de 4.000 millones de UFC (este número siempre se comunica).
- Salvo para casos particulares, por lo menos dos cepas de lactobacilos y una cepa de bifidobacterias.
- Una cápsula gastrorresistente o cepas microencapsuladas.
- Evitar comprimidos a base de probióticos y optar por otras formas galénicas, como las cápsulas.

Dosis diaria general:
- Depende de la fórmula.

Momento óptimo de ingesta:

Preferentemente en ayunas, al despertar por la mañana.

> ### Detalles
> Esas potentes bacterias beneficiosas son como las defensoras de tu microbiota y contribuyen al equilibrio intestinal. Aunque la reglamentación de la Unión Europea no me permita describir los numerosos beneficios de este activo de salud natural, tienes que creerme: son increíbles.
>
> **Cuidar la microbiota**
> Las pruebas de microbiota que se hacen a domicilio son inútiles por el momento. Por desgracia, hoy sería complicado decir exactamente cuál es la composición ideal de una microbiota en buen estado de salud. Solo podemos insistir en el mantenimiento de la riqueza y la diversidad de las especies de bacterias para reforzar la permeabilidad intestinal. Cuida tu alimentación (yogur, queso u otros alimentos fermentados, como el kéfir o también la kombucha) y haz curas de probióticos en complemento alimenticio de vez en cuando para controlar mejor tu consumo y obtener dosis más elevadas.
>
> **La opción levadura**
> Existen también probióticos en forma de levadura que puedes utilizar además de las bacterias (pero no en su lugar, porque las levaduras son probióticos de paso), como las cepas *Saccharomyces cerevisiae* y *Saccharomyces boulardii*. Estas últimas pueden utilizarse en caso de tránsito acelerado, por ejemplo.
>
> **Efectos secundarios**
> De hecho, no se han señalado efectos secundarios en una cura de probióticos. Algunas veces, pueden producirse pequeñas molestias intestinales debidas a la novedad. Pero, en cuanto te habitúes al tratamiento, estos efectos se atenuarán muy rápidamente.

Resveratrol

`Antioxidante` `Glucemia` `Menopausia` `Belleza` `Cardiovascular`

¿Qué buscar en la etiqueta?

⊕ Forma buena: trans-resveratrol
⊗ Forma que debes evitar: cis-resveratrol
Dosis diaria general:
- De 200 a 500 mg.

Momento óptimo de ingesta:

Quince minutos antes o al inicio de una de las comidas principales.

Contraindicaciones y precauciones:

Se desaconseja a mujeres embarazadas o en periodo de lactancia y a niños.

> **Detalles**
> El resveratrol es la estrella de los antioxidantes. Presta atención a la lista de los ingredientes: si solo lees «resveratrol» en la composición del producto, seguramente estás ante la forma cis-resveratrol, que es la menos buena. La forma trans-resveratrol es la preferible.

Rodiola

`Estrés` `Circulación` `Estrés oxidativo` `Energía` `Cardiovascular`

¿Qué buscar en la etiqueta?

Nombre común de la planta: rodiola
Nombre botánico: *Rhodiola rosea*
Parte de la planta: raíz
Dosis diaria general:
- Extracto que aporte un mínimo de 10 a 20 mg de rosavina y 3,5 a 7 mg de salidrosina.

Contraindicaciones y precauciones:

Desaconsejada a mujeres embarazadas o en periodo de lactancia y a niños.

> **Detalles**
> La rodiola es una pequeña maravilla procedente de las montañas de Siberia. Es una de las mejores plantas adaptógenas para aumentar la resistencia al estrés y es la que funciona con más rapidez. Los vikingos la consideraban un tesoro ofrecido por los dioses escandinavos. También resulta útil para estimular el rendimiento físico y reducir la fatiga.

Salvia

`Menopausia` `Salud sexual` `Inmunidad`

¿Qué buscar en la etiqueta?

Nombres comunes de la planta: salvia, salvia oficinal
Nombres botánicos: *Salvia officinalis* subsp. *lavandulifolia* (Vahl) Gams (sin. *Salvia lavandulifolia* Vahl)
Parte de la planta: hojas, parte aérea
Dosis diaria general:
- De 800 a 1.300 mg de polvo de planta o el equivalente en extracto.

Momento óptimo de ingesta:

Durante una de las principales comidas.

Contraindicaciones y precauciones:

Se desaconseja a las mujeres embarazadas o en periodo de lactancia y a niños.
Busca consejo médico en caso de uso prolongado.
Busca también consejo médico en caso de tratamiento antiepiléptico o de antecedentes de convulsiones, en caso de antecedentes familiares o personales de cáncer de mama.

Detalles

Los druidas vestidos de blanco utilizaban la salvia, que también recibía el nombre de «hierba sagrada», para purificar los lugares. En el antiguo Egipto, después de una epidemia de peste, las mujeres la empleaban para favorecer la fertilidad y repoblar las ciudades. Es como la abuela de las plantas: ha visto pasar las modas y las estaciones, pero sigue siendo una aliada distinguida.

Saúco negro (baya)

`Inmunidad`

¿Qué buscar en la etiqueta?

Nombres comunes de la planta: saúco, saúco común, saúco negro
Nombre botánico: *Sambucus nigra* L.
Parte de la planta: fruto (baya)
Dosis diaria general:
- Extracto que aporte un mínimo de 150 mg de polifenoles o 75 mg de antocianinas.

Detalles

Las bayas de saúco negro, que los antiguos curanderos utilizaban para preparar pociones mágicas, hoy se aprecian por sus virtudes antioxidantes y su capacidad de reforzar el sistema inmunitario. Estas pequeñas bayas han superado el paso del tiempo, desde la medicina tradicional hasta los batidos más modernos. Es más, los complementos alimenticios permiten estandarizar los extractos, es decir, obtener los mismos extractos, sea cual sea el lote de producción, siempre y cuando escojas bien este producto de salud natural.

Saw palmetto

Cabello · **Próstata** · **SOP** · **Bienestar urinario**

¿Qué buscar en la etiqueta?

Nombres comunes de la planta: palmito salvaje, palma enana
Nombre botánico: *Serenoa repens*
Parte de la planta: fruto
Dosis diaria general:
- 1.000 mg o más en equivalente de planta que aporte de 125 a 250 mg de ácidos grasos libres (para la próstata y el bienestar urinario).
- De 1.000 a 2.000 mg en equivalente de planta que aporte 50 mg de ácidos grasos libres (para el cabello).

Momento óptimo de ingesta:
Durante una comida.

Contraindicaciones y precauciones:
Se desaconseja a mujeres embarazadas o en periodo de lactancia y a niños.
Busca consejo médico antes de consumir saw palmetto.

Detalles
El saw palmetto es una pequeña palmera originaria del sudeste de Estados Unidos. Los amerindios utilizan sus bayas desde hace siglos para prevenir ciertos problemas urinarios en los hombres. Se ha descubierto que favorecen el buen funcionamiento de la próstata y pueden servir para mantener la salud del cabello en caso de desequilibrio hormonal que afecte a la DHT (dihidrotestosterona) en el hombre, así como en la mujer (por ejemplo, en caso de SOP). El extracto de saw palmetto contiene fitoesteroles y ácidos grasos que tienen efectos positivos sobre la salud. Por tanto, hay que prestar atención a la cantidad de ácidos grasos.

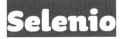

Selenio

Tiroides · **Salud sexual** · **Cabello** · **Fertilidad** · **Piel** · **Inmunidad** · **Uñas** · **Estrés oxidativo**

¿Qué buscar en la etiqueta?

➕ **Formas buenas:** selenometionina, selenio vegetal, levadura enriquecida con selenio
✖ **Formas que debes evitar:** selenato de sodio, hidrogenoselenito de sodio, selenito de sodio

Dosis diaria general:
- De 20 a 55 µg, es decir, del 36,6 % al 100 % del VNR.

Interacciones:
En sinergia con el zinc.
Se potencian, sobre todo en los productos que actúan sobre el cabello o el equilibrio hormonal.

Mejores alimentos:
1. Ostras
2. Atún
3. Menudillos de pavo
4. Pez espada
5. Nueces de Brasil
6. Arenques del Atlántico
7. Sardinas
8. Almejas
9. Costilla de cerdo
10. Shiitake seco

Detalles
Existen productos que pueden llegar a una dosis máxima de 150 µg de selenio. No son recomendables salvo que se administre bajo control médico. La cantidad que se indica en «dosis diaria general» no plantea ningún problema para la población general, incluso en el marco de una alimentación variada y equilibrada.

Semilla de calabaza (aceite)

Bienestar urinario
Próstata

¿Qué buscar en la etiqueta?

Nombres comunes de la planta: calabaza, zapallo
Nombre botánico: *Cucurbita pepo*
Parte de la planta: semilla
Dosis diaria general:
- De 500 a 1.000 mg al día en cápsula de aceite virgen de pepita de calabaza.

Momento óptimo de ingesta:

Durante una de las comidas principales.

Contraindicaciones y precauciones:

Se desaconseja a mujeres embarazadas o en periodo de lactancia y a niños.

Detalles

¿Quién diría que, en el corazón de una calabaza, se esconde un auténtico tesoro? El aceite de semillas de calabaza, rico en omega-3, 6 y 9, es el oro líquido de la naturaleza. Sin embargo, recomiendo comprarlo en versión bio, porque los pesticidas tienen tendencia a acumularse en un entorno graso.

Té verde

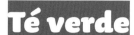

Estrés oxidativo | **Cardiovascular** | **Control del peso**
Cerebro | **Bienestar urinario** | **Colesterol**
Inmunidad | **Cabello** | **Glucemia**
Articulaciones | **Belleza**

¿Qué buscar en la etiqueta?

Nombre común de la planta: té verde
Nombre botánico: *Camellia sinensis* L.
Parte de la planta: hoja
Dosis diaria general:
- Depende del efecto que se busque.

Inmunidad:
Como mínimo, 500 mg de un extracto con un 40 % de polifenoles.
Energía, salud cerebral y visual: como mínimo, 200 mg de polifenoles.
Regulación de la glucemia: 50 mg de EGCG
Control del peso: 100 mg de EGCG

Momento óptimo de ingesta:

Durante una comida y antes de las 17 h.

Contraindicaciones y precauciones:

Se desaconseja a mujeres embarazadas o en periodo de lactancia y a niños.
Se desaconseja en el marco de un déficit de hierro.
No debe consumirse en ayunas, para evitar el reflujo, y si tomas el mismo día productos que contengan té verde para evitar una dosis excesiva.
Tampoco debe consumirse una cantidad diaria de 800 mg o más de (-) 3-galato de epigalocatequina, una molécula que encontramos en el té, también llamada EGCG.

Interacciones:

Incompatible con el hierro (basta espaciar las tomas de tres a cuatro horas).

Detalles

Esta planta ancestral es rica en antioxidantes, que protegen el organismo y estimulan el bienestar. La mayoría de los beneficios pueden obtenerse consumiendo dos tazas de té verde, en general con una temperatura de infusión de 75 a 85 grados. El complemento puede ser interesante para el control del peso y del estrés (mediante extractos específicos para obtener teanina, véase página 299).

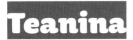

Estado de ánimo | Sueño
Estrés | Estrés oxidativo

¿Qué buscar en la etiqueta?

Formas:
¡Vaya, no hay ninguna forma mala!
En los envases, a menudo escriben «L-teanina».

Dosis diaria general:
- De 100 a 200 mg durante una de las comidas.

Momento óptimo de ingesta:

Preferentemente, quince minutos antes de las principales comidas.

Contraindicaciones y precauciones:

Se desaconseja a mujeres embarazadas o en periodo de lactancia y a niños.
No debe consumirse en ayunas y en caso de tomar productos que contengan té verde el mismo día. No consumir una cantidad diaria de 800 mg o más de (-) 3-galato de epigalocatequina, una molécula que encontramos en el té, también llamada EGCG.

> **Detalles**
> Este aminoácido natural procedente del té verde es tu aliado saludable para una vida cotidiana tranquila. Un extracto concentrado y preparado correctamente evita los potenciales efectos negativos del té verde sobre la excitación nerviosa.

Inmunidad

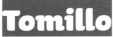

¿Qué buscar en la etiqueta?

Nombres comunes de la planta:
tomillo, tomillo común, tomillo vulgar

Nombre botánico:
Thymus vulgaris L.

Parte de la planta: hoja, sumidad florida

Dosis diaria general:
- De 3.000 a 6.000 mg/día de polvo o el equivalente en extracto.

Momento óptimo de ingesta:

Tomar antes de las comidas.

Contraindicaciones y precauciones:

Se desaconseja a mujeres embarazadas o en periodo de lactancia y a niños.
También se desaconseja en caso de alergia cruzada conocida, en particular a las plantas de la familia de las Lamiaceae.

> **Detalles**
> Los caballeros de la Edad Media llevaban ramitas de tomillo en las armaduras porque creían que esta hierba les aportaría coraje y protección durante el combate. Hoy el tomillo aromatiza los platos y favorece la inmunidad como complemento alimenticio ultraconcentrado. Existen varias versiones de tomillo, así que es importante elegir bien para optimizar su eficacia sobre el sistema inmunitario.

Triptófano

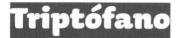

`Sueño` `Estado de ánimo`

¿Qué buscar en la etiqueta?
Formas:
¡Vaya, no hay ninguna forma mala!
En los envases, a menudo escriben «L-triptófano».
Dosis diaria general:
- De 200 a 300 mg.

Momento óptimo de ingesta:
En dos tomas, quince minutos antes de las comidas principales.

Contraindicaciones y precauciones:
Se desaconseja a mujeres embarazadas o en periodo de lactancia y a los niños. También se desaconseja en caso de tratamiento concomitante de ansiolíticos o antidepresivos. No deben consumirlo las personas que padecen insuficiencia renal.

> **Detalles**
> El triptófano, aminoácido esencial, es el precursor de la serotonina, la «hormona de la felicidad», y contribuye, por tanto, a un ánimo positivo, aunque también tiene otros numerosos beneficios, sobre todo con respecto al sueño y la microbiota intestinal. Ciertas bacterias intestinales transforman el triptófano en derivados indoles, moléculas que activan uno de los receptores inmunitarios y tienen efectos antiinflamatorios.

Valeriana

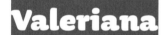

`Estrés` `Sueño` `Cardiovascular`

¿Qué buscar en la etiqueta?
Nombres comunes de la planta: valeriana común, valeriana medicinal
Nombre botánico:
Valeriana officinalis L.
Parte de la planta: órgano subterráneo
Dosis diaria general:
- De 800 a 1.500 mg de polvo de planta o el equivalente en extracto.

Momento óptimo de ingesta:
La mitad en la cena y la otra mitad antes de acostarse.

Interacciones:
En sinergia con otras plantas antiestrés y favorecedoras del sueño, como la melisa, la pasiflora y el espino blanco.

Contraindicaciones y precauciones:
Se desaconseja a mujeres embarazadas o en periodo de lactancia y a niños menores de 12 años.

> **Detalles**
> La valeriana es una de las estrellas de las plantas medicinales. Originaria de Europa y Asia, se utiliza desde la Antigüedad para favorecer el sueño, aportar un efecto calmante y contrarrestar el estrés. Toda la planta desprende un olor característico bastante desagradable. Es preferible, por tanto, la versión en cápsula o en comprimido si no te gusta este olor tan particular. Como anécdota, los gatos se sienten atraídos por el aroma; la planta los excita y luego los calma.

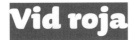

`Circulación`

¿Qué buscar en la etiqueta?

Nombres comunes de la planta: vid, vid común, viña
Nombre botánico: *Vitis vinifera* L.
Parte de la planta: hoja, brote de hoja, fruto, semilla
Dosis diaria general:
- De 850 a 1.500 mg de polvo de planta o el equivalente en extracto.

Contraindicaciones y precauciones:

Se desaconseja a mujeres embarazadas o en periodo de lactancia y a niños.
Busca consejo médico si tomas tratamiento anticoagulante o antiagregante plaquetario.

Detalles

La vid roja, célebre por sus hojas brillantes en otoño, no solo es hermosa, sino que también favorece el bienestar. Se utiliza desde la Antigüedad y es un tesoro de la fitoterapia. Los romanos ya la empleaban por sus virtudes medicinales y creían que sus hojas podían curar las heridas y mejorar la función cardiaca y la vitalidad, una tradición que perdura aún en la salud natural. En la actualidad, se utiliza sobre todo para aligerar las piernas.

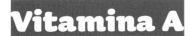

`Belleza` `Inmunidad` `Bienestar visual` `Digestión`

¿Qué buscar en la etiqueta?

⊕ **Formas buenas:** acetato de retinilo, palmitato de retinilo, betacaroteno
⊖ **Forma media:** retinol
Dosis diaria general:
- De 200 a 800 μg, es decir, de un 25 % a un 100 % del VNR.

Momento óptimo de ingesta:

Unos diez minutos antes de la comida o durante una comida que aporte ácidos grasos (mantequilla, aceite, productos animales, aguacate, oleaginosas, etc.).

Contraindicaciones y precauciones:

Se desaconseja a mujeres embarazadas o en periodo de lactancia y a niños.
El betacaroteno está desaconsejado en caso de fumadores.

Mejores alimentos:

1. Aceite de hígado de bacalao
2. Menudillos
3. Boniato
4. Zanahoria
5. Calabaza
6. Lechuga
7. Espinacas
8. Albaricoque
9. Melón
10. Tomate

Detalles

El betacaroteno es una forma excelente de vitamina A o más bien una provitamina A recomendable entre las multivitaminas para las mujeres embarazadas, pero no para fumadores y ciertas personas que pueden tener dificultades para transformar el betacaroteno en vitamina A (trastornos genéticos, problemas de tránsito intestinal, etc.).

Vitaminas B

¿Qué buscar en la etiqueta?

Las vitaminas B forman una gran familia. La tabla siguiente muestra sus nombres, así como las formas mejores y más comunes para cada una:

Energía	Belleza
Sistema nervioso	Inmunidad
Memoria	Estrés
Concentración	Sueño
Cabello	Estado de ánimo
	Cardiovascular

Vitaminas B	➖ Formas medias:	➕ Formas buenas:
B1 (tiamina)	• Tiamina • Tiamina HCL (o clorhidrato de tiamina)	Mononitrato de tiamina
B2 (riboflavina)	Riboflavina	Riboflavina-5-fosfato
B3 (niacina)	Todas interesantes	
B5 (ácido pantoténico)	Todas interesantes	
B6 (piridoxina)	Piridoxina HCL (o clorhidrato de pirido-xina)	Piridoxal-5-fosfato
B8 (biotina)	Todas interesantes	
B9 (ácido fólico)	Ácido fólico	5-metiltetrahidrofolato L-metilfolato de calcio Folinato de calcio Quatrefolic®
B12 (cobalamina)	Cianocobalamina Hidroxocobalamina	Metilcobalamina Adenosilcobalamina

Dosis diarias generales:

Vit. B1: de 0,55 mg a 3,3 mg (del 50 % al 300 % del VNR)
Vit. B2: de 0,7 mg a 5,6 mg (del 50 % a 400 % del VNR)
Vit. B3: de 8 mg a 64 mg (del 50 % al 400 % del VNR)
Vit. B5: de 3 mg a 18 mg (del 50 % al 300 % del VNR)
Vit. B6: de 0,7 mg a 8,4 mg (del 50 % al 600 % del VNR)
Vit. B8: de 25 µg a 450 µg (del 50 % al 900 % del VNR)
Vit. B9: de 200 a 500 µg (del 100 % al 250 % del VNR)
Vit. B12: de 2,5 µg a 25 µg (del 100 % al 1.000 % del VNR)

Detalles

Es imposible exponer todos los beneficios de las vitaminas B, ¡son muy numerosos! Muchos complementos alimenticios contienen formas poco activas de vitaminas B, así que es cuestión de prestar atención a la composición de los productos. La mayoría de las vitaminas B funcionan en sinergia.

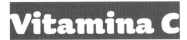

Vitamina C

Energía • Estrés oxidativo • Inmunidad • Deporte • Belleza • Sistema nervioso • Articulaciones

¿Qué buscar en la etiqueta?

⊕ Formas buenas:
ácido ascórbico (+ bioflavonoides)
frutas bio (acerola, camu-camu...)
Quali-C®
Ester-C®
palmitato de ascorbilo
ciertas vitaminas C liposomales

⊖ Formas medias:
ascorbato de calcio
ascorbato de magnesio
ácido ascórbico (si solo)
frutas no bio (acerola, etc.)

⊗ Formas que debes evitar:
ascorbato de sodio
ascorbato de potasio
ascorbato de zinc
ciertas vitaminas C liposomales

Dosis diaria general:
- De 40 a 250 mg (es decir, del 50 % al 312,5 % del VNR).

Contraindicaciones y precauciones:

Pide consejo a tu médico o farmacéutico en caso de insuficiencia renal.

Mejores alimentos:

1. Acerola
2. Guayaba
3. Pimiento
4. Fresa
5. Guindilla
6. Grosella
7. Papaya
8. Kiwi
9. Naranja
10. Brócoli

Detalles

A pesar de lo que se cree, es recomendable tomar suplementos de vitamina C aunque se lleve una alimentación variada y equilibrada. Recuerda que los complementos alimenticios también tienen un papel fisiológico. Por ejemplo, aportar más vitamina C contribuye al funcionamiento normal del sistema inmunitario durante y después del ejercicio físico intenso.

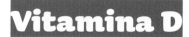
Vitamina D

`Inmunidad` `Menopausia`
`Articulaciones` `Músculos`
`Andropausia`
`Salud ósea`

¿Qué buscar en la etiqueta?

➕ **Forma buena:**
vitamina D3 (colecalciferol) de origen natural

➖ **Forma media:**
vitamina D3 (colecalciferol) de origen sintético

❌ **Forma que debes evitar:**
vitamina D2 (ergocalciferol)

Dosis diaria general:
- De 1.000 a 3.000 UI (de 25 a 75 µg), es decir, del 500 % al 1.500 % del VNR.

Momento óptimo de ingesta:

Diez minutos antes de la comida o durante una comida que aporte ácidos grasos (mantequilla, aceite, productos animales, aguacate, oleaginosas, etc.).

Interacciones:

En sinergia con el magnesio, que activa la vitamina D (no es necesario tomar la vitamina D y el magnesio a la vez, basta con que sea en el mismo día).

Contraindicaciones y precauciones:

De manera general, se recomienda a mujeres embarazadas o en periodo de lactancia que consulten con un profesional de la salud antes de cualquier complementación. La suplementación con vitamina D en lactantes (0-1 años) y niños pequeños (1-3 años) está sujeta a supervisión médica; cualquier ingesta adicional, sin la supervisión de un profesional sanitario, puede presentar riesgos para la salud de esta población.
Los productos que aporten 75 µg/día de vitamina D deben reservarse al adulto, por lo que se desaconsejan a niños menores de diez años y adolescentes.

Mejores alimentos:

1. Aceite de hígado de bacalao
2. Arenque ahumado
3. Pez espada
4. Trucha arcoíris
5. Sardina
6. Salmón
7. Huevo
8. Perca
9. Atún crudo
10. Salmón ahumado

Detalles

La vitamina D es la estrella indiscutible entre los ingredientes de salud natural. Cabe señalar que las deficiencias de vitamina D se dan incluso en verano: edad, contaminación, latitud, crema solar obligatoria que ralentiza su producción, parte del cuerpo expuesta, duración de la exposición, momento de la exposición, falta de magnesio, etc.

Vitamina E

Antienvejecimiento · **Belleza** · **Estrés oxidativo**

¿Qué buscar en la etiqueta?

➕ **Formas buenas:**
alfa-tocoferol
D-alfa-tocoferol
beta-tocoferol
gamma-tocoferol
delta-tocoferol
alfa-tocotrienol
beta-tocotrienol
gamma-tocotrienol
delta-tocotrienol
vitamina E de origen natural

❌ **Forma que debes evitar:**
Dl-alfa-tocoferol

Dosis diaria general:
- De 6 a 12 mg, es decir del 50 % al 100 % del VNR.

Momento óptimo de ingesta:

Diez minutos antes de la comida o durante una comida que aporte ácidos grasos (mantequilla, aceite, productos animales, aguacate, oleaginosas, etc.).

Interacciones:

Incompatible con el hierro (basta con espaciar las tomas de tres a cuatro horas el mismo día).

Mejores alimentos:

1. Aceite de germen de trigo
2. Almendras
3. Semillas de girasol
4. Avellanas
5. Aceite de girasol
6. Aceite de cártamo
7. Piñones
8. Cacahuetes
9. Nueces de Brasil
10. Aguacate

Detalles

En cierto modo, la vitamina E es el guardián de tu juventud. Atención, no confundas la forma Dl-alfa-tocoferol, que no es buena, con la forma que se le parece mucho (una letra de menos y todo cambia): D-alfa-tocoferol es la buena.

Vitamina K

Articulaciones · **Salud ósea** · **Cardiovascular**

¿Qué buscar en la etiqueta?

➕ **Formas buenas:**
vitamina K2-MK7 «trans»
vitamina K2-MK7 «cis»
vitamina K2-MK4

➖ **Forma media:**
vitamina K1

Dosis diaria general:
- De 37,5 a 100 μg, es decir, del 50 % al 133,3 % del VNR.

Momento óptimo de ingesta:

Diez minutos antes de la comida o durante una comida que aporte ácidos grasos (mantequilla, aceite, productos animales, aguacate, oleaginosas, etc.).

Contraindicaciones y precauciones:

Se desaconseja a personas en tratamiento anticoagulante.

Mejores alimentos:

1. Hígado
2. Productos lácteos
3. Menudillos
4. Carne y yema de huevo
5. Hierbas aromáticas (perejil, tomillo, albahaca...)
6. Fermentados (soja, chucrut)
7. Espinacas
8. Aceite de soja
9. Diente de león
10. Acelgas

Detalles

Contrariamente a lo que se cree, la vitamina K no mejora la asimilación de la vitamina D. En cambio, permite que el calcio no migre a los tejidos blandos en caso de ingesta de vitamina D superior a las dosis recomendadas. La vitamina K posee efectos interesantes sobre todo en la coagulación de la sangre y la salud ósea. En la alimentación, la vitamina K de origen vegetal se asimila peor que la vitamina K de origen animal.

`Memoria` `Tiroides` `Concentración` `Piel` `Sistema nervioso` `Energía`

¿Qué buscar en la etiqueta?

⊕ Formas buenas:
yoduro de potasio, kelp bio, *Fucus* bio, *Ascophyllum* bio...

⊗ Formas que debes evitar:
yodato de sodio
yoduro de sodio
yodato de potasio

Dosis diaria general:
- 150 μg (200 μg en la mujer embarazada), es decir, del 100 % al 133 % del VNR.

Contraindicaciones y precauciones:

Se desaconseja a personas que sufran de hipertiroidismo.

Mejores alimentos:

1. Kombu japonés
2. Wakame
3. Caracolillos de mar
4. Langostinos
5. Abadejo
6. Mejillones
7. Bacalao
8. Gambas
9. Yema de huevo
10. Queso de cabra

Detalles

Desgraciadamente, el déficit de yodo está infravalorado. Muchas veces, no se mide y puede pasarse por alto si el análisis de sangre no es muy preciso. Si la sal de mesa está enriquecida artificialmente, hay que conocer las buenas prácticas para mantener su estabilidad (salar en el momento de servir, limitar la duración de almacenamiento de la sal, etc.).

Zinc

¿Qué buscar en la etiqueta?

⊕ Formas buenas:
bisglicinato de zinc, gluconato de zinc, picolinato de zinc pidolato de zinc, oratato de zinc

⊖ Forma media:
lactato de zinc

⊗ Formas que debes evitar:
óxido de zinc, sulfato de zinc, carbonato de zinc

Dosis diaria general:
- De 10 a 15 mg de zinc, es decir, del 100 % al 150 % del VNR.

Momento óptimo de ingesta:

Quince minutos antes de una comida, entre las comidas o al acostarse.

Interacciones:

Incompatible con (basta con espaciar las tomas de tres a cuatro horas el mismo día):
- Hierro
- Calcio
- Cobre.

En sinergia con el selenio.
Se potencian, sobre todo en los productos que actúan sobre el cabello o el equilibrio hormonal.

Mejores alimentos:

1. Ostras
2. Hígado de ternera
3. Buey a la brasa
4. Paletilla de ternera
5. Jarrete
6. Cangrejo al vapor
7. Langosta
8. Hígado de buey
9. Paletilla de cerdo
10. Buey magro picado

- Cabello
- Hormonas
- Uñas
- Libido
- Piel
- Fertilidad
- Bienestar visual
- Inmunidad
- Articulaciones

Detalles

¡Aunque sea un mineral pequeño, el zinc hace grandes cosas! Mientras las estrellas como el magnesio y la vitamina D concentran toda la atención, el zinc trabaja discretamente entre bastidores: es imprescindible. En general, los trastornos digestivos debidos al zinc aparecen a dosis mucho más elevadas que las autorizadas para los complementos alimenticios, es decir, más de 15 mg. Sin embargo, si es tu caso, escoge la forma bisglicinato de zinc o ingiérelo por medio de un producto con multivitaminas y minerales.

Contraindicaciones de otros complementos de salud natural abordados en este libro

(Esta lista no es exhaustiva. Consulta a tu profesional de la salud).

En general, **todos los complementos alimenticios se desaconsejan a mujeres embarazadas o en periodo de lactancia y a niños**, salvo cuando estén especialmente formulados para dichas poblaciones.

- **Aceite esencial de lavanda.** Se desaconseja en caso de alergia a los constituyentes de este aceite, como el linalol y el limoneno.
- **Albahaca sagrada.** Se desaconseja a mujeres embarazadas, a personas en tratamiento antidepresivo y en uso prolongado.
- **Alcaravea.** Se desaconseja en caso de obstrucción biliar, insuficiencia hepática o aclorhidria. También si existe alergia a otras plantas de la familia de las **Apiaceae**, como el hinojo, el apio, el anís y el cilantro, así como al polen de abedul o la absenta.
- **Alga de lithothamne.** Consulta al médico en caso de problemas renales y si sufres trastornos tiroideos.
- **Aloe vera.** Se desaconseja en caso de oclusión intestinal, enfermedad inflamatoria intestinal aguda o crónica, dolor abdominal de origen desconocido, deshidratación grave o hipopotasemia.
- **Arcilla.** Consumir separada de medicamentos y otros complementos alimenticios (al menos, con dos horas de intervalo).
- **Astrágalo.** Consulta al médico en caso de enfermedad autoinmune o trasplante reciente y si existe concurrencia con medicamentos inmunosupresores.
- **Bromelaína.** Consulta al médico en caso de tratamiento anticoagulante. Se desaconseja a personas alérgicas a la piña.
- **Cola de caballo.** Se desaconseja en caso de insuficiencia cardiaca o renal edematosa.
- **Diente de león.** Se desaconseja en caso de úlcera gastroduodenal u obstrucción biliar (por ejemplo, por cálculos biliares), insuficiencia cardiaca

o renal edematosa y alergia cruzada conocida, en particular a las plantas de la familia de las **Asteraceae.**

- **Espirulina.** Se desaconseja a personas sensibles al yodo.
- **Gimnema.** En las personas diabéticas, se recomienda un control regular de la glucemia (o azúcar en la sangre).
- **Hamamelis.** Se desaconseja en caso de toma concomitante de anticoagulante.
- **Harpagofito.** Se desaconseja en caso de úlcera (estómago o duodeno) o cálculos biliares.
- **Hipérico.** Evita exponerte al sol después de su consumo. Utiliza una protección solar cutánea. El hipérico produce una inducción enzimática de ciertos citocromos (CYP3A4, CYP2C9, CYP2C19) y de la P–glucoproteína; se observa una modificación del metabolismo de ciertos medicamentos (como la ciclosporina, el tacrólimus por vía sistémica, el amprenavir, el indinavir y otros inhibidores de proteasas en el tratamiento del VIH, ciertos anestésicos, el irinotecán, el imatinib y otros agentes citostáticos, la warfarina y los anticonceptivos orales), que conduce generalmente a una disminución de la eficacia del tratamiento. Esta eventualidad debería precisarse en particular para la interacción con los anticonceptivos orales. En caso de seguir un tratamiento, busca consejo médico antes de tomar hipérico.
- **Jalea real.** A causa de un mayor riesgo de hipersensibilidad con los productos procedentes de las abejas en los niños pequeños, se desaconseja a menores de tres años. También se desaconseja a personas con antecedentes de alergias a este tipo de productos.
- **Levadura de arroz rojo.** Si tomas esta levadura, toma también coenzima Q10. No hay que consumirla en caso de tratamiento para reducir el colesterol o consumo de otros productos que contienen esta levadura. No superar la dosis diaria recomendada (no consumir más de 3 mg de monacolinas al día).
- **Malvavisco.** En caso de tratamiento medicamentoso concomitante, consumir separado de medicamentos (al menos, sesenta minutos de intervalo).
- **Menta piperita.** Se desaconseja en caso de alergia al mentol, reflujo gastroesofágico, úlcera gastroduodenal, gastritis o trastornos biliares (cálculos biliares) o hepáticos.
- **Milenrama.** Se desaconseja en caso de alergia cruzada conocida, en particular a las plantas de la familia de las **Asteraceae.**
- **Morera blanca.** Consulta a tu médico o farmacéutico en caso de seguir tratamiento antidiabético.
- **Mucuna.** Pide consejo a un profesional de la salud antes de usarla en caso de tratamiento medicamentoso o si tienes un problema de salud.

- **Pilosella.** Se desaconseja en caso insuficiencia cardiaca o renal edematosa y de alergia cruzada conocida, en particular a las plantas de la familia de las **Asteraceae.**
- **Potasio.** Se desaconseja a las personas ancianas o que sufren una nefropatía.
- **Psyllium.** Se desaconseja en caso de sangrado rectal no diagnosticado e incapacidad de defecar con utilización de laxantes, estrechamiento anormal del tracto gastrointestinal, enfermedades del esófago y el cardias, bloqueo intestinal potencial o existente, parálisis del intestino o megacolon, problemas de deglución. No consumir un complemento alimenticio que contenga una preparación a base de esta parte de la planta en forma de semillas enteras o trituradas (riesgo de aspiración). Riesgo de obstrucción gastrointestinal. No consumir psyllium con medicamentos conocidos por inhibir los movimientos peristálticos (por ejemplo, los opiáceos). Retarda la absorción de minerales como el calcio, el hierro y el zinc, de vitaminas como la vitamina B12 y de medicamentos, en particular los heterósidos cardiotónicos, los derivados de la cumarina y el litio. Consumir el psyllium a distancia de los medicamentos (al menos sesenta minutos de intervalo).
- **Rábano negro.** Supervisión necesaria en las personas con hipotiroidismo o bajo tratamiento para la tiroides.
- **Ravinstara.** Se desaconseja en asmáticos y en caso de alergia a los componentes de los aceites esenciales (limoneno, linalol...). Presenta posibles interacciones con medicamentos (por su contenido en 1,8-cineol, que tiene un efecto inductor sobre ciertas enzimas). Si se sigue un tratamiento medicamentoso, no utilizarla por vía oral sin supervisión médica.
- **Reina de los prados.** Busca consejo médico en caso de hipersensibilidad a los salicilatos (aspirina). Potencia el efecto de los salicilatos y de los antiinflamatorios no esteroideos.
- **SAMe.** No es adecuada para las personas que sufren trastornos bipolares.
- **Sauzgatillo.** Se desaconseja en caso de cáncer hormonodependiente (o de antecedentes personales o familiares), tumor hipofisario productor de prolactina o antecedentes de trastornos hipofisarios. En caso de tratamiento medicamentoso concomitante con agonistas o antagonistas dopaminérgicos, estrógenos o antiestrógenos, consulta con un profesional de la salud cualificado.
- **Trébol rojo.** Se desaconseja a mujeres que tienen antecedentes personales o familiares de cáncer de mama.
- *Tribulus.* Se desaconseja en caso de tratamiento antihipertensivo o antidiabético.

Conclusión

Este libro no es más que el inicio de la revolución.

En la Unión Europea, algunos medios de comunicación y profesionales ofrecen una imagen parcial del complemento alimenticio, muy probablemente por falta de conocimientos del sector o a causa de una reglamentación inapropiada. Otros países, en cambio, están más avanzados y ya han dejado atrás la fase de los discursos contradictorios.

He escrito esta obra para superar los prejuicios y las palabras a veces calumniosas mediante argumentos objetivos, respaldados por fuentes científicas y basados en mi experiencia.

Me gustaría que recordaras que **tienes el poder de actuar sobre tu salud**. ¿Por qué esperar a sucumbir a los virus del invierno para interesarte por la inmunidad? ¿Por qué ignorar las señales de tu cuerpo hasta que ya no puede más en lugar de actuar ahora en el ámbito del estrés y la energía? ¿Por qué correr el riesgo de padecer diabetes cuando puedes luchar contra la resistencia a la insulina?

Todas las soluciones naturales que has descubierto en este libro te permitirán apoyar a tu organismo y **situar la prevención por encima de todo**, proporcionándote también más energía, serenidad y bienestar en el día a día. Ahora ya sabes cómo reforzar tus tres pilares de la salud —la alimentación, el sueño y la actividad física—, así como escoger y utilizar mejor unos complementos alimenticios que sean lo más puros y eficaces posible y adaptados a tus necesidades.

Soy consciente de que el universo de los complementos a veces es una auténtica selva, donde es posible extraviarse incluso con la mejor de las brújulas (¡este libro!). Por eso, lo repito de nuevo: pregunta todas tus dudas y consulta con los profesionales de la sanidad. En cuanto a mí, **informarte y aconsejarte sobre la salud natural** es y seguirá siendo el mejor medio de llevar a cabo, todos juntos, esta revolución en el campo de la prevención.

MATHIEU

Agradecimientos

¡Menudo maratón ha sido este libro!

Esta auténtica revolución no habría sido posible sin las personas que me rodean. Así que quiero dar las gracias a muchas personas.

A mi madre, la persona más importante en mi corazón. Te quiero.

A mi padre, que nos ha dejado durante la redacción de este libro y mientras desarrollábamos los demás proyectos. Pudo ver algunas muestras y escribí algunos artículos a su lado, cuando luchaba contra la enfermedad. Te quiero.

A mi familia, que no deja de apoyarme, en concreto, mi hermana pequeña, siempre a mi lado, y Benjamin, sin el que nada sería posible. Y Marie-Pierre, claro está.

A David, que me impulsó a crear Nutrastream y a difundir todos esos consejos que han funcionado, y que me ha ayudado con su trabajo en este proyecto. Se merece una *standing ovation* en toda regla.

A Anh, Alicia, Arlène, Bastien, Charles, Celina, Christelle, Claire, Daniel, Eddy, Essi, Fafa, Ingrid, Jacqueline, John, Lise, Lisette, Loïc, Maéva, Nadia, Nadine, Nat, Samir, Thimylan, Thérèse, Oussama y William, que me apoyan y me inspiran día tras día.

Al editor de Marabout y a su equipo: Anne-Sophie, Ariane, Astrid, Bernard, Clara, Elisabeth, Fabienne, Lauriane, Margot, Maud, Noé, Olivia, Stéphane y todos los demás, que me habéis ofrecido la oportunidad de escribir este libro con esa visión militante de despertar conciencias. Gracias por vuestro arduo esfuerzo para hacer crecer a este libro como ningún otro en su género. (Me perdonan las horas extra porque les tengo reservada una sesión de *coaching* en prevención).

A todas aquellas personas que me siguen en las redes. Estáis ahí desde el principio, ofrecéis vuestro testimonio, compartís, le dais al «me gusta». ¡La prevención pasará por vosotros! Sois mi motivación. Os debo todo este camino recorrido. Sois las estrellas de la prevención.

A los profesionales (de la salud o de otros ámbitos) que me siguen y demuestran que se puede ser independiente y conseguir grandes cosas juntos.

A los lectores de este libro. Gracias por confiar en mí.

Y a las pastelerías a las que he recurrido mientras lo escribía. ¡Sin ellas habría sido todo más difícil!

Bibliografía

INTRODUCCIÓN

Santé publique France, *Bulletin épidémiologique hebdomadaire*, n.os 16-17, 24 de abril de 2012, pp. 189-194.

Estudio SUVIMAX (suplementación en vitaminas y minerales antioxidantes), 2002.

Caron, Glinoer, D., *et al.*, «Apport iodé en France: prévention de la carence iodée au cours de la grossesse et l'allaitement», *Annales d'endocrinologie*, vol. 67, n.º 4, 2006, pp. 281-286.

Pickering, G., *et al.*, «Magnesium Status and Stress: The Vicious Circle Concept Revisited», *Nutrients*, vol. 12, n.º 12, 2020, p. 3672.

PARTE 1

Lleva tu salud al máximo nivel con los complementos alimenticios

Mauskop, A., Varughese, J., «Why all migraine patients should be treated with magnesium», *Journal of Neural Transmission*, vol. 119, n.º 5, mayo de 2012, pp. 575-579.

EFSA Journal, vol. 8, n.º 10, 2010, p. 1819.

Guarino, A., Lo Vecchio, A., Pirozzi, M. R., «Clinical role of diosmectite in the management of diarrhea», *Expert Opinion on Drug Metabolism & Toxicology*, vol. 5, n.º 4, abril de 2009, pp. 433-440.

Mittman, P., «Randomized, double-blind study of freeze-dried Urtica dioica in the treatment of allergic rhinitis», *Planta Medica*, vol. 56, n.º 1, 1990.

EMA, «List of references supporting the assessment of Salix», 2017.

Gobierno de Canadá, Règlement sur les produits de santé naturels, DORS/2003-196.

De Miranda, R. B., *et al.*, «Effects of hydrolyzed collagen supplementation on skin aging: a systematic review and meta-analysis», *International Journal of Dermatology*, vol. 60, n.º 12, diciembre de 2021.

EFSA Journal, vol. 14, n.º 2, 2016, p. 4400.

Ghazanfarpour, M., *et al.*, «Red clover for treatment of hot flashes and menopausal symptoms: A systematic review and meta-analysis», *Journal of Obstetrics and Gynaecology*, vol. 36, n.º 3, 2016.

EFSA Journal, vol. 10, n.º 5, 2012, p. 2693.

Szkudelski, T., Szkudelska, K., «Resveratrol and diabete: From animal to human studies», *Biochimica et Biophysica Acta*, vol. 1852, n.º 6, junio de 2015.

Mabuchi, H., *et al.*, «Effects of CoQ10 supplementation on plasma lipo-protein lipid, CoQ10 and liver and muscle enzyme levels in hypercholes-terolemic patients treated with atorvastatin: a randomized double-blind study», *Atherosclerosis*, vol. 195, n.º 2, 2007.

Hargreaves, I., *et al.*, «Disorders of Human Coenzyme Q10 Metabolism: An Overview», *International Journal of Molecular Sciences*, vol. 21, n.º 18, 2020.

Anses, Étude INCA 3 [Estudio individual nacional de los consumos alimentarios], 2017.

Lane, M. M., *et al.*, «Ultra-processed food exposure and adverse health outcomes: umbrella review of epidemiological meta-analyses», *BMJ*, 2024.

Estudio SUVIMAX, *op. cit.*

Afssa, Estudio INCA 2 [Estudio individual nacional de los consumos alimentarios], 2009.

Anses, «Apports en acides gras de la population vivant en France et comparaison aux apports nutritionnels conseillés définis en 2010», informe de estudio, septiembre de 2015.

Davis, D. R., Epp, M. D., Riordan, H. D., «Changes in USDA food composition data for 43 garden crops, 1950 to 1999», *Journal of the American College of Nutrition*, vol. 23, n.º 6, diciembre de 2004.

Zhu, C., *et al.*, «Carbon dioxide (CO_2) levels this century will alter the protein, micronutrients, and vitamin content of rice grains with potential health consequences for the poorest rice-dependent countries», *Science Advances*, vol. 4, n.º 5, 23 de mayo de 2018.

Michalska, A., *et al.*, «Temporal Change in Iron Content of Vegetables and Legumes in Australia: A Scoping Review», *Foods*, vol. 11, n.º 1, 2022.

Michalska, A., Lysiak, G., «Bioactive Compounds of Blueberries: Post-harvest Factors Influencing the Nutritional Value of Products», *International Journal of Molecular Sciences*, vol. 16, n.º 8, agosto de 2015.

INRAE, «Précieuses clémentines», inrae.fr, 19 de febrero de 2020.

Sugiura, T., *et al.*, «Changes in the taste and textural attributes of apples in response to climate change», *Scientific Reports*, 2013.

Joulin, M., documentaire «Manger plus pour se nourrir moins», *ZED*, 2015.

Colino, S., «Nos fruits et légumes sont de moins en moins nutritifs», nationalgeographic.fr, 3 de mayo de 2022.

Harris interactive pour Synadiet, «Baromètre 2022 de la consommation des compléments alimentaires en France», informe final, 2022.

Encuesta Opinionway para el Observatoire du stress de la Fondation Ramsay générale de santé, «Les Français face au stress», 2017.

Richter, J., *et al.*, «Low levels of vitamin D in population exposed to significant environmental pollution», *Casopis Lekaru Ceskych*, 2023.

Mogire, R., *et al.*, «Prevalence of vitamin D deficiency in Africa: a systematic review and meta-analysis», *The Lancet Global Health*, vol. 8, n.º 1, enero de 2020.

Sarzynski, E., Puttarajappa, C., Xie, Y., *et al.*, «Association between proton pump inhibitor use and anemia: A retrospective cohort study», *Digestive Diseases and Sciences*, vol. 56, n.º 8, agosto de 2011, pp. 2349-2353.

Florentin, M., Elisaf, M. S., «Proton pump inhibitor-induced hypomag-nesemia: A new challenge», *World Journal of Nephrology*, vol. 1, n.º 6, 6 de diciembre de 2012, pp. 151-154.

Tucker, K. L., *et al.*, «Low plasma vitamin B12 is associated with lower BMD: the Framingham Osteoporosis Study», *Journal of Bone and Mineral Research*, vol. 20, n.º 1, enero de 2005, pp. 152-158.

Eeftinck Schattenkerk, L. D., Vogel, I., de Jong, J. R., *et al.*, «Impact of Presence, Level, and Closure of a Stoma on Growth in Young Children: A Retrospective Cohort Study», *European Journal of Pediatric Surgery*, vol. 34, n.º 3, junio de 2024, pp. 282-289.

Qu, H., *et al.*, «The effect of statin treatment on circulating coenzyme Q10 concentrations: an updated meta-analysis of randomized controlled trials», *European Journal of Medical Research*, vol. 23, n.º 1, 2018, p. 57.

Linder, L., *et al.*, «Drug-Induced Vitamin B12 Deficiency: A Focus on Proton Pump Inhibitors and Histamine-2 Antagonists», *Journal of Pharmacy Practice*, vol. 30, n.º 6, diciembre de 2017, pp. 639-642.

Lam, J. R., Schneider, J. L., Quesenberry, C. P., Corley, D. A., «Proton Pump Inhibitor and Histamine-2 Receptor Antagonist Use and Iron Deficiency», *Gastroenterology*, vol. 152, n.º 4, marzo de 2017, pp. 821-829.

Ahmed, M. A., «Metformin and Vitamin B12 Deficiency: Where Do We Stand?», *Journal of Pharmacy and Pharmaceutical Sciences*, vol. 19, n.º 3, 2016, pp. 382-398.

Palmery, M., *et al.*, «Oral contraceptives and changes in nutritional requirements», *European Review for Medical and Pharmacological Sciences*, vol. 17, n.º 13, julio de 2013, pp. 1804-1813.

Gröber, U., «Magnesium and Drugs», *International Journal of Molecular Sciences*, vol. 20, n.º 9, 28 de abril de 2019, p. 2094.

Kulik, W., van der Mooren, M. J., «Oral estradiol decreases plasma homo-cysteine, vitamin B6, and albumin in postmenopausal women but does not change the whole-body homocysteine remethylation and trans-methylation flux», *Journal of Clinical Endocrinology and Metabolism*, abril de 2005, vol. 90, n.º 4, pp. 2218-2224.

Pelton, R., *et al.*, Drug-Induced Nutrient Depletion Handbook, 2.ª edición, American Pharmaceutical Association, 2001.

Samaras, D., *et al.*, «Statut en vitamines et en oligo-éléments: impact des médicaments», *Revue Médicale Suisse*, vol. 8, n.º 344, 2012.

Girard, J., *et al.*, «Interactions médicamenteuses avec le métabolisme des micronutriments», *Cahiers de nutrition et de diététique*, vol. 57, n.º 5, octubre de 2022, Bulletin épidémiologique hebdomadaire, 305-314.

Painter, F. M., Drug-Nutrient Depletion and Interaction Charts, chiro.org.

«Interactions nutriments-médicaments», Le Manuel Merck.

Stanton, M. F., *et al.*, «Serum magnesium in women during pregnancy, while taking contraceptives, and after menopause», *Journal of the American College of Nutrition*, vol. 6, n.º 4, 1987, Bulletin épidémiologique hebdomadaire, 313-319.

Hjelt, K., Brynskov, J., Hippe, E., *et al.*, «Oral contraceptives and the cobalamin (vitamin B12) metabolism», *Acta Obstetricia et Gynecologica Scandinavica*, vol. 64, n.º 1, 1985, Bulletin épidémiologique hebdomadaire, 59-63.

Akhondzadeh, S., Tahmacebi-Pour, N., Noorbala, A. A., *et al.*, «Crocus sativus L. in the treatment of mild to moderate depression: a double-blind, randomized and placebo-controlled trial», *Phytotherapy Research*, vol. 19, n.º 2, febrero de 2005, Bulletin épidémiologique hebdomadaire, 148-151.

Musazadeh, V., *et al.*, «Saffron, as an adjunct therapy, contributes to relieve depression symptoms: An umbrella meta-analysis», *Pharmacological Research*, vol. 175, enero de 2022.

Jackson, P. A., Forster, J., Khan, J., *et al.*, «Effects of Saffron Extract Supplementation on Mood, Well-Being, and Response to a Psychosocial Stressor in Healthy Adults: A Randomized, Double-Blind, Parallel Group, Clinical Trial», *Frontiers in Nutrition*, vol. 7, 1 de febrero de 2021.

Artículo 2, Decreto n.º 2006-352 de 20 de marzo de 2006 relativo a los complementos alimenticios, *Journal officiel de la République française*.

Directiva 2004/27/CE del Parlamento Europeo y el Consejo de 31 de marzo de 2004, *Diario Oficial de la Unión Europea*.

¿La salud natural y la prevención van a desaparecer?

Fabricantes Nielsen via LSA, *Le Journal de la distribution*, 18 de enero de 1996.

Deprez, P., André, J-C., *Compléments alimentaires et aliments santé: pratique juridique*, Lavoisier Tec & Doc, 1998.

Decreto n.º 96-307 de 10 de abril de 1996, *Journal officiel de la République française*.

Directiva 2002/46/CE del Parlamento Europeo y del Consejo de 10 de junio de 2002, *Diario Oficial de la Unión Europea*.

Reglamento (UE) n.º 432/2012 de la Comisión de 16 de mayo de 2012, *Diario Oficial de la Unión Europea*.

Senado, Rapport d'information n.º 346, registrado el 4 de febrero de 2021.

EFSA Journal, vol. 9, n.º 6, 2011, p. 2215.

Hooton, T. M., «Recurrent urinary tract infection in women», *International Journal of Antimicrobial Agents*, vol. 17, n.º 4, 2001, pp. 259-268.

Bruyère, F., «Use of cranberry in chronic urinary tract infections», *Médecine et maladies infectieuses*, vol. 36, n.º 7, 2006, pp. 358-363.

Collège universaire des enseignants de néphrologie, *Néphrologie*, collection «Les référentiels EDN», 10.ª edición, Ellipses, 2022.

Collège français des enseignants d'urologie, *Urologie*, colección «Les référentiels des collèges», 5.ª edición, Elsevier Masson, 2021.

Collège des universitaires des maladies infectieuses et tropicales, *Pilly Étudiant maladies infectieuses & tropicales*, 27.ª edición, CMIT, 2020.

EMA, Final European Union Herbal Monograph on Vaccinium Macro-carpon Aiton, Fructus, 2022.

Gouvernement of Canada, «Natural health products ingredients data-base».

U.S. Food & Drug, «FDA announces qualified health claim for certain cranberry products and urinary tract infections», 2020.

Food Standards Australia New Zealand, «Notified food-health relationships to make a health claim», 2023.

Agência Nacional de Vigilância Sanitária, «Lista de ingredientes autorizados para uso em suplementos alimentares».

Afssa, consulta n.º 2003-SA-0352.

EFSA Journal, 2011, ID 1841, 2153, 2770, 3328.

Reglamento (UE) n.º 432/2012 de la Comisión de 16 de mayo de 2012, *Diario Oficial de la Unión Europea*.

Considerando 3 de la Decisión de ejecución (UE) 2017/1445 de la Comisión de 8 de agosto de 2017, *Diario Oficial de la Unión Europea*.

Harris Interactive pour Synadiet, «Inconfort urinaire et consommation de Canneberge», junio de 2021.

François, M., *et al.*, «The economic burden of urinary tract infections in women visiting general practices in France: A cross-sectional survey», *BMC Health Services Research*, vol. 16, 2016, p. 365.

Foxman, B., «Epidemiology of urinary tract infections: Incidence, morbidity, and economic costs», *Disease-a-Month*, vol. 49, n.º 2, 2003, *Journal officiel de la République française*. 53-70.

EFSA, «Call for data for the Scientific Opinion on the evaluation of the safety in use of plant preparations containing berberine», 2023.

Anses, consulta n.º 2019-SA-0111.

Reglamento (UE) n.º 528/2012 del Parlamento Europeo y del Consejo de 22 de mayo de 2012, *Diario Oficial de la Unión Europea*.

Anses, note d'appui, demanda n.º 2022-AST-0099.

Conseil d'État, Juge des référés, 22 de enero de 2024, n.º 489819.

Sadler, M., «Authorised EU health claim for dried plums/prunes», *Foods, Nutrients and Food Ingredients with Authorised EU Health Claims: Volume 2*, Woodhead Publishing Series in Food Science, Technology and Nutrition, 2015, *Journal officiel de la République française*. 299-311.

Ley n.º 2024-420 de 10 de mayo de 2024, *Journal officiel de la République française*.

Senado, informe n.º 562, registrado el 3 de mayo de 2023.

Google, «Your Money or Your Life», General guidelines, marzo de 2024.

Directiva 2004/24/CE del Parlamento Europeo y el Consejo de 31 de marzo de 2004, *Diario Oficial de la Unión Europea*.

Conseil national de l'Ordre des médecins, *Atlas de la démographie médicale en France*, 2023.

Los tres pilares de tu salud

Anses, «Les protéines – Définition, rôle dans l'organisme, sources alimentaires», anses.fr, 24 de enero de 2013.

Anses, «Les acides gras trans – Présentation, sources et effets sur la santé», anses.fr, 26 de diciembre de 2012.

Anses, rapport d'étude sur les acides gras, *op. cit.*

Anses, Étude INCA 3, *op. cit.*

Slavin, J., «Fiber and prebiotics: Mechanisms and health benefits», *Nutrients*, vol. 5, n.º 4, 22 de abril de 2013, pp. 1417-1435.

Prado, M. R., Blandón, L. M., Vandenberghe, L. P. S., «Milk kefir: Composition, microbial cultures, biological activities, and related products», *Frontiers in Microbiology*, vol. 6, 2015, p. 1177.

Encuesta OpinionWay para el Institut national du sommeil et de la vigilance, «Enquête sommeil INSV/MGEN», 2023.

Anses, consulta n.º 2017-SA-0064.

Anses, «Manque d'activité physique et excès de sédentarité: une priorité de santé publique», anses.fr, 15 de febrero de 2022.

Paluch, A. E., *et al.*, «Steps per Day and All-Cause Mortality in Middle-aged Adults in the Coronary Artery Risk Development in Young Adults Study», *JAMA Network Open*, vol. 4, n.º 9, 2021.

¿Cómo escoger mejor tus complementos alimenticios?

Burton, G. W. *et al.*, «Human plasma and tissue alpha-tocopherol concentrations in response to supplementation with deuterated natural and synthetic vitamin E», *American Journal of Clinical Nutrition*, vol. 67, 1998, *Journal officiel de la République française*. 669-684.

Traber, M. G. *et al.*, «Synthetic as compared with natural vitamin E is preferentially excreted as α-CEHC in human urine: Studies using deu-terated α-tocopheryl acetate», *American Journal of Clinical Nutrition*, vol. 437, 1998.

Hartle, J. W., Morgan, S., Poulsen, T., «Development of a Model for In-Vitro Comparative Absorption of Magnesium from Five Magnesium Sources Commonly Used as Dietary Supplements», *The FASEB Journal*, vol. 30, n.º 1, 2016.

Schuette, S. A., Lashner, B. A., Janghorbani, M., «Bioavailability of magnesium diglycinate vs. magnesium oxide», *Journal of Parenteral and Enteral Nutrition*, vol. 18, n.º 5, 1994.

Reglamento (UE) n.º 1169/2011 del Parlamento Europeo y el Consejo de 25 de octubre de 2011 sobre la información alimentaria facilitada al consumidor, *Diario Oficial de la Unión Europea*.

Schuchardt, J. P., Hahn, A., «Intestinal Absorption and Factors Influencing Bioavailability of Magnesium: An Update», *Current Nutrition & Food Science*, vol. 13, n.º 4, noviembre de 2017, pp. 260-278.

Sandström, B., «Bioavailability of zinc», *European Journal of Clinical Nutrition*, vol. 51, suplemento 1, enero de 1997, pp. s17-s9.

Wegmüller, R., Tay, F., Zeder, C., *et al.*, «Zinc absorption by young adults from supplemental zinc citrate is comparable with that from zinc gluconate and higher than from zinc oxide», *Journal of Nutrition*, vol. 144, n.º 2, febrero de 2014, pp. 132-136.

Monagas, M., Brendler, T., Brinckmann, J., *et al.*, «Understanding plant to extract ratios in botanical extracts», *Frontiers in Pharmacology*, 2022.

Schuchardt, J. P., Hahn, A., «Dietary Factors Influencing Magnesium Absorption in Humans», *Current Nutrition & Food Science*, vol. 4, n.º 1, 2008.

Siener, R., *et al.*, «Bioavailability of magnesium from different pharmaceutical formulations», *Urological Research*, vol. 39, n.º 2, 2011.

Firoz, M., Graber, M., «Bioavailability of US commercial magnesium preparations», *Magnesium Research*, vol. 14, n.º 4, 2001.

Walker, A. F., Marakis, G., Christie, S., Byng, M., «Mg citrate found more bioavailable than other Mg preparations in a randomized, double-blind study», *Magnesium Research*, vol. 16, n.º 3, 2003.

Anses, consulta n° 2018-SA-0168.

Anses, «Nanomatériaux dans les produits destinés à l'alimentation», informe de experiencia colectiva, mayo de 2020.

EFSA Journal, vol. 13, n.º 5, 2015, p. 4088.

Whittaker, P., «Iron and zinc interactions in humans», *American Journal of Clinical Nutrition*, vol. 68, n.º 2, agosto de 1998, pp. 442s-446s.

Jiang R., Sui, Y., Hong, J., *et al.*, «The Combined Administration of Vitamin C and Copper Induces a Systemic Oxidative Stress and Kidney Injury», *Biomolecules*, vol. 13, n.º 1, 10 de enero de 2023, p. 143.

Zijp, I. M., Korver, O., Tijburg, L. B., «Effect of tea and other dietary factors on iron absorption», *Critical Reviews in Food Science and Nutrition*, vol. 40, n.º 5, septiembre de 2000, pp. 371-398.

Rusu, I. G., *et al.*, «Iron Supplementation Influence on the Gut Microbiota and Probiotic Intake Effect in Iron Deficiency: A Literature-Based Review», *Nutrients*, vol. 12, n.º 7, 4 julio de 2020, p. 1993.

Uwitonze, A. M., Razzaque, M. S., «Role of Magnesium in Vitamin D Activation and Function», *Journal of the American Osteopathic Association*, vol. 118, n.º 3, 1 de marzo de 2018, pp. 181-189.

EFSA Journal, vol. 12, n.º 1, 2014, p. 3514.

Williamson, E. M., «Synergy and other interactions in phytomedicines», *Phytomedicine*, vol. 8, n.º 5, septiembre de 2001, pp. 401-409.

Ernst, E. The Desktop Guide to Complementary and Alternative Medicine, Mosby, 2001.

ESCOP, *Urticae radix*: Nettle Root, 1996.

PARTE 2

Sueño: consigue unas noches reparadoras

Sondeo OpinionWay para el INSV, *op. cit.*

Inserm, «Insomnie, un trouble neurobiologique et psychologique», inserm.fr, 2017.

Haute Autorité de santé, «Prise en charge du patient adulte se plaignant d'insomnie en médecine générale», recomendaciones de buenas prácticas, 2006.

Léger, D., Zeghnoun, A., Faraut, B., Richard, J-B., «Le temps de sommeil, la dette de sommeil, la restriction de sommeil et l'insomnie chronique des 18-75 ans: résultats du Baromètre de Santé publique France 2017», *Bulletin épidémiologique hebdomadaire*, n.os 8-9, 2019.

Soomi, L., «Naturally Occurring Consecutive Sleep Loss and Day-to-Day Trajectories of Affective and Physical Well-Being», *Annals of Behavioral Medicine*, 2021.

Covassin, N., «Effects of Experimental Sleep Restriction on Energy Intake, Energy Expenditure, and Visceral Obesity», *Journal of the American College of Cardiology*, 2022.

Sondeo OpinionWay para el Institut national du sommeil et de la vigilance, enquête INSV/MGEN, 2021.

Goetz, P., «Phytothérapie et troubles du sommeil», *Phytothérapie*, Springer, 2015.

Buscemi, N., Vandermeer, B., Hooton, N., *et al.*, «Efficacy and safety of exogenous melatonin for secondary sleep disorders and sleep disorders accompanying sleep restriction: A meta-analysis», *British Medical Journal* (Clinical Research Ed.), vol. 332, 2006, pp. 385-393.

Dahlitz, M., Alvarez, B., Vignau, J., *et al.*, «Delayed sleep phase syndrome response to melatonin», *The Lancet*, vol. 337, 1991, pp. 1121-1124.

Kayumov, L., Brown, G., Jindal R., *et al.*, «A randomized, double-blind, placebo-controlled crossover study of the effect of exogenous melatonin on delayed sleep phase syndrome», *Psychosomatic Medicine*, vol. 63, 2001, pp. 40-48.

Nagtegaal, J. E., Kerkhof, G. A., Smits, M. G., *et al.*, «Delayed sleep phase syndrome: A placebo-controlled cross-over study on the effects of melatonin administered five hours before the individual dim light melatonin onset», *Journal of Sleep Research*, vol. 7, 1998, pp. 135-143.

EFSA Journal, vol. 8, n.º 2, 2010, p. 1467.

Swaminathan, R., «Magnesium Metabolism and its Disorders», Clinical Biochemistry Reviews, vol. 24, 2003, p. 20.

De Baaij, J. H. F., *et al.*, «Magnesium in Man: Implications for Health and Disease», *Physiological Reviews*, vol. 95, 2015, pp. 1-46.

Schwalfenberg, G. K., Genuis S. J., «The Importance of Magnesium in Clinical Healthcare», *Scientifica*, 2017, pp. 1-14.

Shinjyo, N., *et al.*, «Valerian Root in Treating Sleep Problems and Associated Disorders: A Systematic Review and Meta-Analysis», *Journal of Evidence-Based Integrative Medicine*, 2020.

Bent, S., Padula, A., *et al.*, «Valerian for sleep: A systematic review and meta-analysis», *American Journal of Medicine*, 2006.

Schulz, V., Hänsel, R., Tyler, V. E., *Rational Phytotherapy: A Physicians' Guide to Herbal Medicine*, 4.ª edición, Springer, Alemania, 2001.

Zick, S. M., Vautaw, B.M., «Hawthorn Extract Randomized Blinded Chronic Heart Failure (HERB CHF) Trial», *European Journal of Heart Failure*, vol. 11, n.º 10, octubre de 2009, pp. 990-999.

Ali, R., Tariq, S., *et al.*, «Nutraceuticals for Sleep Disorders», *Combinatorial Chemistry & High Throughput Screening*, 2021.

Taavoni, S., Ekbatani, N. N., Haghani, H., «Valerian/lemon balm use for sleep disorders during menopause», *Complementary Therapies in Clinical Practice*, 2013.

Cases, J., Ibarra, A., *et al.*, «Pilot trial of Melissa officinalis L. leaf extract in the treatment of volunteers suffering from mild-to-moderate anxiety disorders and sleep disturbances», *Medical Journal of Nutrition and Metabolism*, 2011.

Miraj, S., *et al.*, «Melissa officinalis L.: A Review Study With an Antioxidant Prospective», *Journal of Evidence-Based Complementary and Alternative Medicine*, 2017.

Djokic, G., Vojvodić, P., *et al.*, «The Effects of Magnesium - Melatonin - Vit B Complex Supplementation in Treatment of Insomnia», *Open Access Macedonian Journal of Medical Sciences*, 2019.

EFSA Journal, vol. 8, n.º 10, 2010, p. 1756.

EFSA Journal, vol. 8, n.º 10, 2010, p. 1759.

EFSA Journal, vol. 8, n.º 10, 2010, p. 1814.

EFSA Journal, vol. 8, n.º 10, 2010, p. 1755.

EFSA Journal, vol. 7, n.º 9, 2009, p. 1225.

Dhawan, K., Dhawan, S., Sharma, A., «Passiflora: a review update», *Journal of Ethnopharmacology*, vol. 94, n.º 1, septiembre de 2004, pp. 1-23.

Lee, J., Jung, H., «Effects of Passiflora incarnata Linnaeus on polysomnographic sleep parameters in subjects with insomnia disorder: A double-blind randomized placebo-controlled study», *International Clinical Psychopharmacology*, 2020.

Dasdelen MF., Er, S., *et al.*, «A Novel Theanine Complex, Mg-L-Theanine Improves Sleep Quality via Regulating Brain Electrochemical Activity», *Frontiers in Nutrition*, 2022.

Türközü, D., Şanlier, N., «L-theanine, unique amino acid of tea, and its metabolism, health effects, and safety», *Critical Reviews in Food Sci-ence and Nutrition*, 2017.

Abdellah SA., Berlin, A., *et al.*, «A combination of Eschscholtzia californica Cham. and Valeriana officinalis L. extracts for adjustment insomnia: A prospective observational study», *Journal of Traditional and Complementary Medicine*, 2019.

Fedurco, M., Gregorová, J., *et al.*, «Modulatory Effects of Eschscholzia californica Alkaloids on Recombinant GABAA Receptors», *Biochemical Research International*, 2015.

Sarris, J., Panossian, A., *et al.*, «Herbal medicine for depression, anxiety and insomnia: A review of psychopharmacology and clinical evidence», *European Neuropsychopharmacology*, 2011.

Abdullahzadeh, M., Matourypour, P., *et al.*, «Investigation effect of oral chamomilla on sleep quality in elderly people in Isfahan: A randomized control trial», *Journal of Education and Health Promotion*, 2017.

Luo, J., Jiang, W., «A critical review on clinical evidence of the efficacy of lavender in sleep disorders», *Phytotherapy Research*, 2022.

Sutanto CN., Wei Loh, W., *et al.*, «The impact of tryptophan supplementation on sleep quality: A systematic review, meta-analysis, and meta-regression», *Nutrition Reviews*, vol. 80, n.º 2, 2022.

Füssel, A., Wolf, A., Brattström, A., «Effect of a fixed valerian-Hop extract combination (Ze 91019) on sleep polygraphy in patients with non-organic insomnia: A pilot study», *European Journal of Medical Research*, vol. 5, n.º 9, 18 septiembre de 2000, pp. 385-389.

Oulairac, A., Lambinet, H., «Effect of 5-hydroxytryptophan, a serotonin precursor, on sleep disorders», *Annales médico-psychologiques*, vol. 1, n.º 5, 1977, pp. 792-798.

Sutanto CN., Xia, X., *et al.*, «The Impact of 5-Hydroxytryptophan Supplementation on Sleep Quality of Older Adults in Singapore: A Randomized Controlled Trial», *Current Developments in Nutrition*, 2021.

Estrés: controla el mal del siglo

Sondeo Opinionway para la Fondation Ramsay générale de santé, *op. cit.*

Douglas, «Stress and Brain Atrophy», *CNS & Neurological Disorders*, vol. 5, n.º 5, 2006.

Joo Kim, «Stress effects on the hippocampus: A critical review», *Learning and Memory*, vol. 22, n.º 9, 2015.

Artwohl, A., «Perceptual and Memory Distortion During Officer-Involved Shootings», *FBI Law Enforcement Bulletin*, vol. 71, 2002.

Anses, «Actualisation des repères du PNNS - Révisions des repères relatifs à l'activité physique et la sédentarité», 2016.

C. Meier, *Breathwork: techniques et exercices pour faire circuler l'énergie*, Hachette, 2022.

Sinha, R., *et al.*, «Chronic Stress, Drug Use, and Vulnerability to Addiction», *Annals of the New York Academy of Sciences*, 2008.

Kim, E. J., *et al.*, «Stress effects on the hippocampus: A critical review», *Learning & Memory*, 2015.

Chandrasekhar, K., *et al.*, «A prospective, randomized double-blind, placebo-controlled study of safety and efficacy of a high-concentration full-spectrum extract of ashwagandha root in reducing stress and anxiety in adults», *Indian Journal of Psychological Medicine*, 2012.

Salve, J., *et al.*, «Adaptogenic and Anxiolytic Effects of Ashwagandha Root Extract in Healthy Adults: A Double-blind, Randomized, Placebo-controlled Clinical Study», *Cureus*, 2019.

Lopresti, A. L., *et al.*, «Efficacy of a standardised saffron extract (affron®) as an add-on to antidepressant medication for the treatment of persistent depressive symptoms in adults: A randomised, double-blind, placebo-controlled study», *Journal of Psychopharmacology*, 2019.

Estado de ánimo: manten el rumbo hacia un buen equilibrio emocional

Michel Lejoyeux, *Les 4 Saisons de la bonne humeur*, JC Lattès, 2016. [Hay trad. cast.: *Todo el año de buen humor*, Maeva Ediciones, Madrid, 2018]-

Dfarhud, D., Malmir, M., Khanahmadi, M., «Happiness & Health: The Biological Factors: Systematic Review Article», *Iranian Journal of Public Health*, vol. 43, n.º 11, noviembre de 2014, pp. 1468-1477.

Kringelbach, M. L., Berridge, K. C., «The Neuroscience of Happiness and Pleasure», *Social Research*, vol. 77, n.º 2, 2010, pp. 659-678.

American Osteopathic Association, «Group exercise improves quality of life, reduces stress far more than individual work outs», 2017.

Saanijoki, T., *et al.*, «Aerobic Fitness Is Associated with Cerebral µ-Opioid Receptor Activation in Healthy Humans», *Medicine & Science in Sports & Exercise*, vol. 54, n.º 7, 1 de julio de 2022, pp. 1076-1084.

Manninen, S., Tuominen, L., Dunbar, R. I., *et al.*, «Social Laughter Triggers Endogenous Opioid Release in Humans», *Journal of Neuroscience*, vol. 37, n.º 25, 21 de junio de 2017, pp. 6125-6131.

Yim, J., «Therapeutic Benefits of Laughter in Mental Health: A Theoretical Review», *Tohoku Journal of Experimental Medicine*, vol. 239, n.º 3, julio de 2016, pp. 243-249.

Ferreri, L., *et al.*, «Dopamine modulates the reward experiences elicited by music», *PNAS*, 2019.

Muzik, O., Diwadkar, V. A., «Hierarchical control systems for the regulation of physiological homeostasis and affect: Can their interactions modulate mood and anhedonia?», *Neuroscience & Biobehavioral Reviews*, vol. 105, octubre de 2019, pp. 251-261.

Petersson, M., Uvnäs-Moberg, K., Nilsson, A., *et al.*, «Oxytocin and Cortisol Levels in Dog Owners and Their Dogs Are Associated with Behavioral Patterns: An Exploratory Study», *Frontiers in Psychology*, vol. 8, 13 de octubre de 2017, p. 1796.

Khazdair, M. R., Boskabady, M. H., Hosseini, M., *et al.*, «The effects of Crocus sativus (saffron) and its constituents on nervous system: A review», *Avicenna Journal of Phytomedicine*, vol. 5, n.º 5, septiembre-octubre de 2015, pp. 376-391.

Lopresti, A. L., Drummond, P. D., «Saffron (Crocus sativus) for depression: A systematic review of clinical studies and examination of underlying antidepressant mechanisms of action», *Human Psychopharmacology*, vol. 29, n.º 6, noviembre de 2014, pp. 517-527.

Shafiee., *et al.*, «Saffron in the treatment of depression, anxiety and other mental disorders: Current evidence and potential mechanisms of action», *Journal of Affective Disorders*, vol. 227, 2018.

Kell, G., Rao, A., Beccaria, G., *et al.*, «affron® a novel saffron extract (Crocus sativus L.) improves mood in healthy adults over 4 weeks in a double-blind, parallel, randomized, placebo-controlled clinical trial», *Complementary Therapies in Medicine*, vol. 33, agosto de 2017, pp. 58-64.

EFSA Journal, vol. 7, n.º 9, 2009, p. 1216.

EFSA Journal, vol. 7, n.º 9, 2009, p. 1214.

Panossian, A., Wikman, G., Sarris, J., «Rosenroot (Rhodiola rosea): Traditional use, chemical composition, pharmacology and clinical efficacy», *Phytomedicine*, vol. 17, n.º 7, junio de 2010, pp. 481-493.

Sarris, J., *et al.*, «Herbal medicine for depression, anxiety and insomnia: A review of psychopharmacology and clinical evidence», *European Neuropsychopharmacology*, vol. 21, n.º 12, 2011, pp. 841-860.

EFSA Journal, vol. 7, n.º 9, 2009, p. 1222.

EFSA Journal, vol. 7, n.º 9, 2009, p. 1224.

EFSA Journal, vol. 8, n.º 10, 2010, p. 1759.

EFSA Journal, vol. 8, n.º 10, 2010, p. 1756.

Gannon, J. M., Brar, J., Rai, A., Chengappa, K. N. R., «Effects of a standardized extract of Withania somnifera (Ashwagandha) on depression and anxiety symptoms in persons with schizophrenia participating in a randomized, placebo-controlled clinical trial», *Annals of Clinical Psychiatry*, vol. 31, n.º 2, mayo de 2019, pp. 123-129.

Speers, A. B., Cabey, K. A., Soumyanath, A., Wright, K. M., «Effects of Withania somnifera (Ashwagandha) on Stress and the Stress-Related Neuro-psychiatric Disorders Anxiety, Depression, and Insomnia», *Current Neuropharmacology*, vol. 19, n.º 9, 2021, pp. 1468-1495.

Klaassen, T., Klumperbeek, J., Deutz, N.E., *et al.*, «Effects of tryptophan depletion on anxiety and on panic provoked by carbon dioxide challenge», *Psychiatry Research*, vol. 77, n.º 3, 27 de febrero de 1998, pp. 167-174.

Schruers, K., Klaassen, T., Pols, H., *et al.*, «Effects of tryptophan depletion on carbon dioxide provoked panic in panic disorder patients», *Psychiatry Research*, 2000.

Steenbergen, L., *et al.*, «Tryptophan supplementation modulates social behavior: A review», *Neuroscience & Biobehavioral Reviews*, 2016.

Jenkins T. A., Nguyen, J. C., Polglaze, K. E., Bertrand, P. P., «Influence of Tryptophan and Serotonin on Mood and Cognition with a Possible Role of the Gut-Brain Axis», *Nutrients*, 2016.

Hidese, S., Ogawa, S., Ota, M., *et al.*, «Effects of L-Theanine Administration on Stress-Related Symptoms and Cognitive Functions in Healthy Adults: A Rando-mized Controlled Trial», *Nutrients*, 3 de octubre de 2019.

Hidese, S., Ota, M., Wakabayashi, C., *et al.*, «Effects of chronic l-theanine administration in patients with major depressive disorder: An open-label study», *Acta Neuropsychiatrica*, abril de 2017.

Williams, J. L., *et al.*, «The Effects of Green Tea Amino Acid L-Theanine Consumption on the Ability to Manage Stress and Anxiety Levels: A Systematic Review», *Plant Foods for Human Nutrition*, 2020.

Peterson, B., Nguyen, H., «St John's Wort», *StatPearls*, mayo de 2023.

Ng, Q. X., *et al.*, «Clinical use of Hypericum perforatum (St John's Wort) in depression: A meta-analysis», *Journal of Affective Disorders*, 2017.

Maffei, M. E., «5-Hydroxytryptophan (5-HTP): Natural Occurrence, Analysis, Biosynthesis, Biotechnology, Physiology and Toxicology», *International Journal of Molecular Sciences*, 26 de diciembre de 2020.

Pöldinger, W., Calanchini, B., Schwarz, W., «A functional-dimensional approach to depression: Serotonin deficiency as a target syndrome in a comparison of 5-hydroxytryptophan and fluvoxamine», *Psychopathology*, vol. 24, n.º 2, 1991, pp. 53-81.

Papakostas, G. I., *et al.*, «S-adenosyl methionine (SAMe) augmentation of serotonin reuptake inhibitors for antidepressant nonresponders with major depressive disorder: A double-blind, randomized clinical trial», *American Journal of Psychiatry*, 2010.

Energía: recupera el vigor

Barómetro OpinionWay para Empreinte Humaine, «État psychologique des salariés français, la prévention des risques psychosociaux est-elle un échec?», 2023.

Ifop para la Fondation Jean Jaurès, «Les Français, l'effort et la fatigue», 2022.

EFSA Journal, vol. 8, n.º 10, 2010, p. 1815.

EFSA Journal, vol. 8, n.º 10, 2010, p. 1807.

EFSA Journal, vol. 8, n.º 10, 2010, p. 1740.

EFSA Journal, vol. 8, n.º 10, 2010, p. 1800.

Herbert Tilg, «Food, immunity, and the microbiome», *Gastroenterology*, 2015.

Pravst, I., Zmitek, K., Zmitek, J., «Coenzyme Q10 contents in foods and fortification strategies», *Critical Reviews in Food Science and Nutrition*, vol. 50, n.º 4, 2010, pp. 269-280.

Drobnic, F., *et al.*, «Coenzyme Q10 Supplementation and Its Impact on Exercise and Sport Performance in Humans: A Recovery or a Performance-Enhancing Molecule?», *Nutrients*, vol. 14, n.º 9, 2022, p. 1811.

Mizuno, K., Tanaka, M., Nozaki, S., *et al.*, «Antifatigue effects of coenzyme Q10 during physical fatigue», *Nutrition*, vol. 24, n.º 4, 2008, pp. 293-299.

Sarmiento, A., *et al.*, «Short-term ubiquinol supplementation reduces oxidative stress associated with strenuous exercise in healthy adults: A randomized trial», *Biofactors*, vol. 42, n.º 6, 2016, pp. 612-622.

Cooke, M., Iosia, M., Buford, T., *et al.*, «Effects of acute and 14-day coenzyme Q10 supplementation on exercise performance in both trained and untrained individuals», *Journal of the International Society of Sports Nutrition*, vol. 5, 2008, p. 8.

Matthews, R. T., *et al.*, «Coenzyme Q10 administration increases brain mitochondrial concentrations and exerts neuroprotective effects», *Proceedings of the National Academy of Sciences of the United States of America*, vol. 95, n.º 15, 1998, pp. 8892-8897.

Gökbel, H., Gül, I., Belviranl, M., Okudan, N., «The effects of coenzyme Q10 supplementation on performance during repeated bouts of supramaximal exercise in sedentary men», *Journal of Strength and Conditioning Research*, vol. 24, n.º 1, 2010, pp. 97-102.

He, Y., Yang, J., Lv, Y., *et al.*, «A Review of Ginseng Clinical Trials Registered in the WHO International Clinical Trials Registry Platform», *BioMed Research International*, 2018, pp. 1-7.

EMA, «Assessment Report on Panax ginseng C.A. Meyer, Radix», 2014, p. 124.

Bach, H. V., Kim, J., Myung, S-k., Cho, Y. A., «Efficacy of Ginseng Supplements on Fatigue and Physical Performance: A Meta-Analysis», *Journal of Korean Medical Science*, vol. 31, 2016, p. 1879.

Jin, T-y., «Clinical and Preclinical Systematic Review of Panax ginseng C. A. Mey and Its Compounds for Fatigue», *Frontiers in Pharmacology*, vol. 11, 2020, p. 31.

Crichton, M., *et al.*, «Effect of Ginger Root Powder on Gastrointestinal Bacteria Composition, Gastrointestinal Symptoms, Mental Health, Fatigue, and Quality of Life: A Double-Blind Placebo-Controlled Trial», *Journal of Nutrition*, vol. 153, n.º 11, 2023.

Plioplys, A. V., Plioplys, S., «Serum levels of carnitine in chronic fatigue syndrome: Clinical correlates», *Neuropsychobiology*, 1995.

Teitelbaum, J. E., Johnson, C., *et al.*, «The use of D-ribose in chronic fatigue syndrome and fibromyalgia: A pilot study», *Journal of Alternative and Complementary Medicine*, 2006.

Castro-Marrero, J., Jose Segundo, M., *et al.*, «Effect of Dietary Coenzyme Q10 Plus NADH Supplementation on Fatigue Perception and Health-Re-lated Quality of Life in Individuals with Myalgic Encephalomyelitis/Chronic Fatigue Syndrome: A Prospective, Randomized, Double-Blind, Placebo-Controlled Trial», *Nutrients*, vol. 13, n.º 8, 2021.

Olsson EM., *et al.*, «A randomised, double-blind, placebo-controlled, parallel-group study of the standardised extract shr-5 of the roots of Rhodiola rosea in the treatment of subjects with stress-related fatigue», *Planta Medica*, 2009.

Luo, C., *et al.*, «Natural medicines for the treatment of fatigue: Bioactive components, pharmacology, and mechanisms», *Pharmacological Research*, 2019.

Panossian, A., *et al.*, «Rosenroot (Rhodiola rosea): Traditional use, chemical composition, pharmacology and clinical efficacy», *Phytomedicine*, 2010.

Smirmaul BP., *et al.*, «Effects of caffeine on neuromuscular fatigue and performance during high-intensity cycling exercise in moderate hypoxia», *European Journal of Applied Physiology*, 2017.

Teng, Y., Wu, D., «Anti-Fatigue Effect of Green Tea Polyphenols (-)-Epi-gallocatechin-3-Gallate (EGCG)», *Pharmacognosy Magazine*, 2017.

Ahmad, S., *et al.*, «New Insights into the Biological and Pharmaceutical Properties of Royal Jelly», *International Journal of Molecular Sciences*, 2020.

Casanova, A., *et al.*, «Mitochondria: It is all about energy», *Frontiers in Physiology*, 2023.

Tardy, A., *et al.*, «Vitamins and Minerals for Energy, Fatigue and Cognition: A Narrative Review of the Biochemical and Clinical Evidence», *Nutrients*, 2020.

Immunidad: estimula tus defensas

IPSOS, «Les Français et le renforcement des défenses naturelles», enero de 2022.

Tilg, H., «Food, immunity, and the microbiome», *Gastroenterology*, 2015.

Singh, D. N., «Common foods for boosting human immunity: A review», Food Science and Nutrition, 2023.

Varsha KK., *et al.*, «Bioactive metabolites in functional and fermented foods and their role as immunity booster and anti-viral innate mechanisms», *Journal of Food Science and Technology*, 2023.

Garbarino, S., *et al.*, «Role of sleep deprivation in immune-related disease risk and outcomes», *Communications Biology*, 2021.

Wang, J., *et al.*, «Exercise Regulates the Immune System», *Advances in Experimental Medicine and Biology*, 2020.

EFSA Journal, vol. 7, n.º 9, 2009, p. 1229.

EFSA Journal, vol. 8, n.º 10, 2010, p. 1727.

EFSA Journal, vol. 7, n.º 9, 2009, p. 1215.

EFSA Journal, vol. 7, n.º 9, 2009, p. 1221.

EFSA Journal, vol. 7, n.º 9, 2009, p. 1225.

EFSA Journal, vol. 7, n.º 9, 2009, p. 1213.

EFSA Journal, vol. 7, n.º 9, 2009, p. 1223.

EFSA Journal, vol. 7, n.º 9, 2009, p. 1226.

EFSA Journal, vol. 8, n.º 2, 2010, p. 1468.

Ratan ZA., *et al.*, «Adaptogenic effects of Panax ginseng on modulation of immune functions», *Journal of Ginseng Research*, 2021.

Digestión: mima tu vientre

Ifop, «Les Français et les troubles digestifs», junio de 2021.

Giulia Enders, *Le Charme discret de l'intestin*, Actes Sud, 2015. [Hay trad. cast.: *La digestión es la cuestión*, Urano, Barcelona, 2021].

Camilleri, M., «Leaky gut: Mechanisms, measurement and clinical implications in humans», *Gut*, vol. 68, n.º 8, agosto de 2019, pp. 1516-1526.

Comas-Basté, O., Sánchez-Pérez, S., Veciana-Nogués, M. T., *et al.*, «Histamine Intolerance: The Current State of the Art», *Biomolecules*, vol. 10, n.º 8, agosto de 2020, p. 1181.

Black, C. J., Staudacher, H. M., Ford, A. C., «Efficacy of a low FODMAP diet in irritable bowel syndrome: Systematic review and network meta-analysis», *Gut*, vol. 71, n.º 5, mayo de 2022, pp. 1117-1126.

Staudacher, H. M., Whelan, K., «The low FODMAP diet: Recent advances in understanding its mechanisms and efficacy in IBS», *Gut*, vol. 66, n.º 8, agosto de 2017, pp. 1517-1527.

Holscher, H. D., «Dietary fiber and prebiotics and the gastrointestinal microbiota», *Gut Microbes*, vol. 8, n.º 2, marzo-abril de 2017, pp. 172-184.

Wilkins, T., Sequoia, J., «Probiotics for Gastrointestinal Conditions: A Summary of the Evidence», *American Family Physician*, vol. 96, n.º 3, agosto de 2017, pp. 170-178.

Li, X., Liu, S., Liu, H., Zhu, J. J., «Acupuncture for gastrointestinal diseases», *The Anatomical Record*, vol. 306, n.º 1, enero de 2023, pp. 64-70.

Black, C. J., Thakur, E. R., Houghton, L. A., *et al.*, «Efficacy of psychological therapies for irritable bowel syndrome: Systematic review and network meta-analysis», *Gut*, vol. 69, n.º 8, agosto de 2020, pp. 1441-1451.

Szigethy, E., «Hypnotherapy for Inflammatory Bowel Disease Across the Lifespan», *Journal of Clinical Gastroenterology*, 2015.

Hoekman DR., *et al.*, «Hypnotherapy for Irritable Bowel Syndrome-Type Symptoms in Patients with Quiescent Inflammatory Bowel Disease: A Randomized, Controlled

Trial», *Journal of Clinical Gastroenterology*, 2021.

Wilkins, T., Sequoia, J., «Probiotics for Gastrointestinal Conditions: A Summary of the Evidence», American Family Physician, vol. 96, n.º 3, agosto de 2017, pp. 170-178.

Rosado, J. L., *et al.*, «Enzyme replacement therapy for primary adult lactase deficiency: Effective reduction of lactose malabsorption and milk intolerance by direct addition of beta-galactosidase to milk at mealtime», *Gastroenterology*, vol. 87, n.º 5, 1984, pp. 1072-1082.

Zeraatpishe, A., *et al.*, «Effects of Melissa officinalis L. on oxidative status and DNA damage in subjects exposed to long-term low-dose ionizing radiation», *Toxicology and Industrial Health*, vol. 27, n.º 3, 2011.

EMA/HMPC, «Assessment report on Citrus aurantium L.», 2007.

EFSA Journal, vol. 8, n.º 10, 2010, p. 1814.

Belorio, M., Gómez, M., «Psyllium: A useful functional ingredient in food systems», *Critical Reviews in Food Science and Nutrition*, vol. 62, n.º 2, 2022, pp. 527-538.

Jalanka, J., *et al.*, «The Effect of Psyllium Husk on Intestinal Microbiota in Constipated Patients and Healthy Controls», *International Journal of Molecular Sciences*, vol. 20, n.º 2, 20 de enero de 2019, p. 433.

Lertpipopmetha, K., Kongkamol, C., Sripongpun, P., «Effect of Psyllium Fiber Supplementation on Diarrhea Incidence in Enteral Tube-Fed Patients: A Prospective, Randomized, and Controlled Trial», *Journal of Parenteral and Enteral Nutrition*, vol. 43, n.º 6, agosto de 2019, pp. 759-767.

Ashraf, W., *et al.*, «Effects of psyllium therapy on stool characteristics, colon transit and anorectal function in chronic idiopathic constipation», *Alimentary Pharmacology and Therapeutics*, vol. 9, n.º 6, 1995, pp. 639-647.

EFSA Journal, vol. 9, n.º 4, 2011, p. 2049.

Mulot, M. A., *Secrets d'une herboriste*, Éditions du Dauphin, 2015.

Fournier, P., Dictionnaire des plantes médicinales et vénéneuses de France, *Omnibus*, 2010.

Garg, V., «Antacids revisited: Review on contemporary facts and relevance for self-management», *Journal of Internatio-nal Medical Research*, vol. 50, n.º 4, abril de 2022.

Yago, M. R., *et al.*, «Gastric reacidification with betaine HCl in healthy volunteers with rabeprazole-induced hypochlorhydria», *Molecular Pharmaceutics*, vol. 10, n.º 11, 4 de noviembre de 2013, pp. 4032-4037.

Herdiana, Y., «Functional Food in Relation to Gastroesophageal Reflux Disease (GERD)», *Nutrients*, vol. 15, n.º 16, 15 agosto de 2023, p. 3583.

Xu, L., *et al.*, «Clinical benefits after soluble dietary fiber supplementation: A randomized clinical trial in adults with slow-transit constipation», *Chinese Medical Journal*, vol. 94, n.º 48, 2014, pp. 3813-3816.

Basch, E., *et al.*, «Therapeutic applications of fenugreek», *Alternative Medicine Review*, vol. 8, n.º 1, 2003, pp. 20-27.

Moosavi, M., «Bentonite Clay as a Natural Remedy: A Brief Review», *Iranian Journal of Public Health*, vol. 46, n.º 9, 2017, pp. 1176-1183.

Ghosh, A., *et al.*, «Effect of Saccharomyces boulardii CNCM-I 3799 and Bacillus subtilis CU-1 on Acute Watery Diarrhea: A Randomized Double-Blind Placebo-Controlled Study in Indian Children», *Pediatric Gastroenterology, Hepatology & Nutrition*, vol. 24, n.º 5, 2021, pp. 423-431.

EMA/HMPC, «Assessment report on Cynara scolymus L.», 2013.

EFSA Journal, vol. 9, n.º 4, 2011, p. 2056.

Kalyani, G. A., Ramesh, C. K., Krishna, V., «Hepatoprotective and Antioxidant Activities of Desmodium Triquetrum DC.», *Indian Journal of Pharmaceutical Sciences*, vol. 73, n.º 4, julio de 2011, pp. 463-466.

Porro, C., *et al.*, «Functional and Therapeutic Potential of Cynara scolymus in Health Benefits», *Nutrients*, vol. 16, n.º 6, 2024, p. 872.

Schnedl, W. J., *et al.*, «Diamine oxidase supplementation improves symptoms in patients with histamine intolerance», *Food Science and Biotechnology*, vol. 28, n.º 6, mayo de 2019, pp. 1779-1784.

Zeraatpishe, A., *et al.*, «Effects of Melissa officinalis L. on oxidative status and DNA damage in subjects exposed to long-term low-dose ionizing radiation», Toxicology and Industrial Health, vol. 27, n.º 3, abril de 2011, pp. 205-212.

EFSA Journal, vol. 8, n.º 10, 2010, p. 1816.

Shakeri, F., et al., «Gastrointestinal effects of Nigella sativa and its main constituent, thymoquinone: A review», Avicenna Journal of Phytomedicine, vol. 6, n.º 1, enero-febrero de 2016, pp. 9-20.

Ahn, M., et al., «Black Radish (Raphanus sativus L. var. niger) Extract Mediates Its Hepatoprotective Effect on Carbon Tetrachloride-Induced Hepatic Injury by Attenuating Oxidative Stress», Journal of Medicinal Food, vol. 21, n.º 9, septiembre de 2018, pp. 866-875.

Zou, H. EMA/HMPC/434881/2010. «Effects of Aloe Vera in the Treatment of Oral Ulcers: A Systematic Review and Meta-Analysis of Randomised Controlled Trials», Oral Health & Preventive Dentistry, vol. 20, n.º 1, 2022, pp. 7-17.

Hong, S. W., Chun, J., Park, S., et al., «Efficacy and Safety of Probiotics in the Short-term Treatment of Irritable Bowel Syndrome: A Systematic Review and Meta-analysis», Journal of Neurogastroenterology and Motility, vol. 24, n.º 4, octubre de 2018, pp. 593-605.

Cabello: conserva una melena llena de vida

Otberg, N., EMA/HMPC/434881/2010. «Androgenetic alopecia», Endocrinology and Metabolism Clinics of North America, vol. 36, n.º 2, junio de 2007, pp. 379-398.

EFSA Journal, vol. 8, n.º 10, 2010, p. 1728.

Natarelli, N., Gahoonia, N., Sivamani, R. K., «Integrative and Mechanistic Approach to the Hair Growth Cycle and Hair Loss», Journal of Clinical Medicine, vol. 12, n.º 3, 23 de enero de 2023, p. 893.

Dhurat, R., et al., «5-Alpha reductase inhibitors in androgenetic alopecia: Shifting paradigms, current concepts, comparative efficacy, and safety», Dermatologic Therapy, vol. 33, 2020.

Fortes, C., et al., «The combination of overweight and smoking increases the severity of androgenetic alopecia», International Journal of Dermatology, vol. 56, n.º 7, 2017, pp. 862-867.

Hosking, A., Juhasz, M., Mesinkovska, N. A., «Complementary and Alternative Treatments for Alopecia: A Comprehensive Review», Skin Appendage Disorders, vol. 5, n.º 2, marzo de 2019, pp. 72-89.

EFSA Journal, vol. 8, n.º 10, 2010, p. 1728.

EFSA Journal, vol. 8, n.º 10, 2010, p. 1727.

EFSA Journal, vol. 8, n.º 10, 2010, p. 1819.

Park SY., et al., «Iron plays a certain role in patterned hair loss», Journal of Korean Medical Science, 2013.

Bosetti, M., et al., «Type I collagen production by osteoblast-like cells cultured in contact with different bioactive glasses», Journal of Biomedical Materials Research A, vol. 64, n.º 1, julio de 2003, pp. 189-195.

Wickett, R. R., Kossmann, E., Barel, A., et al., «Effect of oral intake of choline-stabilized orthosilicic acid on hair tensile strength and morphology in women with fine hair», Archives of Dermatological Research, vol. 299, n.º 10, octubre de 2007, pp. 499-505.

Araújo, L. A., Addor, F., Campos, P. M., «Use of silicon for skin and hair care: An approach of chemical forms available and efficacy», Anais Brasileiros de Dermatologia, vol. 91, n.º 3, mayo-junio 2016, pp. 331-335.

Gasmi, A., et al., «Natural Compounds Used for Treating Hair Loss», Current Pharmaceutical Design, vol. 29, n.º 16, 2023.

«Urtica dioica; Urtica urens (nettle). Monograph», Alternative Medicine Review, vol. 12, n.º 3, 2007.

Ward, W. H., Lundgren, H. P., «The Formation, Composition, and Properties of the Keratins», Advances in Protein Chemistry, vol. 9, 1954.

EFSA Journal, vol. 7, n.º 9, 2009, p. 1211.

Prager, N., et al., «A randomized, double-blind, placebo-controlled trial to determine the effectiveness of botanically derived inhibitors of 5-alpha-reductase in the treatment of androgenetic alopecia», Journal of Alternative and Complementary Medicine, vol. 12, n.º 2, marzo de 2006, p. 199.

Rossi, A., et al., «Comparative effectiveness of finasteride vs. Serenoa repens in male androgenetic alopecia: A two-year study», *International Journal of Immunopathology and Pharmacology*, vol. 25, n.º 4, 2012.

Salehi, B., *et al.*, «Lamium Plants: A Comprehensive Review on Health Benefits and Biological Activities», *Molecules*, vol. 24, n.º 10, 2019.

Piel: irradia belleza desde el interior

Tobin, D. J., «Introduction to skin aging», Journal of Tissue Viability, vol. 26, n.º 1, febrero de 2017, pp. 37-46.

Sutaria, A. H., *et al.*, «Acne Vulgaris», *StatPearls*, enero de 2022.

Balić, A., *et al.*, «Omega-3 versus omega-6 polyunsaturated fatty acids in the prevention and treatment of inflammatory skin diseases», *International Journal of Molecular Sciences*, vol. 21, n.º 3, 2020, p. 741.

Michalak, M., Pierzak, M., Kręcisz, B., Suliga, E., «Bioactive Compounds for Skin Health: A Review», *Nutrients*, vol. 13, n.º 1, 12 de enero de 2021, p. 203.

EFSA Journal, vol. 8, n.º 10, 2010, p. 1819.

EFSA Journal, vol. 7, n.º 9, 2009, p. 1214.

Fanian, F., *et al.*, «Efficacy of micronutrient supplementation on skin aging and seasonal variation: A randomized, placebo-controlled, double-blind study», *Clinical Interventions in Aging*, vol. 8, 2013.

Eid, A. M., *et al.*, «A review on the cosmeceutical and external applications of Nigella sativa», *Journal of Tropical Medicine*, 2017.

Thomsen, B. J., *et al.*, «The Potential Uses of Omega-3 Fatty Acids in Dermatology: A Review», *Journal of Cutaneous Medicine and Surgery*, vol. 24, n.º 5, septiembre-octubre de 2020, pp. 481-494.

Bolke, L., *et al.*, «A Collagen Supplement Improves Skin Hydration, Elasticity, Roughness, and Density: Results of a Randomized, Placebo-Controlled, Blind Study», *Nutrients*, vol. 11, n.º 10, 2019, p. 2494.

Dewi, D. A. R., *et al.*, «Exploring the Impact of Hydrolyzed Collagen Oral Supplementation on Skin Rejuvenation: A Systematic Review and Meta-Analysis», *Cureus*, vol. 15, n.º 12, 2023.

Pu, S. Y., Huang, Y. L., Pu, C. M., *et al.*, «Effects of Oral Collagen for Skin Anti-Aging: A Systematic Review and Meta-Analysis», *Nutrients*, vol. 15, n.º 9, 26 de abril de 2023, p. 2080.

Bhusal, K. K., *et al.*, «Nutritional and Pharmacological Importance of Stinging Nettle (Urtica dioica L.): A Review», *Heliyon*, vol. 8, n.º 2, 2022.

Pullar, J. M., Carr, A. C., Vissers, M. C. M., «The Roles of Vitamin C in Skin Health», *Nutrients*, vol. 9, n.º 8, 12 de agosto de 2017, p. 866.

Boisnic, S., *et al.*, «Polar lipids from wheat extract oil improve skin damages induced by aging: Evidence from a randomized, placebo-controlled clinical trial in women and an ex vivo study on human skin explant», *Journal of Cosmetic Dermatology*, vol. 18, n.º 6, 2019.

Guillou, S., Ghabri, S., Jannot, C., Gaillard, E., *et al.*, «The moisturizing effect of a wheat extract food supplement on women's skin: A randomized, double-blind placebo-controlled trial», *International Journal of Cosmetic Science*, vol. 33, n.º 2, abril de 2011, pp. 138-143.

Boisnic, S., «Intérêt clinique d'un ingrédient alimentaire à visée hydratante: Lipowheat™. Etude randomisée en double aveugle versus placebo», *Journal de médecine esthétique et de chirurgie dermatologique*, vol. 38, n.º 150, junio de 2007, pp. 151-156.

EFSA Journal, vol. 8, n.º 10, 2010, p. 1816.

EFSA Journal, vol. 8, n.º 10, 2010, p. 1727.

Sharma, R. A., Euden, S. A., Platton, S. L., *et al.*, «Phase I clinical trial of oral curcumin: Biomarkers of systemic activity and compliance», *Clinical Cancer Research*, vol. 10, n.º 20, 15 de octubre de 2004, pp. 7410-7416.

Vollono, L., Falconi, M., Gaziano, R., *et al.*, «Potential of Curcumin in Skin Disorders», *Nutrients*, vol. 11, n.º 9, 10 de septiembre de 2019, p. 2169.

Barel, A., *et al.*, «Effect of oral intake of choline-stabilized orthosilicic acid on skin, nails and hair in women with photodamaged skin», *Archives of Dermatological Research*, vol. 297, n.º 4, 2005, p. 147-153.

Hsu, T. F., Su, Z. R., Hsieh, Y. H., *et al.*, «Oral Hyaluronan Relieves Wrinkles and Improves Dry Skin: A 12-Week Double-Blinded, Placebo-Controlled Study», *Nutrients*, vol. 13, n.º 7, 28 de junio de 2021, p. 2220.

Kawada, C., Yoshida, T., Yoshida, H., *et al.*, «Ingestion of hyaluronans (molecular weights 800 k and 300 k) improves dry skin conditions: A randomized, double-blind, controlled study», *Journal of Clinical Bio-chemistry and Nutrition*, vol. 56, n.º 1, enero de 2015, pp. 66-73.

Oe, M., *et al.*, «Oral hyaluronan relieves wrinkles: A double-blinded, placebo-controlled study over a 12-week period», *Clinical, Cosmetic and Investigational Dermatology*, vol. 10, 2017, pp. 267-273.

Ashraf, A., *et al.*, «The role of bixin as antioxidant, anti-inflammatory, anticancer, and skin protecting natural product extracted from Bixa orellana L.», *Fitoterapia*, vol. 169, septiembre de 2023.

Zhu, C., *et al.*, «Impact of Cinnamon Supplementation on Cardiometabolic Biomarkers of Inflammation and Oxidative Stress: A Systematic Review and Meta-Analysis of Randomized Controlled Trials», *Complementary Therapies in Medicine*, 2020.

Kawamura, A., *et al.*, «Dietary supplementation of gamma-linolenic acid improves skin parameters in subjects with dry skin and mild atopic dermatitis», *Journal of Oleo Science*, vol. 60, n.º 12, 2011, pp. 597-607.

Muggli, R., «Systemic evening primrose oil improves the biophysical skin parameters of healthy adults», *International Journal of Cosmetic Science*, vol. 27, n.º 4, agosto de 2005, pp. 243-249.

Kaźmierska, A., Bolesławska, I., Polańska, A., *et al.*, «Effect of Evening Primrose Oil Supplementation on Selected Parameters of Skin Condition in a Group of Patients Treated with Isotretinoin: A Randomized Double-Blind Trial», *Nutrients*, vol. 14, n.º 14, 21 julio de 2022, p. 2980.

Izmir, E., *et al.*, «The Beneficial Effects of Polyphenols on Skin Aging», *Current Pharmaceutical Biotechnology*, vol. 22, n.º 2, 2021, pp. 200-212.

EFSA Journal, vol. 7, n.º 9, 2009, p. 1221.

Deporte: potencia tu salud y tu rendimiento

Potgieter, S., «Sport nutrition: A review of the latest guidelines for exercise and sport nutrition from the American College of Sport Nutrition, the International Olympic Committee and the International Society for Sports Nutrition», *South African Journal of Clinical Nutrition*, vol. 26, n.º 1, enero de 2013, pp. 6-16.

EFSA Journal, vol. 8, n.º 10, 2010, p. 1807.

EFSA Journal, vol. 8, n.º 2, 2010, p. 1468.

EFSA NDA Panel, «Scientific opinion on creatine in combination with resistance training and improvement in muscle strength: Evaluation of a health claim pursuant to Article 13(5) of Regulation (EC) No 1924/2006», *EFSA Journal*, vol. 14, n.º 2, 2016, p. 4400.

Choudhary, B., Shetty, A., Langade, D. G., «Efficacy of Ashwagandha (Withania somnifera [L.] Dunal) in improving cardiorespiratory endurance in healthy athletic adults», *Ayu*, vol. 36, n.º 1, enero de 2015, pp. 63-68.

Pérez-Gómez, J., Villafaina, S., Adsuar, J. C., *et al.*, «Effects of Ashwagandha (Withania somnifera) on VO2max: A Systematic Review and Meta-Analysis», *Nutrients*, vol. 12, n.º 4, 17 de abril de 2020, p. 1119.

Tiwari, S., Gupta, S. K., Pathak, A. K., «A double-blind, randomized, placebo-controlled trial on the effect of Ashwagandha (Withania somnifera Dunal.) root extract in improving cardiorespiratory endurance and recovery in healthy athletic adults», *Journal of Ethnopharmacology*, vol. 272, 2021.

Bonilla, D. A., *et al.*, «Effects of Ashwagandha (Withania somnifera) on Physical Performance: Systematic Review and Bayesian Meta-Analysis», *Journal of Functional Morphology and Kinesiology*, vol. 6, n.º 1, 2021, p. 20.

Shenoy, S., *et al.*, «Effects of eight-week supplementation of Ashwagandha on cardiorespiratory endurance in elite Indian cyclists», *Journal of Ayurveda and Integrative Medicine*, vol. 3, n.º 4, 2012, pp. 209-214.

Deichmann, R. E., *et al.*, «Impact of coenzyme Q-10 on parameters of cardiorespiratory fitness and muscle performance in older athletes taking statins», *The Physician and Sportsmedicine*, vol. 40, n.º 4, 2012, pp. 88-95.

Kon, M., Tanabe, K., Akimoto, T., *et al.*, «Reducing exercise-induced muscular injury in kendo athletes with supplementation of coenzyme Q10», British Journal of Nutrition, vol. 100, n.º 4, agosto de 2008, pp. 903-909.

Wilkins, T., Sequoia, J., «Probiotics for Gastrointestinal Conditions: A Summary of the Evidence», *American Family Physician*, vol. 96, n.º 4, 2017, pp. 197-204.

Kirmse, M., *et al.*, «Prolonged Collagen Peptide Supplementation and Resistance Exercise Training Affects Body Composition in Recreationally Active Men», *Nutrients*, vol. 11, n.º 5, 23 mayo de 2019, p. 1154.

Zdzieblik, D., *et al.*, «Collagen peptide supplementation in combination with resistance training improves body composition and increases muscle strength in elderly sarcopenic men: A randomized controlled trial», *British Journal of Nutrition*, vol. 114, n.º 8, 2015, pp. 1237-1245.

Praet, S. F. E., Purdam, C. R., Welvaert, M., *et al.*, «Oral Supplementation of Specific Collagen Peptides Combined with Calf-Strengthening Exercises Enhances Function and Reduces Pain in Achilles Tendinopathy Patients», *Nutrients*, vol. 11, n.º 1, 2 de enero de 2019, p. 76.

Kviatkovsky, S. A., *et al.*, «Collagen peptides supplementation improves function, pain, and physical and mental outcomes in active adults», *Journal of the International Society of Sports Nutrition,* vol. 20, n.º 1, 2023, pp. 1-15.

Pugh, J-N., *et al.*, «Glutamine supplementation reduces markers of intestinal permeability during running in the heat in a dose-dependent manner», European Journal of Applied Physiology, vol. 117, n.º 12, diciembre de 2017.

Tataka, T., *et al.*, «Effects of oral cystine and glutamine on exercise-induced changes in gastrointestinal permeability and damage markers in young men», *European Journal of Nutrition*, vol. 61, n.º 5, 2022.

Zuhl, M., *et al.*, «The effects of acute oral glutamine supplementation on exercise-induced gastrointestinal permeability and heat shock protein expression in peripheral blood mononuclear cells», *Cell Stress Chaperones*, vol. 20, n.º 1, 2015.

Candow, D. G., *et al.*, «Effect of glutamine supplementation combined with resistance training in young adults», *European Journal of Applied Physiology*, vol. 86, n.º 1, diciembre de 2001, pp. 142-149.

Paultre, K., *et al.*, «Therapeutic effects of turmeric or curcumin extract on pain and function for individuals with knee osteoarthritis: a systematic review», *BMJ Open Sport & Exercise Medicine*, vol. 7, n.º 1, 2021.

Suhett, L. G., *et al.*, «Effects of curcumin supplementation on sport and physical exercise: a systematic review», *Critical Reviews in Food Science and Nutrition*, vol. 61, n.º 6, 2021, pp. 946-958.

Nanavati, K., *et al.*, «Effect of curcumin supplementation on exercise-induced muscle damage: a narrative review», *European Journal of Nutrition*, vol. 61, n.º 8, 2022, pp. 3835-3855.

Paultre, K., Cade, W., Hernandez, D., *et al.*, «Therapeutic effects of turmeric or curcumin extract on pain and function for individuals with knee osteoarthritis: a systematic review», *BMJ Open Sport & Exercise Medicine*, vol. 7, n.º 1, 13 de enero de 2021, p. e001050.

Articulaciones: conserva tu movilidad a lo largo de los años

The North American Menopause Society, «Management of osteoporosis in postmenopausal women», *Menopause*, vol. 17, n.º 1, enero-febrero de 2010, pp. 25-54.

Muñoz-Garach, A., *et al.*, «Nutrients and Dietary Patterns Related to Osteoporosis», *Nutrients*, vol. 12, n.º 7, 3 julio de 2020, p. 1986.

Kemmler, W., Shojaa, M., Kohl, M., von Stengel, S., «Effects of Different Types of Exercise on Bone Mineral Density in Postmenopausal Women: A Systematic Review and Meta-analysis», *Calcified Tissue International*, vol. 107, n.º 5, noviembre de 2020, pp. 409-439.

Suh, J. H., Kim, H., Jung, G. P., *et al.*, «The effect of lumbar stabilization and walking exercises on chronic low back pain: A randomized controlled trial», *Medicine (Baltimore)*, vol. 98, n.º 26, junio de 2019, p. e16173.

EFSA Journal, vol. 7, n.º 9, 2009, p. 1226.

EFSA Journal, vol. 8, n.º 5, 2010, p. 1609.

EFSA Journal, vol. 9, n.º 9, 2011, p. 2382.

EFSA Journal, vol. 11, n.º 7, 2013, p. 3331.

EFSA Journal, vol. 7, n.º 9, 2009, p. 1229.

EFSA Journal, vol. 8, n.º 10, 2010, p. 1725.

Herrero-Beaumont, G., *et al.*, «Glucosamine sulfate in the treatment of knee osteoarthritis symptoms: A randomized, double-blind, placebo-controlled study using acetaminophen as a side comparator», *Arthritis and Rheumatism*, vol. 56, n.º 2, 2007, pp. 555-567.

Richy, F., *et al.*, «Structural and symptomatic efficacy of glucosamine and chondroitin in knee osteoarthritis: A comprehensive meta-analysis», *Archives of Internal Medicine*, vol. 163, n.º 13, 2003, pp. 1514-1522.

Kim, L. S., Axelrod, L. J., *et al.*, «Efficacy of methylsulfonylmethane (MSM) in osteoarthritis pain of the knee: a pilot clinical trial», *Osteoarthritis and Cartilage*, vol. 14, n.º 3, marzo de 2006, pp. 286-294.

Usha, P. R., Naidu, M. U. R., «Randomised, double-blind, parallel, placebo-controlled study of oral glucosamine, methylsulfonylmethane and their combinations», *Clinical Drug Investigation*, vol. 24, n.º 6, junio de 2004, pp. 353-363.

Lugo, J. P., Saiyed, Z. M., Lane, N. E., «Efficacy and tolerability of an unde-natured type II collagen supplement in modulating knee osteoarthritis symptoms: a multicenter randomized, double-blind, placebo-controlled study», *Nutrition Journal*, vol. 15, n.º 1, 2016, p. 14.

Clark, K. L., *et al.*, «24-Week study on the use of collagen hydrolysate as a dietary supplement in athletes with activity-related joint pain», *Current Medical Research and Opinion*, vol. 24, n.º 5, 2008, pp. 1485-1496.

Martínez-Puig, D., *et al.*, «Collagen Supplementation for Joint Health: The Link between Composition and Scientific Knowledge», *Nutrients*, vol. 15, n.º 6, 8 de marzo de 2023, p. 1332.

Regla: calma tus dolores menstruales

Harel, Z., «Dysmenorrhea in adolescents and young adults: an update on pharmacological treatments and management strategies», *Expert Opinion on Pharmacotherapy*, vol. 13, n.º 15, noviembre de 2012, pp. 2157-2170.

French, L., «Dysmenorrhea», *American Family Physician*, vol. 71, n.º 2, enero de 2005, pp. 285-291.

Zondervan, K. T., *et al.*, «Endometriosis», *The New England Journal of Medicine*, vol. 382, n.º 13, 26 de marzo de 2020, pp. 1244-1256.

Stewart, E.A., *et al.*, «Uterine fibroids», *Nature Reviews Disease Primers*, vol. 2, enero de 2016, p. 16043.

Gądek, A., Dębski, R., Radomski, D., «Psychological aspects of dysmenorrhea», *Ginekologia Polska*, vol. 92, n.º 8, agosto de 2021, pp. 589-592.

Armour, M., Ee, C. C., Naidoo, D., *et al.*, «Exercise for dysmenorrhoea», *Cochrane Database of Systematic Reviews*, vol. 9, septiembre de 2019.

Missmer, S. A., *et al.*, «A prospective study of dietary fat consumption and endometriosis risk», *Human Reproduction*, vol. 25, n.º 6, 2010.

Jurkiewicz-Przondziono, J., *et al.*, «Influence of diet on the risk of developing endometriosis», *Ginekologia Polska*, vol. 88, n.º 2, 2017, pp. 96-102.

EFSA Journal, vol. 8, n.º 2, 2010, p. 1468.

EFSA Journal, vol. 8, n.º 10, 2010, p. 1807.

EFSA Journal, vol. 8, n.º 10, 2010, p. 1819.

EMA, «European Union Herbal Monograph on Vitex Agnus-Castus L., Fructus», 2018, p. 8.

EFSA Journal, vol. 7, n.º 9, 2009, p. 1218.

EFSA Journal, vol. 8, n.º 10, 2010, p. 1759.

Khayat, S., Fanaei, H., Kheirkhah, M., *et al.*, «Curcumin attenuates severity of premenstrual syndrome symptoms: A randomized, double-blind, placebo-controlled trial», *Complementary Therapies in*

Medicine, vol. 23, n.º 3, junio de 2015, pp. 318-324.

Mirabi, P., *et al.*, «The Effects of Lemon balm on Menstrual Bleeding and the Systemic Manifestation of Dysmenorrhea», *Iranian Journal of Pharmaceutical Research*, vol. 17, 2018, pp. 214-223.

Mirabi, P., *et al.*, «The Effect of Melissa officinalis Extract on the Severity of Primary Dysmenorrhea», *Iranian Journal of Pharmaceutical Research*, vol. 16, suplemento, invierno, 2017, pp. 171-177.

Mahboubi, M., «Evening Primrose (Oenothera biennis) Oil in Management of Female Ailments», *Journal of Menopausal Medicine*, vol. 25, n.º 2, agosto de 2019, pp. 74-82.

Jenabi, E., Fereidoony, B., «Effect of Achillea millefolium on Relief of Primary Dysmenorrhea: A Double-Blind Randomized Clinical Trial», *Journal of Pediatric and Adolescent Gynecology*, vol. 28, n.º 5, octubre de 2015, pp. 402-404.

SOP: equilibra tus hormonas

Inserm, «Syndrôme des ovaires polykystiques (SOPK)», inserm.fr, 27 de agosto de 2019.

Moghetti, P., «Insulin Resistance and Polycystic Ovary Syndrome», *Current Pharmaceutical Design*, vol. 22, n.º 36, 2016, pp. 5526-5534.

Rudnicka, E., Suchta, K., Grymowicz, M., *et al.*, «Chronic Low Grade Inflammation in Pathogenesis of PCOS», *International Journal of Molecular Sciences*, vol. 22, n.º 4, 2021, p. 4081.

Damone, A. L., *et al.*, «Depression, anxiety and perceived stress in women with and without PCOS: a community-based study», *Psychological Medicine*, vol. 49, n.º 9, 2019, pp. 1510-1520.

Giampaolino, P., *et al.*, «Microbiome and PCOS: State-of-Art and Future Aspects», *International Journal of Molecular Sciences*, vol. 22, n.º 4, 2021, p. 2041.

Bizzarri, M., Carlomagno, G., «Inositol: history of an effective therapy for Polycystic Ovary Syndrome», *European Review for Medical and Pharmacological Sciences*, vol. 18, 2014, pp. 1896-1903.

EFSA Journal, vol. 7, n.º 9, 2009, p. 1229.

Izadi, A., *et al.*, «Hormonal and Metabolic Effects of Coenzyme Q10 and/or Vitamin E in Patients With Polycystic Ovary Syndrome», *Journal of Clinical Endocrinology & Metabolism*, vol. 104, n.º 2, 2019.

Zhang, T., *et al.*, «Efficacy and Safety of Coenzyme Q10 Supplementation in the Treatment of Polycystic Ovary Syndrome: a Systematic Review and Meta-analysis», *Reproductive Sciences*, vol. 29, n.º 1, 2022, pp. 1378-1389.

Balkrishna, A., *et al.*, «Incredible Combination of Lifestyle Modification and Herbal Remedies for Polycystic Ovarian Syndrome Management», Evidence-Based Complementary and Alternative Medicine, 2023, p. 1-9.

Di Emidio, G., Rea, F., Placidi, M., *et al.*, «Regulatory Functions of L-Carnitine, Acetyl, and Propionyl L-Carnitine in a PCOS Mouse Model: Focus on Antioxidant/Antiglycative Molecular Pathways in the Ovarian Microen-vironment», *Antioxidants (Basel)*, vol. 9, n.º 10, 2020, p. 971.

Bienestar genitourinario: cuida de tu intimidad

McLellan, L. K., Hunstad, D. A., «Urinary Tract Infection: Pathogenesis and Outlook», *Trends in Molecular Medicine*, vol. 22, n.º 11, noviembre de 2016, pp. 946-957.

Tan, C. W., Chlebicki, M. P., «Urinary tract infections in adults», *Singapore Medical Journal*, vol. 57, n.º 9, septiembre de 2016, pp. 485-490.

Bono, M. J., Leslie, S. W., Reygaert, W. C., «Uncomplicated Urinary Tract Infections», *StatPearls*, 2023.

Babar, A., *et al.*, «High Dose versus Low Dose Standardized Cranberry Proanthocyanidin Extract for the Prevention of Recurrent Urinary Tract Infection in Healthy Women: A Double-Blind Randomized Controlled Trial», *BMC Urology*, vol. 21, n.º 1, 2021, p. 44.

Blumberg, J. B., *et al.*, «Cranberries and Their Bioactive Constituents in Human Health», *Advances in Nutrition*, vol. 4, n.º 6, 2013, pp. 618-632.

González de Llano, D., Liu, H., *et al.*, «Some New Findings Regarding the Antiadhesive Activity of Cranberry Phenolic Compounds and Their Microbial-Derived Metabolites against Uropathogenic Bacteria», *Journal of Agricultural and Food Chemistry*, vol. 67, n.º 8, 2019, pp. 2166-2174.

Altarac, S., Papeš, D., «Use of D-Mannose in Prophylaxis of Recurrent Urinary Tract Infections (UTIs) in Women: Comment», *BJU International*, vol. 113, n.º 1, enero de 2014, pp. 9-10.

De Nunzio, C., Bartoletti, R., Tubaro, A., *et al.*, «Role of D-Mannose in the Prevention of Recurrent Uncomplicated Cystitis: State of the Art and Future Perspectives», *Antibiotics*, vol. 10, n.º 10, octubre de 2021, pp. 1-12.

Domenici, L., Monti, M., Bracchi, C., *et al.*, «D-mannose: a promising support for acute urinary tract infections in women. A pilot study», *European Review for Medical and Pharmacological Sciences*, vol. 20, n.º 13, 2016, pp. 2920-2925.

Cai, T., *et al.*, «The Role of Nutraceuticals and Phytotherapy in the Management of Urinary Tract Infections: What We Need to Know?», *Archivio Italiano di Urologia e Andrologia*, vol. 89, n.º 1, 2017, pp. 1-10.

Chughtai, B., *et al.*, «Use of herbal supplements for overactive bladder», *Reviews in Urology*, vol. 15, n.º 3, julio-septiembre de 2013, pp. 93-96.

Yousaf, S., Mian, M., Yousaf, A., Rehman, I. U., «Efficacy of Vitamin C in Preventing Recurrent Urinary Tract Infections in Women: A Review of the Literature», *Cureus*, vol. 12, n.º 8, agosto de 2020, p. e9910.

Hoe, E., Nathanielsz, J., Toh, Z. Q., *et al.*, «Anti-Inflammatory Effects of Vitamin D on Human Immune Cells in the Context of Bacterial Infection», *Nutrients*, vol. 8, n.º 12, 13 de diciembre de 2016, p. 806.

Alshami, I., Alharbi, A., «Hibiscus sabdariffa extract inhibits in vitro biofilm formation capacity of Candida albicans isolated from recurrent urinary tract infections», *Asian Pacific Journal of Tropical Biomedicine*, vol. 4, n.º 2, febrero de 2014, pp. 104-108.

Teucher, T., *et al.*, «Cytokine secretion in whole blood of healthy subjects following oral administration of Urtica dioica L. plant extract», *Arzneimittelforschung*, vol. 47, n.º 10, 1997, pp. 1018-1021.

Safarinejad, M. R., «Urtica dioica for treatment of benign prostatic hyperplasia: a prospective, randomized, double-blind, placebo-controlled, crossover study», *Journal of Herbal Pharmacotherapy*, vol. 5, n.º 4, diciembre de 2005, pp. 1-11.

WHO, «WHO monographs on selected medicinal plants», vol. 2, 2002.

Clare, B. A., *et al.*, «The diuretic effect in human subjects of an extract of Taraxacum officinale folium over a single day», *Journal of Alternative and Complementary Medicine*, vol. 15, n.º 8, 2009, pp. 929-934.

Fertilidad: aumenta al máximo las posibilidades

Hamamah, S., Berlioux, S., Rapport sur les causes d'infertilité, vers une stratégie nationale de lutte contre l'infertilité, febrero de 2022.

EFSA Journal, vol. 11, n.º 7, 2013, p. 3328.

Van der Steeg, J. W., «Obesity affects spontaneous pregnancy chances in subfertile, ovulatory women», *Human Reproduction*, vol. 23, n.º 2, febrero de 2008, pp. 324-328.

Sermondade, N., «Obesity and Increased Risk for Oligozoospermia and Azoospermia», *Archives of Internal Medicine*, vol. 172, n.º 5, 2012.

Thurston, S. W., «Phthalate exposure and semen quality in fertile US men», *Andrology*, vol. 4, n.º 4, julio de 2016, pp. 632-638.

Russo, L. M., «A prospective study of physical activity and fecundability in women with a history of pregnancy loss», *Human Reproduction*, vol. 33, n.º 6, junio de 2018, pp. 1084-1090.

EFSA Journal, vol. 7, n.º 9, 2009, p. 1227.

EFSA Journal, vol. 7, n.º 9, 2009, p. 1229.

EFSA Journal, vol. 8, n.º 10, 2010, p. 1807.

EFSA Journal, vol. 8, n.º 10, 2010, p. 1759.

EFSA Journal, vol. 11, n.º 7, 2013, p. 3328.

EFSA Journal, vol. 8, n.º 10, 2010, p. 1756.

Balercia, G., *et al.*, «Coenzyme Q10 supplementation in infertile men with idiopathic asthenozoospermia: an open, uncontrolled pilot study», *Fertility and Sterility*, vol. 81, n.º 1, 2004, pp. 93-98.

Safarinejad, M. R., «Efficacy of coenzyme Q10 on semen parameters, sperm function and reproductive hormones in infertile men», *Journal of Urology*, vol. 182, n.º 1, julio de 2009, pp. 237-248.

Lewin, A., Lavon, H., «The effect of coenzyme Q10 on sperm motility and function», Molecular Aspects of Medicine, vol. 18, n.º 4, agosto de 1997, pp. S213-S219.

Ben-Meir, A., Burstein, E., Borrego-Alvarez, A., *et al.*, «Coenzyme Q10 restores oocyte mitochondrial function and fertility during reproductive aging», *Aging Cell*, vol. 14, n.º 5, octubre de 2015, pp. 887-895.

Florou, P., *et al.*, «Does coenzyme Q10 supplementation improve fertility outcomes in women undergoing assisted reproductive technology procedures? A systematic review and meta-analysis of randomized-controlled trials», Journal of Assisted Reproduction and Genetics, vol. 37, n.º 7, julio de 2020, pp. 1531-1541.

Papaleo, E., *et al.*, «Myo-inositol may improve oocyte quality in intracytoplasmic sperm injection cycles. A prospective, controlled, randomized trial», *Fertility and Sterility*, vol. 91, n.º 5, 2009, pp. 1750-1754.

Unfer, V., *et al.*, «Myo-inositol rather than D-chiro-inositol is able to improve oocyte quality in intracytoplasmic sperm injection cycles. A prospective, controlled, randomized trial», *European Review for Medical and Pharmacological Sciences*, vol. 15, n.º 4, 2011, pp. 509-514.

EFSA Journal, vol. 8, n.º 10, 2010, p. 1800.

EFSA Journal, vol. 8, n.º 10, 2010, p. 1727.

Tetau, M., *Nouvelles cliniques de gemmothérapie*, Similia, 2004.

Fournier, P., *Dictionnaire des plantes médicinales et vénéneuses de France*, Omnibus, París, 2010.

Gonzales, G. F., Córdova, A., Vega, K., *et al.*, «Effect of Lepidium meyenii (Maca), a root with aphrodisiac and fertility-enhancing properties, on serum reproductive hormone levels in adult healthy men», *Journal of Endocrinology*, vol. 176, n.º 1, enero de 2003, pp. 163-168.

Embarazo: crea vida con serenidad

Académie de Médecine, «Alimentation et supplémentation pendant la grossesse», 2021.

EFSA Journal, vol. 11, n.º 7, 2013, p. 3328.

Comisión de regulación (EU) N.º 440/2011, 6 de mayo de 2011.

Ding, M., *et al.*, «Effectiveness and safety of ginger in the treatment of pregnancy-induced nausea and vomiting», *Obstetrics & Gynecology*, vol. 105, n.º 4, abril de 2005, pp. 849-856.

Ernst, E., Pittler, M. H., «Efficacy of ginger for nausea and vomiting: a systematic review of randomized clinical trials», *British Journal of Nutrition*, vol. 93, n.º 5, mayo de 2000, pp. 531-543.

Menopausia: sácale el máximo provecho a tu segunda primavera

IOF, «Cinq stratégies essentielles pour prendre soin de ses os après 50 ans», 2020.

Société française de gynécologie, Akram, M., «Hormone replacement therapy and its alternatives», *Journal of Membrane Biology*, vol. 246, n.º 8, agosto de 2013, pp. 661-663.

Ali, S. I., *et al.*, «Phytotherapy in menopausal symptoms», *Phytotherapy Research*, vol. 31, n.º 8, agosto de 2017, pp. 1140-1161.

Jenabi, E., Fereidoony, B., «Effect of Achillea millefolium on Relief of Primary Dysmenorrhea: A Double-Blind Randomized Clinical Trial», *Journal of Pediatric and Adolescent Gynecology*, vol. 28, n.º 5, octubre de 2015, pp. 402-404.

Mohammadhosseini, M., Sarker, S. D., Akbarzadeh, A., «Ethnopharmacology of medicinal plants used in traditional medicine», *Journal of Ethnopharmacology*, vol. 199, n.º 3, marzo de 2017, pp. 257-315.

Nemeth, E., Bernath, J., «Isoflavones in post-menopausal women: Safety and efficacy», *Current Pharmaceutical Design*, vol. 14, n.º 29, septiembre de 2008, pp. 3151-3167.

EFSA Journal, vol. 9, n.º 9, 2011, p. 2382.

EFSA Journal, vol. 8, n.º 5, 2010, p. 1609.

EFSA-Q-2008-179, 2008.

EFSA, «Pas de preuve d'effet indésirable pour les isoflavones dans les compléments alimentaires pour les femmes post-ménopausées», 2015.

Khapre, S., *et al.*, «The Impact of Soy Isoflavone Supplementation on the Menopausal Symptoms in Perimenopausal and Postmenopausal Women», *Journal of Midlife Health*, vol. 13, n.º 2, 2022, pp. 124-134.

Low Dog, T., «Menopause: a review of botanical dietary supplements», *American Journal of Medicine*, vol. 118, n.º 12, 2005.

Carmignani LO., *et al.*, «The effect of dietary soy supplementation compared to estrogen and placebo on menopausal symptoms: a randomized controlled trial», *Maturitas*, vol. 65, n.º 4, 2010.

Sadahiro, R., *et al.*, «Black cohosh extracts in women with menopausal symptoms: an updated pairwise meta-analysis», *Menopause*, vol. 30, n.º 7, julio de 2023, pp. 764-775.

Meissner, H. O., *et al.*, «Hormone-Balancing Effect of Pre-Gelatinized Organic Maca (Lepidium peruvianum Chacon): (III) Clinical responses of early-postmenopausal women to Maca in double blind, randomized, Placebo-controlled, crossover configuration, outpatient study», *International Journal of Biomedical Science*, vol. 2, n.º 3, 2006, pp. 360-365.

Delam, H., *et al.*, «The effect of Crocus sativus L. (saffron) herbal tea on happiness in postmenopausal women: a randomized controlled trial», *Journal of Integrative Medicine*, vol. 11, n.º 3, junio de 2023, pp. 193-199.

Kashani, L., *et al.*, «Efficacy of Crocus sativus (saffron) in treatment of major depressive disorder associated with post-menopausal hot flashes: a double-blind, randomized, placebo-controlled trial», *Journal of Affective Disorders*, vol. 238, abril de 2018, pp. 87-93.

Palacios, S., *et al.*, «Improvement in menopausal symptoms with a nutritional product containing evening primrose oil, hop extract, saffron, tryptophan, vitamins B6, D3, K2, B12, and B9», *European Review for Medical and Pharmacological Sciences*, vol. 27, n.º 2, febrero de 2023, pp. 159-167.

Kenda, M., *et al.*, «Herbal Products Used in Menopause and for Gynecological Disorders», *Molecules*, vol. 26, n.º 4, febrero de 2021, pp. 870-884.

Thongchumnum, W., *et al.*, «Effect of Vitamin E Supplementation on Chronic Insomnia Disorder in Postmenopausal Women: A Prospective, Double-Blinded Randomized Controlled Trial», *Journal of Clinical Sleep Medicine*, vol. 16, n.º 4, abril de 2023, pp. 573-580.

Komesaroff, P. A., *et al.*, «Effects of wild yam extract on menopausal symptoms, lipids and sex hormones in healthy menopausal women», *Climacteric*, vol. 14, n.º 2, abril de 2001, pp. 236-242.

De Leo, V., Lanzetta, D., *et al.*, «Treatment of neurovegetative menopausal symptoms with a phytotherapeutic agent», *Minerva Ginecologica*, vol. 50, n.º 5, mayo de 1998, pp. 207-211.

De Miranda, R. B., *et al.*, «Effects of hydrolyzed collagen supplementation on skin aging: a systematic review and meta-analysis», *International Journal of Dermatology*, vol. 60, n.º 6, 2021.

Choi, F. D., *et al.*, «Oral Collagen Supplementation: A Systematic Review of Dermatological Applications», *Journal of Drugs in Dermatology*, vol. 18, n.º 1, enero de 2019, pp. 9-16.

Larmo, P. S., *et al.*, «Effects of sea buckthorn oil intake on vaginal atrophy in postmenopausal women: A randomized, double-blind, placebo-controlled study», *Maturitas*, vol. 79, n.º 4, abril de 2014, pp. 387-392.

Andropausia: recupera el control de tu vitalidad

Saad, F., *et al.*, «Testosterone Deficiency and Testosterone Treatment in Older Men», *Gerontology*, vol. 63, n.º 2, 2017, pp. 144-156.

Bain, J., «The many faces of testosterone», *Clinical Interventions in Aging*, vol. 2, n.º 4, diciembre de 2007, pp. 567-576.

Leproult, R., Van Cauter, E., «Effect of 1 week of sleep restriction on testosterone levels in young healthy men», *JAMA*, vol. 305, n.º 21, junio de 2011, pp. 2173-2174.

EFSA Journal, vol. 8, n.º 2, 2010, p. 1468.

Pilz, S., Frisch, S., Koertke, H., *et al.*, «Effect of vitamin D supplementation on testosterone levels in men», *Hormone and Metabolic Research*, vol. 43, n.º 3, marzo de 2011, pp. 223-225.

EFSA Journal, vol. 7, n.º 9, 2009, p. 1229.

Prasad, A. S., *et al.*, «Zinc status and serum testosterone levels of healthy adults», *Nutrition*, vol. 12, n.º 5, mayo de 1996, pp. 344-348.

EFSA Journal, vol. 8, n.º 10, 2010, p. 1807.

EFSA Journal, vol. 9, n.º 7, 2011, p. 2303.

Hong, B., *et al.*, «A double-blind crossover study evaluating the efficacy of Korean red ginseng in patients with erectile dysfunction: a preliminary report», *Journal of Urology*, vol. 168, n.º 5, 2002.

Choi, H. K., Seong, D. H., Rha, K. H., «Clinical efficacy of Korean red ginseng for erectile dysfunction», *International Journal of Impotence Research*, vol. 7, n.º 3, septiembre de 1995, pp. 181-186.

De Andrade, E., de Mesquita, A. A., Claro, J. de A., *et al.*, «Study of the efficacy of Korean Red Ginseng in the treatment of erectile dysfunction», *Asian Journal of Andrology*, vol. 9, n.º 2, marzo de 2007, pp. 241-244.

Gonzales, G. F., *et al.*, «Effect of Lepidium meyenii (MACA) on sexual desire and its absent relationship with serum testosterone levels in adult healthy men», *Andrologia*, vol. 34, n.º 6, 2002, pp. 367-372.

Gonzales, G. F., *et al.*, «Effect of Lepidium meyenii (Maca), a root with aphrodisiac and fertility-enhancing properties, on serum reproductive hormone levels in adult healthy men», *Journal of Endocrinology*, vol. 176, n.º 1, enero de 2003, pp. 163-168.

Melnikovova, I., *et al.*, «Effect of Lepidium meyenii Walp. On Semen Parameters and Serum Hormone Levels in Healthy Adult Men: A Double-Blind, Randomized, Placebo-Controlled Pilot Study», *Evidence-Based Complementary and Alternative Medicine*, 2015.

Lee, H. W., Lee, M. S., Qu, F., *et al.*, «Maca (Lepidium meyenii Walp) on semen quality parameters: A systematic review and meta-analysis», *Frontiers in Pharmacology*, vol. 13, febrero de 2022, p. 893.

Ambiye, V. R., Langade, D., Dongre, S., *et al.*, «Clinical Evaluation of the Spermatogenic Activity of the Root Extract of Ashwagandha (Withania somnifera) in Oligospermic Males: A Pilot Study», *Evidence-Based Complementary and Alternative Medicine*, 2013.

Gauthaman, K., Adaikan, P. G., Prasad, R. N., «Aphrodisiac properties of Tribulus terrestris extract (Protodioscin) in normal and castrated rats», *Life Sciences*, vol. 71, n.º 12, agosto de 2002, pp. 1385-1396.

Shukla, K. K., *et al.*, «Mucuna pruriens Reduces Stress and Improves the Quality of Semen in Infertile Men», *Evidence-Based Complementary and Alternative Medicine*, vol. 7, n.º 2, 2010, pp. 137-144.

Steels, E., *et al.*, «Physiological Aspects of Male Libido Enhanced by Standardized Trigonella foenum-graecum Extract and Mineral Formulation», *Phytotherapy Research*, vol. 25, n.º 8, 2011.

Próstata: controla la hipertrofia benigna

Middleton, L. W. *et al.*, «L'analyse génomique de l'hyperplasie bénigne de la prostate et le rôle du remodelage cellulaire dans la pathogenèse de la maladie», *JCI Insight*, 2019.

Park, S. Y. *et al.*, «Racial/ethnic differences in lifestyle-related factors and prostate cancer risk: the Multiethnic Cohort Study», *Cancer Causes & Control*, vol. 26, n.º 10, octubre de 2015, pp. 1521-1530.

Lim, K. B., «Epidemiology of clinical benign prostatic hyperplasia», *Asian Journal of Urology*, vol. 4, n.º 3, julio de 2017, pp. 148-153.

Jiang, C., *et al.*, «Oxidative stress in the pathogenesis of benign prostatic hyperplasia and its treatment with antioxidants», *European Review for Medical and Pharmacological Sciences*, vol. 25, n.º 2, febrero de 2021, pp. 923-934.

Espinosa, G., *et al.*, «Vitamin D deficiency and benign prostatic hyperplasia: a review», *Canadian Journal of Urology*, vol. 20, n.º 4, 2013.

Giannakopoulos, X., *et al.*, «Zinc and benign prostatic hyperplasia: a comparative study of zinc levels in prostate tissue and seminal fluid», *Urologia Internationalis*, vol. 68, n.º 2, febrero de 2002, pp. 106-108.

Oelke, M., *et al.*, «EAU guidelines on the treatment and follow-up of non-neurogenic male lower urinary tract symptoms including benign prostatic obstruction», *European Urology*, vol. 64, n.º 1, 2013.

Jung, J., *et al.*, «The effect of 5α-reductase inhibitors on benign prostatic hyperplasia: a systematic review and meta-analysis», *Journal of Urology*, vol. 207, n.º 1, enero de 2022, pp. 40-52.

Drake, M. J., «Antimuscarinics for treatment of overactive bladder and nocturia in patients with benign prostatic hyperplasia», *Therapeutic Advances in Urology*, vol. 10, n.º 11, noviembre de 2018, pp. 343-355.

Gravas, S., *et al.*, «Management of non-neurogenic male lower urinary tract symptoms (LUTS), including benign prostatic obstruction (BPO) limited update March 2022», EAU Guidelines, 2022.

Foster, H. E. *et al.*, «Surgical management of lower urinary tract symptoms attributed to benign prostatic hyperplasia: AUA guideline amendment 2019», *Journal of Urology*, vol. 202, n.º 3, 2019.

Cornu, J. N., *et al.*, «A systematic review and meta-analysis of functional outcomes and complications following transurethral procedures for lower urinary tract symptoms resulting from benign prostatic obstruction», *European Urology*, vol. 67, n.º 6, junio de 2015, pp. 1066-1096.

Magistro, G., *et al.*, «Emerging minimally invasive treatment options for male lower urinary tract symptoms», *European Urology*, vol. 76, n.º 5, noviembre de 2019, pp. 567-578.

Pradere, B., *et al.*, «Recent advances in the management of benign prostatic hyperplasia», *F1000 Research*, vol. 10, 2021.

Circulación: optimiza el sistema cardiovascular y la tensión arterial

Kahn, S. R., *et al.*, «The postthrombotic syndrome: evidence-based pre-vention, diagnosis, and treatment strategies: a scientific statement from the American Heart Association», *Circulation*, vol. 130, n.º 18, noviembre de 2014, pp. 1636-1661.

Xu-Sheng, L., «Effect of Ginkgo leaf extract on vascular endothelial function in patients with early stage diabetic nephropathy», *Chinese Journal of Integrative Medicine*, vol. 15, n.º 4, agosto de 2009, pp. 307-311.

Mehlsen, J., «Effects of a Ginkgo biloba extract on forearm haemodynamics in healthy volunteers», *Clinical Physiology and Functional Imaging*, vol. 22, n.º 6, noviembre de 2002, pp. 375-380.

Keheyan, G., «Acute effects of Ginkgo biloba extract on vascular function and blood pressure», *Plant Foods for Human Nutrition*, vol. 66, n.º 1, marzo de 2011, pp. 42-46.

EMA/HMPC/132264/2024.

Diehm, C., *et al.*, «Comparison of leg compression stocking and oral horse-chestnut seed extract therapy in patients with chronic venous insufficiency», *The Lancet*, vol. 347, n.º 8997, 1996, pp. 292-294.

Pittler, M. H., Ernst, E., «Horse chestnut seed extract for chronic venous insufficiency», *Cochrane Database of Systematic Reviews*, enero de 2006.

Ji Hyeon, R., «Physicochemical Properties, Biological Activity, Health Benefits, and General Limitations of Aged Black Garlic: A Review», *Molecules*, vol. 22, n.º 6, junio de 2017, p. 919.

Valls, R. M., «Effects of an Optimized Aged Garlic Extract on Cardiovascular Disease Risk Factors in Moderate Hypercholesterolemic Subjects: A Randomized, Crossover, Double-Blind, Sustained and Controlled Study», *Nutrients*, vol. 12, n.º 7, julio de 2020, p. 2148.

Ackermann, R. T., Mulrow, C. D., Ramirez, G., *et al.*, «Garlic shows promise for improving some cardiovascular risk factors», *Archives of Internal Medicine*, vol. 161, n.º 6, marzo de 2001, pp. 813-824.

EFSA Journal, vol. 9, n.º 4, 2011, p. 2078.

Kuang, A. K., *et al.*, «Coenzyme Q10 for hypertension: A meta-analysis», *Complementary Therapies in Medicine*, vol. 50, 2020.

Singh, R. B., «Effect of coenzyme Q10 on risk of atherosclerosis in patients with recent myocardial infarction», *Molecular and Cellular Biochemistry*, vol. 246, n.os 1-2, abril de 2003, pp. 75-82.

EFSA Journal, vol. 8, n.º 10, 2010, p. 1759.

EFSA Journal, vol. 7, n.º 9, 2009, p. 1213.

EFSA Journal, vol. 8, n.º 10, 2010, p. 1756.

EFSA Journal, vol. 9, n.º 4, 2011, p. 2056.

Zhu, W., Chen, S., Li, Z., *et al.*, «Effects and mechanisms of resveratrol on the amelioration of oxidative stress and hepatic steatosis in KKAy mice», *Nutrition & Metabolism*, vol. 11, n.º 1, diciembre de 2014, p. 35.

Dolinsky, V. W., Soltys, C. L., Rogan, K. J., *et al.*, «Resveratrol prevents pathological but not physiological cardiac hypertrophy», *Journal of Molecular Medicine*, vol. 93, n.º 3, marzo de 2015, pp. 249-261.

Zou, L. X., Chen, C., Yan, X., *et al.*, «Resveratrol Attenuates Pressure Overload-Induced Cardiac Fibrosis and Diastolic Dysfunction via PTEN/AKT/Smad2/3 and NF-κB Signaling Pathways», *Molecular Nutrition & Food Research*, vol. 63, n.º 24, diciembre de 2019.

Csiszar, A., «Anti-inflammatory effects of resveratrol: possible role in prevention of age-related cardiovascular disease», *Annals of the New York Academy of Sciences*, vol. 1215, n.º 1, enero de 2011, pp. 117-122.

Periera da Silva, A., «Antioxidants in medicinal plant extracts. A research study of the antioxidant capacity of Crataegus, Hamamelis and Hydrastis», *Phytotherapy Research*, vol. 14, n.º 1, 2000.

Poynard, T., Valterio, C., «Meta-analysis of hydroxyethylrutosides in the treatment of chronic venous insufficiency», *Vasa*, vol. 23, n.º 3, septiembre de 1994, pp. 244-250.

Gohel, M. S., Davies, A. H., «Pharmacological treatment in patients with C4, C5 and C6 venous disease», *Phlebology*, vol. 25, 2010, pp. 35-41.

Wichtl, M., Anton, R., Plantes thérapeutiques, tradition, pratique officinale, science et thérapeutique, 2.ª edición, *Lavoisier Tec & Doc*, 2003.

Bruneton, J., *Pharmacognosie, Phytochimie, Plantes médicinales*, 5.ª edición, Lavoisier Tec & Doc, 2016.

EMA, «Community herbal monograph on Filipendula ulmaria (L.) Maxim», 2011.

Verma, T., Sinha, M., Bansal, N., *et al.*, «Plants Used as Antihypertensive», Natural Products and Bioprospecting, vol. 11, n.º 2, abril de 2021, pp. 123-134.

EFSA Journal, vol. 7, n.º 9, 2009, p. 1101.

EFSA Journal, vol. 9, n.º 4, 2011, p. 2078.

EFSA Journal, vol. 8, n.º 2, 2010, p. 1469.

Ojos: cuida tu salud visual

Ludwig, P. E., *et al.*, «Physiology, Eye», *StatPearls*, julio de 2023.

Lawrenson, J. G., Hull, C. C., Downie, L. E., «The effect of blue-light blocking spectacle lenses on visual performance, macular health and the sleep-wake cycle: a systematic review of the literature», *Ophthalmic & Physiological Optics*, vol. 37, n.º 6, noviembre de 2017, pp. 644-654.

Merle, B. M. J., *et al.*, «Mediterranean Diet and Incidence of Advanced Age-Related Macular Degeneration: The EYE-RISK Consortium», *Ophthalmology*, vol. 126, n.º 3, 2019, pp. 381-390.

Wu, J., Cho, E., *et al.*, «Intakes of Lutein, Zeaxanthin, and Other Carotenoids and Age-Related Macular Degeneration During 2 Decades of Prospective Follow-up», *JAMA Ophthalmology*, vol. 133, 2015.

Krinsky, N. I., Landrum, J. T., Bone, R. A., «Biologic mechanisms of the protective role of lutein and zeaxanthin in the eye», *Annual Review of Nutrition*, vol. 23, agosto de 2003, pp. 171-201.

Feng, L., *et al.*, «Effects of lutein supplementation in age-related macular degeneration», PloS One, vol. 14, n.º 12, 2019.

EFSA Journal, vol. 7, n.º 9, 2009, p. 1229.

EFSA Journal, vol. 9, n.º 4, 2011, p. 2078.

EFSA Journal, vol. 8, n.º 10, 2010, p. 1754.

EFSA Journal, vol. 8, n.º 10, 2010, p. 1814.

Yu, W. Y., «Bilberry-containing supplements on severe dry eye disease in young and middle-aged adults: A 3-month pilot analysis», *Frontiers in Nutrition*, vol. 9, mayo de 2023, pp. 267-272.

Choo, P. P., «Review of Evidence for the Usage of Antioxidants for Eye Aging», *Biomedical Research International*, vol. 9, marzo de 2022.

EFSA Journal, vol. 8, n.º 10, 2010, p. 1727.

Jówko, E., *et al.*, «Green tea extract supplementation gives protection against exercise-induced oxidative damage in healthy men», *Nutrition Research*, vol. 31, n.º 11, noviembre de 2011, pp. 813-821.

Heinrich, U., *et al.*, «Green tea polyphenols provide photoprotection, increase micro-circulation, and modulate skin properties of women», *Journal of Nutrition*, vol. 141, n.º 6, junio de 2011, pp. 1202-1208.

EFSA Journal, vol. 7, n.º 9, 2009, p. 1226.

Sim, R. H., *et al.*, «Treatment of Glaucoma with Natural Products and Their Mecha-nism of Action: An Update», *Nutrients*, vol. 14, n.º 3, marzo de 2022, pp. 789-812.

Memoria y concentración: maximiza tu salud cerebral

D'Esposito, M., «The cognitive neuros-cience of working memory», *Annual Review of Psychology*, 2015.

McEwen, B. S., Sapolsky, R. M., «Stress and cognitive function», *Current Opinion in Neurobiology*, abril de 1995, vol. 5, n.º 2, pp. 205-216.

Marin, M. F., *et al.*, «Chronic stress, cogni-tive functioning and mental health», *Neu-robiology of Learning and Memory*, 2011.

Khan, M. A., Al-Jahdali, H., «The conse-quences of sleep deprivation on cognitive performance», *Neurosciences (Riyadh)*, abril de 2023, vol. 28, n.º 2, pp. 91-99.

Tan, B. L., Norhaizan, M. E., «Effect of High-Fat Diets on Oxidative Stress, Cellular Inflammatory Response and Cognitive Function», *Nutrients*, 2019.

McGrattan, A. M., *et al.*, «Diet and Inflam-mation in Cognitive Ageing and Alzhei-mer's Disease», *Current Nutrition Reports*, 2019.

Magnon, V., *et al.*, «Sedentary Behavior at Work and Cognitive Functioning: A Systematic Review», *Frontiers in Public Health*, 2018.

Petersson, S. D., Philippou, E., «Medite-rranean Diet, Cognitive Function, and Dementia: A Systematic Review of the Evidence», *Advances in Nutrition*, 2016.

Northey, J. M., Cherbuin, N., Pumpa, K. L., *et al.*, «Exercise interventions for cognitive function in adults older than 50: a syste-matic review with meta-analysis», *British Journal of Sports Medicine*, 2018.

Bliss, E. S., «Benefits of exercise training on cerebrovascular and cognitive function in ageing», *Journal of Cerebral Blood Flow & Metabolism*, 2021.

EFSA Journal, vol. 7, n.º 9, 2009, p. 1229.

EFSA Journal, vol. 8, n.º 10, 2010, p. 1800.

EFSA Journal, vol. 9, n.º 4, 2011, p. 2078.

Basheer, A., *et al.*, «Bacopa monnieri in the treatment of dementia due to Alzheimer's disease: A systematic review of randomi-sed controlled trials», *Interactive Journal of Medical Research*.

Morgan, A., Stevens, J., «Does Bacopa monnieri improve memory performance in older persons? Results of a randomized, placebo-controlled, double-blind trial», *Journal of Alternative and Complemen-tary Medicine*, julio de 2010.

Harshad, C., *et al.*, «Efficacy and Tolerability of BacoMind® on Memory Improvement in Elderly Participants: A Double Blind Placebo Controlled Study», *Journal of Pharmacology and Toxicology*.

Raghav, S., Singh, H., Dalal, P. K., *et al.*, «Ran-domized controlled trial of standardized Bacopa monniera extract in age-associa-ted memory impairment», *Indian Journal of Psychiatry*, octubre de 2006.

Downey, L. A., Kean, J., Nemeh, F., *et al.*, «An acute, double-blind, placebo-contro-lled crossover study of 320 mg and 640 mg doses of a special extract of Bacopa monnieri (CDRI 08) on sustained cognitive performance», *Phytotherapy Research*, septiembre de 2013.

Hemmeter, U., Annen, B., Bischof, R., *et al.*, «Polysomnographic effects of adjuvant Ginkgo biloba therapy in patients with major depression medicated with trimipramine», *Pharmacopsychiatry*, marzo de 2001.

Hashiguchi, M., Ohta, Y., Shimizu, M., *et al.*, «Meta-analysis of the efficacy and safety of Ginkgo biloba extract for the treatment of dementia», *Journal of Pharmaceutical Health Care and Sciences*, 2015.

Kaschel, R., «Specific memory effects of Ginkgo biloba extract Egb 761 in middleaged healthy volunteers», *Phytomedicine*, 2011.

Mix, J. A., Crews, W. D. Jr., «A double-blind, placebo-controlled, randomized trial of Ginkgo biloba extract Egb 761 in a sample of cognitively intact older adults: neuropsychological findings», *Human Psychopharmacology*, agosto de 2002.

Smith, I., *et al.*, «Effects and mechanisms of ginseng and ginsenosides on cognition», Nutrition Reviews, mayo de 2014.

Wightman, E. L., Haskell, C. F., Forster, J. S., *et al.*, «Epigallocatechin gallate, cerebral blood flow parameters, cognitive performance and mood in healthy humans: A double-blind, placebo-controlled, crossover investigation», *Human Psychopharmacology*, marzo de 2012.

Park, S. K., *et al.*, «A combination of green tea extract and l-theanine improves memory and attention in subjects with mild cognitive impairment: a double-blind placebo-controlled study», *Journal of Medicinal Food*, 2011.

Cremonte, M., Sisti, D., Maraucci, I., *et al.*, «The Effect of Experimental Supplementation with the Klamath Algae Extract Klamin on Attention-Deficit/Hyperactivity Disorder», *Journal of Medicinal Food*, 2017.

Rossi, P., *et al.*, «Dietary Supplementation of Lion's Mane Medicinal Mushroom, Hericium erinaceus (Agaricomycetes), and Spatial Memory in Wild-Type Mice», *International Journal of Medicinal Mushrooms*, vol. 20, n.º 5, 2018.

Mori, K., *et al.*, «Effects of Hericium erinaceus on amyloid β(25-35) peptide-induced learning and memory deficits in mice», *BioMed Research International*, vol. 32, n.º 1, 2011.

Snyder, P. J., *et al.*, «Effects of testosterone treatment in older men», *New England Journal of Medicine*, vol. 374, n.º 7, 2016, pp. 611-624.

Hull, E. M., Dominguez, J. M., «Sexual behavior in male rodents», *Hormones and Behavior*, vol. 52, n.º 1, 2007, pp. 45-55.

Althof, S. E., Leiblum, S. R., Chevret-Measson, M., *et al.*, «Psychological and interpersonal dimensions of sexual function and dysfunction», *The Journal of Sexual Medicine*, vol. 2, n.º 6, 2005 pp. 793-800.

Salonia, A., Fabbri, F., Zanni, G., *et al.*, «Chocolate and women's sexual health: An intriguing correlation», *The Journal of Sexual Medicine*, vol. 3, n.º 3, 2006, pp. 476-482.

Borrelli, F., Colalto, C., Delfino, D. V., *et al.*, «Herbal dietary supplements for erectile dysfunction: a systematic review and meta-analysis», *Drugs*, vol. 78, n.º 6, 2018, pp. 643-673.

Lamm, S., Schlich, M., Wagner, M., «Effects of foods and nutrients on sexual health and wellbeing», in *Nutrition and Diet in Menopause*, Humana Press, Totowa, NJ, 2013, pp. 333-345.

Penhollow, T. M., Young, M., «Sexual desirability and sexual performance: Does exercise and fitness really matter?», *Electronic Journal of Human Sexuality*, vol. 11, 2008.

Lastella, M., *et al.*, «Athletes' precompetitive sleep behaviour and its relationship with subsequent precompetitive mood and performance», *European Journal of Sport Science*, vol. 14, 2014.

Bø, K., Talseth, T., Holme, I., «Single blind, randomised controlled trial of pelvic floor exercises, electrical stimulation, vaginal cones, and no treatment in management of genuine stress incontinence in women», *BMJ*, vol. 318, n.º 7182, 1999, pp. 487-493.

Karimi, K., *et al.*, «Effects of pelvic muscle exercises on sexual satisfaction among postmenopausal women: a randomized clinical trial», *Electronic Physician*, vol. 8, n.º 5, 2016, p. 2365.

EFSA Journal, vol. 7, n.º 9, 2009, p. 1229.

Prasad, A. S., *et al.*, «Zinc status and serum testosterone levels of healthy adults», *Nutrition*, vol. 12, n.º 5, 1996, pp. 344-348.

EFSA Journal, vol. 8, n.º 10, 2010, p. 1800.

EFSA Journal, vol. 8, n.º 10, 2010, p. 1807.

Gonzales, G. F., *et al.*, «Effect of Lepidium meyenii (MACA) on sexual desire and its absent relationship with serum testosterone levels in adult healthy men», *Andrologia*, vol. 34, n.º 6, 2002, Dietary Supplementation of Lion's Mane Medicinal

Mushroom, Hericium erinaceus (Agaricomycetes), and Spatial Memory

in Wild-Type Mice 367-372.

Elbahnasawy, H., *et al.*, «Efficacy of Ginseng Supplementation on Erectile Dysfunction and Sexual Satisfaction: A Meta-Analysis of Randomized Clinical Trials», *American Journal of Men's Health*, vol. 14, n.º 6, 2020.

Yifi, Z., Juexin, L., Hui, Z., «Aphrodisiac effects of ginger extracts on the sexual behaviour of male rats», *Journal of Biologically Active Products from Nature*, vol. 10, n.º 3, 2020, Dietary Supplementation of Lion's Mane Medicinal

Mushroom, Hericium erinaceus (Agaricomycetes), and Spatial Memory

in Wild-Type Mice 233-239.

Bayles, B., Usatine, R., «Evening primrose oil», *American Family Physician*, vol. 80, n.º 12, 2009, Dietary Supplementation of Lion's Mane Medicinal

Mushroom, Hericium erinaceus (Agaricomycetes), and Spatial Memory

in Wild-Type Mice 1405-1408.

Rhim, H. C., *et al.*, «The Potential Role of Arginine Supplements on Erectile Dysfunction: A Systemic Review and Meta-Analysis», *The Journal of Sexual Medicine*, vol. 16, n.º 2, 2019.

Menafra, D., *et al.*, «Long-term high-dose L-arginine supplementation in patients with vasculogenic erectile dysfunction: a multicentre, double-blind, randomized, placebo-controlled clinical trial», *Journal of Endocrinological Investigation*, vol. 45, n.º 5, 2002.

Vale, F. B. C., *et al.*, «Efficacy of Tribulus terrestris for the treatment of premenopausal women with hypoactive sexual desire disorder: a randomized double-blinded, placebo-controlled trial», *Gynecological Endocrinology*, vol. 34, n.º 5, 2018,

Dietary Supplementation of Lion's Mane Medicinal

Mushroom, Hericium erinaceus (Agaricomycetes), and Spatial Memory

in Wild-Type Mice 442-445.

Heydarpour, S., *et al.*, «Effect of Salvia officinalis scent on postmenopausal women's sexual function and satisfaction: a randomized controlled trial», *BMC Women's Health*, vol. 23, n.º 1, 2023.

Kashani, L., *et al.*, «Crocus sativus (saffron) in the treatment of female sexual dysfunction: a three-center, double-blind, randomized, and placebo-controlled clinical trial», *Avicenna Journal of Phytomedicine*, vol. 12, n.º 3, 2022.

Ranjbar, H., Ashrafizaveh, A., «Effects of saffron (Crocus sativus) on sexual dysfunction among men and women: A systematic review and meta-analysis», *Avicenna Journal of Phytomedicine*, vol. 9, n.º 5, 2019.

Daniele, C., *et al.*, «Vitex agnus castus: a systematic review of adverse events», *Drug Safety*, vol. 28, n.º 4, 2005.

Sharma, K., Bhatnagar, M., «Asparagus racemosus (Shatavari): A Versatile Female Tonic», *International Journal of Pharmaceutical & Biological Archives*, vol. 2, n.º 3, 2011.

Shukla, K. K., Mahdi, A. A., Ahmad, M. K., *et al.*, «Mucuna pruriens improves male fertility by its action on the hypothalamus-pituitary-gonadal axis», *Fertility and Sterility*, vol. 92, n.º 6, 2009, pp. 1934-1940.

Shukla, K. K., *et al.*, «Mucuna pruriens Reduces Stress and Improves the Quality of Semen in Infertile Men», *Evidence-Based Complementary and Alternative Medicine*, vol. 7, n.º 1, 2010, pp. 137-144.

Sexualidad: vibra de forma natural

Snyder, P. J., *et al.*, «Effects of testosterone treatment in older men», *New England Journal of Medicine*, vol. 374, n.º 7, 2016, p. 611-624.

Hull, E. M., Dominguez, J. M., «Sexual behavior in male rodents», *Hormones and Behavior*, vol. 52, n.º 1, 2007, p. 45-55.

Althof, S. E., Leiblum, S. R., Chevret-Measson, M., *et al.*, «Psychological and interpersonal dimensions of sexual function and dysfunction», *The Journal of Sexual Medicine*, vol. 2, n.º 6, 2005, pp. 793-800.

Salonia, A., Fabbri, F., Zanni, G., *et al.*, «Chocolate and women's sexual health: An intriguing correlation», *The Journal of Sexual Medicine*, vol. 3, n.º 3, 2006, pp. 476-482.

Borrelli, F., *et al.*, «Herbal dietary supplements for erectile dysfunction: a systematic review and meta-analysis», *Drugs*, vol. 78, n.º 6, 2018.

Lamm, S., Schlich, M., Wagner, M., «Effects of foods and nutrients on sexual health and wellbeing», en *Nutrition and Diet in Menopause*, Humana Press, 2013, pp. 333-345.

Penhollow, T. M., Young, M., «Sexual desirability and sexual performance Does exercise and fitness really matter», *Electronic Journal of Human Sexuality*, vol. 11, 2008.

Lastella, M., *et al.*, «Athletes' precompetitive sleep behaviour and its relationship with subsequent precompetitive mood and performance», *European Journal of Sport Science*, vol. 14, 2014.

Bø, K., Talseth, T., Holme, I., «Single blind, randomised controlled trial of pelvic floor exercises, electrical stimulation, vaginal cones, and no treatment in management of genuine stress incontinence in women», *BMJ*, vol. 318, n.º 7182, 1999, Dietary Supplementation of Lion's Mane Medicinal

Mushroom, Hericium erinaceus (Agaricomycetes), and Spatial Memory

in Wild-Type Mice 487-493.

Tajkarimi, K., *et al.*, «Effects of pelvic muscle exercises on sexual satisfaction among postmenopausal women: a randomized clinical trial», *Electronic Physician*, vol. 8, n.º 5, 2016, p. 2365.

Chye, P. L., *et al.*, «Enhancing women sexual function with pelvic floor muscle exercises (PFME): A systematic review and meta-analysis», *European Journal of Obstetrics & Gynecology and Reproductive Biology: X*, vol. 4, 2019.

EFSA Journal, vol. 7, n.º 9, 2009, p. 1229.

Prasad, A. S., *et al.*, «Zinc status and serum testosterone levels of healthy adults», *Nutrition*, vol. 12, n.º 5, 1996, Dietary Supplementation of Lion's Mane Medicinal

Mushroom, Hericium erinaceus (Agaricomycetes), and Spatial Memory

in Wild-Type Mice 344-348.

EFSA Journal, vol. 8, n.º 10, 2010, p. 1800.

EFSA Journal, vol. 8, n.º 10, 2010 p. 1807.

Gonzales, G. F., *et al.*, «Effect of Lepidium meyenii (MACA) on sexual desire and its absent relationship with serum testosterone levels in adult healthy men», *Andrologia*, vol. 34, n.º 6, 2002, Dietary Supplementation of Lion's Mane Medicinal

Mushroom, Hericium erinaceus (Agaricomycetes), and Spatial Memory

in Wild-Type Mice 367-372.

Elbahnasawy, H. T., *et al.*, «Efficacy of Ginseng Supplementation on Erectile Dysfunction and Sexual Satisfaction: A Meta-Analysis of Randomized Clinical Trials», *American Journal of Men's Health*, vol. 14, n.º 6, 2020.

Yifi, Z., Juexin, L., Hui, Z., «Aphrodisiac effects of ginger extracts on the sexual behaviour of male rats», *Journal of Biologically Active Products from Nature*, vol. 10, n.º 3, 2020, Gonzales, G. F., et al., «Effect of Lepidium

meyenii (MACA) on sexual desire and its

absent relationship with serum testosterone

levels in adult healthy men 233-239.

Bayles, B., Usatine, R., «Evening primrose oil», *American Family Physician,* vol. 80, n.º 12, 2009, pp. 1405-1408.

Rhim, H. C. *et al.*, «The Potential Role of Arginine Supplements on Erectile Dysfunction: A Systemic Review and Meta-Analysis», *The Journal of Sexual Medicine*, vol. 16, n.º 2, 2019.

Menafra, D. *et al.*, «Long-term high-dose L-arginine supplementation in patients with vasculogenic erectile dysfunction: a multicentre, double-blind, randomized, placebo-controlled clinical trial», *Journal of Endocrinological Investigation*, vol. 45, n.º 5, 2022.

Vale, F. B. C., *et al.*, «Efficacy of Tribulus terrestris for the treatment of premenopausal women with hypoactive sexual desire disorder: a randomized double-blinded, placebo-controlled trial», *Gynecological Endocrinology*, vol. 34, n.º 5, 2018, pp. 442-445.

Heydarpour, S. *et al.*, «Effect of Salvia officinalis scent on postmenopausal women's sexual function and satisfaction: a randomized controlled trial», *BMC Women's Health*, vol. 23, n.º 1, 2023.

Kashani, L. *et al.*, «Crocus sativus (saffron) in the treatment of female sexual dysfunction: A three-center, double-blind, randomized, and placebo-controlled clinical trial», *Avicenna Journal of Phytomedicine*, vol. 12, n.º 3, 2022.

Ranjbar, H., Ashrafizaveh, A., «Effects of saffron (Crocus sativus) on sexual dysfunction among men and women: A systematic review and meta-analysis», *Avicenna Journal of Phytomedicine*, vol. 9, n.º 5, 2019.

Daniele, C., *et al.*, «Vitex agnus castus: a systematic review of adverse events», *Drug Safety*, vol. 28, n.º 4, 2005, pp. 319-332.

Sharma, K., Bhatnagar, M., «Asparagus racemosus (Shatavari): A Versatile Female Tonic», *International Journal of Pharmaceutical & Biological Archives*, vol. 2, n.º 3, 2011.

Glucemia: regula el nivel de azúcar y lucha contra la resistencia a la insulina

Glycémie, Fédération Internationale du Diabète, *Atlas du diabète de la FID*, 9.ª edición, 2019.

Assurance Maladie, «Effectif, prévalence et caractéristiques des bénéficiaires d'une ALD - 2008 à 2022».

Grimaldi, A., *Traité de diabétologie*, 3.ª edición, Médecine Sciences Publications, 2017.

Li, C., *et al.*, «Trends in hyperinsulinemia among nondiabetic adults in the U.S», *Diabetes Care*, noviembre de 2006.

Magkos, F., Hjorth, M. F., Astrup, A., «Diet and exercise in the prevention and treatment of type 2 diabetes mellitus», *Nature Reviews Endocrinology*, vol. 16, n.º 10, 2020, GlycémieFédération Internationale du Diabete, 545-555.

American Diabetes Association, «Diagnosis and classification of diabetes mellitus», *Diabetes Care*, vol. 33, 2010.

Wallace, T. M. *et al.*, «Use and abuse of HOMA modeling», *Diabetes Care*, vol. 27, n.º 6, 2004.

Tang, Q. *et al.*, «Optimal cut-off values for the homeostasis model assessment of insulin resistance (HOMA-IR) and pre-diabetes screening: Developments in research and prospects for the future», *Drug Discoveries & Therapeutics*, vol. 9, n.º 6, 2015.

Diniz, M. F. H. S., *et al.*, «Homeostasis model assessment of insulin resistance (HOMA-IR) and metabolic syndrome at baseline of a multicentric Brazilian cohort: ELSA-Brasil study», *Cadernos de Saúde Pública*, vol. 36, n.º 8, 2020.

Gutch, M., *et al.*, «Assessment of insulin sensitivity/resistance», *Indian Journal of Endocrinology and Metabolism*, 2015.

Brown, A. E., «Genetics of Insulin Resistance and the Metabolic Syndrome», *Current Cardiology Reports*, 2016.

Kyrou, I., Tsigos, C., «Stress hormones: physiological stress and regulation of metabolism», *Current Opinion in Pharmacology*, vol. 9, n.º 6, 2009, GlycémieFédération Internationale du

Diabete, 787-793.

Kolb, H., Martin, S., «Environmental/lifestyle factors in the pathogenesis and prevention of type 2 diabetes», *BMC Medicine*, vol. 15, n.º 1, 2017, p. 131.

Dali-Youcef, N., *et al.*, «Metabolic inflammation: connecting obesity and insulin resistance», *Annals of Medicine*, mayo de 2013.

Matulewicz, N., «Insulin resistance and chronic inflammation», *Postępy Higieny i Medycyny Doświadczalnej*, 2016.

Atkinson, F. S., *et al.*, «International tables of glycemic index and glycemic load values: 2008», *Diabetes Care*, vol. 31, n.º 12, 2008.

Hills, R. D. Jr, *et al.*, «Gut Microbiome: Profound Implications for Diet and Disease», *Nutrients*, vol. 11, n.º 7, 2019, p. 1613.

Lepretti, M. *et al.*, «Omega-3 Fatty Acids and Insulin Resistance: Focus on the Regulation of Mitochondria and Endoplasmic Reticulum Stress», *Journal of Nutritional Biochemistry*, 2018.

Sylow, L., Kleinert, M., Richter, E. A., Jensen, T. E., «Exercise-stimulated glucose uptake – regulation and implications for glycaemic control», *Nature Reviews Endocrinology*, vol. 13, n.º 3, 2017, pp. 133-148.

Boulé, N. G., *et al.*, «Effects of exercise on glycemic control and body mass in type 2 diabetes mellitus: a meta-analysis of controlled clinical trials», *JAMA*, vol. 286, n.º 10, 2001, pp. 1218-1227.

Yadav, A., «Effects of Diaphragmatic Breathing and Systematic Relaxation on Depression, Anxiety, Stress, and Glycemic Control in Type 2 Diabetes Mellitus», *International Journal of Yoga Therapy*, 2021.

EFSA Journal, vol. 8, n.º 10, 2010, p. 1819.

EFSA Journal, vol. 8, n.º 10, 2010, p. 1732.

Guo, J., «The Effect of Berberine on Metabolic Profiles in Type 2 Diabetic Patients: A Systematic Review and Meta-Analysis of Randomized Controlled Trials», *Oxidative Medicine and Cellular Longevity*, 2021.

Ye, Y., «Efficacy and Safety of Berberine Alone for Several Metabolic Disorders: A Systematic Review and Meta-Analysis of Randomized Clinical Trials», *Frontiers in Pharmacology*, 2021.

Zamani, M., «The effects of berberine supplementation on cardio-vascular risk factors in adults A systematic review and dose-response meta-analysis», *Frontiers in Nutrition*, 2022.

Ilyas, Z., «The effect of Berberine on weight loss in order to prevent obesity: A systematic review», *Biomedicine & Pharmacotherapy*, 2020.

Yin, J., «Efficacy of berberine in patients with type 2 diabetes mellitus», *Metabolism*, 2008.

Qin, B., Panickar, K. S., Anderson, R. A., «Cinnamon: potential role in the prevention of insulin resistance, metabolic syndrome, and type 2 diabetes», *Journal of Diabetes Science and Technology*, 1 de mayo de 2010.

Khan, A., *et al.*, «Cinnamon improves glucose and lipids of people with type 2 diabetes», *Diabetes Care*, diciembre de 2003.

Anderson, R. A., «Chromium and polyphenols from cinnamon improve insulin sensitivity», *Proceedings of the Nutrition Society*, febrero de 2008.

Abdelhaleem, I. A., *et al.*, «The effects of resveratrol on glycemic control and cardiometabolic parameters in patients with T2DM: A systematic review and meta-analysis», *Medicina Clínica*, vol. 158, n.º 12, 2022.

Zhu, X., Wu, C., Qiu, S., *et al.*, «Effects of resveratrol on glucose control and insulin sensitivity in subjects with type 2 diabetes: systematic review and meta-analysis», *Nutrition & Metabolism*, 2017.

Delpino, F. M., Figueiredo, L. M., «Resveratrol supplementation and type 2 diabetes: a systematic review and meta-analysis», *Critical Reviews in Food Science and Nutrition*, 22 de enero de 2021.

Sergi, C., *et al.*, «Usefulness of resveratrol supplementation in decreasing cardiometabolic risk factors comparing subjects with metabolic syndrome and healthy subjects with or without obesity: meta-analysis using multinational, randomized, controlled trials», *Archives of Medical Science–Atherosclerotic Diseases*, 30 de mayo de 2020.

Liu, K., Zhou, R., Wang, B., Mi, M. T., «Effect of resveratrol on glucose control and insulin sensitivity: A meta-analysis of 11 randomized controlled trials», *American Journal of Clinical Nutrition*, junio de 2014.

Devangan, S., *et al.*, «The effect of Gymnema sylvestre supplementation on glycemic control in type 2 diabetes patients: A systematic review and meta-analysis», *Phytotherapy Research*, 2021.

Pothuraju, R., Sharma, R. K., Chagalamarri, J., *et al.*, «A systematic review of Gymnema sylvestre in obesity and diabetes management», *Journal of the Science of Food and Agriculture*, 30 de marzo de 2014.

Venables, M. C., «Green tea extract ingestion, fat oxidation, and glucose tolerance in healthy humans», *American Journal of Clinical Nutrition*, 2008.

Wu, A. H., «Effect of 2-month controlled green tea intervention on lipoprotein cholesterol, glucose, and hormone levels in healthy postmenopausal women», Cancer Prevention Research (Phila), 2012.

Thondre, P. S. *et al.*, «Mulberry leaf extract improves glycaemic response and insulaemic response to sucrose in healthy subjects: results of a randomized, double blind, placebo-controlled study», *Nutrition & Metabolism (Lond)*, vol. 18, p. 41, 2021.

Gheldof *et al.*, «Effect of different nutritional supplements on glucose response of complete meals in two crossover studies», *Nutrients*, vol. 14, p. 2674, 2022.

Lown *et al.*, «Mulberry extract improves glucose tolerance and decreases insulin concentrations in normoglycaemic adults: results of a randomized double-blind placebo-controlled study», 2017.

Lown *et al.*, «Mulberry extract to modulate Blood glucose Responses in normoglycaemic adults (MULBERRY) study protocol for a randomized controlled study», 2015.

De Bock, M., «Olive (Olea europaea L.) leaf polyphenols improve insulin sensitivity in middle-aged overweight men: a randomized, placebo-controlled, crossover trial», *PLoS One*, 2013.

Wainstein, J., «Olive leaf extract as a hypoglycemic agent in both human diabetic subjects and in rats», *Journal of Medicinal Food*, 2012.

Rostamkhani, H., «The effect of Zingiber officinale on prooxidant-antioxidant balance and glycemic control in diabetic patients with ESRD undergoing hemodialysis: a double-blind randomized control trial», *BMC Complementary Medicine and Therapies*, 2023.

Park, S. H., Chung, S., Chung, M. Y., *et al.*, «Effects of Panax ginseng on hyperglycemia, hypertension, and hyperlipidemia: A systematic review and meta-analysis», *Journal of Ginseng Research*, marzo de 2022.

Reay, J. L., Scholey, A. B., Milne, A., *et al.*, «Panax ginseng has no effect on indices of glucose regulation following acute or chronic ingestion in healthy volunteers», *British Journal of Nutrition*, junio de 2009.

Respuestas a los «Tú decides»

RESPUESTAS AL CUESTIONARIO DE LA PÁGINA 54

1 El producto A no precisa las formas de zinc y de vitamina D utilizadas. Es legal, pero, como falta esta información, resulta imposible escoger el producto A. Es muy posible que el laboratorio utilice formas medias de zinc, que se asimilan mal o producen molestias digestivas. La respuesta correcta es, por tanto, el producto B. ¡Tus sentidos de investigador empiezan a agudizarse!

2 El mejor producto es el A. De hecho, el producto B contiene una forma de vitamina E menos asimilable (DI-alfa-tocoferol). Con los demás ingredientes de origen natural, podría haber pasado, pero tienes buena vista. No te engañarán.

3 Hay que escoger el producto B porque la mejor forma actual de vitamina B6, bioactiva y asimilable, es la forma piridoxal-5-fosfato. La forma utilizada en el producto A, el clorhidrato de piridoxina (también llamado piridoxina HCL), es la menos buena. En lo que respecta a la vitamina D, el producto B también gana: es conveniente inclinarse por la D3. El Sherlock Holmes que hay en ti ya lo había advertido.

4 Te aconsejo el producto B porque el óxido de magnesio del producto A es una de las peores formas: puede ocasionar molestias digestivas, a veces con efecto laxante, y puede absorberse mal. El bisglicinato de magnesio utilizado en el producto B es una de las formas óptimas de magnesio, suave para el intestino y mejor asimilado. Miel sobre hojuelas.

5 Ambos productos utilizan bisglicinato de magnesio, que es una forma muy buena, tal como hemos visto en el punto anterior. Por tanto, hay que comprobar a qué forma se asocia este bisglicinato. Resulta que el laboratorio A ha escogido una forma media de magnesio (magnesio marino). Así que lo mejor será inclinarse por el producto B.

RESPUESTAS AL CUESTIONARIO DE LA PÁGINA 56

1 La dosis recomendada para el zinc oscila entre 10 y 15 mg. En estas etiquetas, no hay que fijarse en la dosis de picolinato de zinc, sino en la de zinc, que para el producto A es de 3 mg y para el producto B es de 15 mg. El producto B es, por tanto, la respuesta correcta. Si no recuerdas la dosis recomendada, te puede guiar el porcentaje del VNR: de 10 a 15 mg de zinc corresponden al 100-150 por ciento del VNR. Sin duda, tu ojo de lince ya se había fijado.

2 La mejor elección es el producto B. De hecho, el producto A solo aporta 105 mg de magnesio (28 por ciento del VNR), mientras que el producto B aporta 250 mg de magnesio (es decir, el 66,5 por ciento del VNR), lo que constituye una cantidad excelente. El argumento que el laboratorio A te dará para venderte su producto más caro es que el treonato de magnesio es muy asimilable, pero el producto B contiene más magnesio, que también se asimila bien. ¿Has acertado? ¡Te estás convirtiendo en un auténtico profesional!

3 A primera vista, tal vez te hayas inclinado por el producto A, que aporta más zinc. Pero ¿has verificado las formas? El zinc del producto A es una forma poco asimilable. Hay otra información que puede ser útil: el producto A aporta zinc «liposomal». El liposoma (véase la página 62) no plantea ningún problema, pero la marca no indica los aditivos que permiten hacer dicho liposoma. Forma mala, aditivos ocultos... ¡Mejor optar por el producto B, sin duda!

RESPUESTAS AL CUESTIONARIO DE LA PÁGINA 61

1 El producto A contiene extracto de planta, pero necesitamos el equivalente en planta y esta información, por desgracia, no se especifica... No hay que buscar más lejos, puedes escoger el producto B.

2 ¡Los dos! Dado que la relación del producto B es de 5:1, hay que multiplicar la cantidad (200 mg) por 5, con lo que se obtiene 1.000 mg, como el producto A. La actitud zen te espera con los dos productos.

3 Ni uno ni otro. El primero contiene 100 mg del extracto de espino blanco, pero no da la equivalencia. El segundo contiene 200 mg de espino blanco, pero esta cantidad es insuficiente (la dosis recomendada es de al menos 500 mg). Ninguno de ellos te servirá de nada. Te aconsejo que sigas buscando para encontrar un producto mejor.

4 No importa la cantidad real de planta que haya, más bien debes fijarte en la cantidad de los dos principios activos de la rodiola: salidrosina y rosavino. Se necesita respectivamente un mínimo de 7 mg de salidrosina y 20 mg de rosavino. El producto A los aporta (aquí, 23,68 mg de rosavino y 8,88 mg de salidrosina). Lo único que se les puede reprochar a estos envases es que tengamos que hacer los cálculos. Habría sido más sencillo indicar la cantidad de estos principios activos. El laboratorio B no indica la cantidad de principio activo, así que no, gracias.

RESPUESTAS AL CUESTIONARIO DE LA PÁGINA 65

1 Estos dos productos contienen una forma muy buena de magnesio. Sin embargo, el producto A contiene sales de magnesio de ácido graso, un aditivo controvertido que se está evaluando. Por tanto, es mejor escoger el producto B. ¡Bien visto!

2 Ambos productos presentan una forma muy buena de vitamina C. Sin embargo, el producto A contiene estearato de magnesio y celulosa microcristalina, que son aditivos controvertidos y en curso de evaluación. Si has escogido el producto B, agradéceselo a tu instinto de detective.

3 Respuesta A. En el producto B, la presencia de una cápsula de origen vegetal puede tranquilizar, pero en esta cápsula hay un colorante: el óxido de hierro, que le otorga un bonito color, pero es un aditivo controvertido y en curso de evaluación. El producto B tendrá que quedarse en su estante. Recuerda siempre mirar la composición de las cápsulas.

RESPUESTA AL CUESTIONARIO DE LA PÁGINA 70

Es cierto que el producto A contiene formas buenas de minerales, apropiadas para la piel y el cabello. Sin embargo, estos minerales se anulan cuando se ingieren al mismo tiempo. El producto B contiene buenas formas de nutrientes, compatibles e indicadas para la piel y el cabello. Has escogido bien, así que, ¡marchando una dosis de belleza!

RESPUESTAS AL CUESTIONARIO DE LA PÁGINA 71

1 **Tomemos los productos uno por uno:**

- El producto A contiene una cantidad bastante buena de ortiga (2.000 mg en equivalente de planta, porque es un extracto de 200 mg con una relación de 10:1). Sin embargo, la especie de ortiga no es la buena (*Lamium album*). Este tipo de ortiga tiene otras virtudes, pero ningún beneficio probado hasta ahora sobre el bienestar articular.
- El producto B contiene la especie buena de ortiga (*Urtica dioica*), pero no conocemos la cantidad en planta y eso, en el caso de la ortiga, es importante. Como el producto es una gominola, a veces plantea un problema, porque a menudo contiene una cantidad menor de planta.
- El producto C contiene una cantidad buena de ortiga para el bienestar articular, y la especie es la correcta, pero la parte de la planta es la hoja. Hay que escoger la raíz si se desea maximizar los efectos de la ortiga para las articulaciones.
- El producto D contiene la especie buena y la parte de la planta adecuada, así que es una lástima que tenga un aditivo controvertido en curso de evaluación (dióxido de silicio, que no se debe confundir con los activos buenos para las articulaciones: el silicio o el silicio orgánico).
- El producto E, en cambio, responde a todos los criterios. Si ha sido tu elección, es porque tu lupa de salud natural te permite resolver los enigmas más arduos. ¡Bravo!

2 **Estudiemos estos diferentes productos:**

- El producto A no da ninguna información sobre la cantidad de principios activos en el azafrán (safranal y crocinas). Por otra parte, contiene sulfato de magnesio, que es una forma que no se absorbe bien y que puede provocar molestias digestivas, así como un aditivo controvertido en curso de evaluación (fosfato tricálcico). Finalmente, la vitamina B6 está en forma inactiva (clorhidrato de piridoxina).
- El producto B contiene la cantidad mínima de principios activos del azafrán y una buena forma de vitamina B6. Sin embargo, el bisglicinato de magnesio está tamponado (cortado con una forma menos buena de magnesio), porque la cantidad de magnesio

elemento obtenida de este bisglicinato es del 20 por ciento, lo que no es posible. El producto B, por tanto, puede ocasionar molestias digestivas.

- El producto C contiene todas las formas buenas, un bisglicinato de magnesio no tamponado, una forma de vitamina B6 activa, ningún aditivo controvertido y suficientes principios activos del azafrán.

- El producto D contiene 250 mg de malato de magnesio, pero contiene muy poco magnesio. Por otra parte, no se indica la cantidad de magnesio elemento, lo cual tal vez sea un «descuido», pero el porcentaje de VNR debería levantar sospechas (para el magnesio, debería situarse en general entre el 66 y el 80 por ciento). La forma de vitamina B6 no se especifica. El colorante no es un aditivo controvertido (es un colorante de origen natural a menudo obtenido de la paprika).

- El producto E no da ninguna información sobre la cantidad de los principios activos del azafrán, y la forma de vitamina B6 es una forma menos activa.

La respuesta correcta es, por tanto, el producto C. Eso de investigar entre cuatro sospechosos en una misma habitación es propio de profesionales.

3 El producto A es el más convincente, porque:

- El producto B no indica la cantidad de silimarina.

- El producto C contiene un extracto de cardo mariano con un equivalente de planta de 2.000 mg (4:1), pero no disponemos de información sobre la cantidad de silimarina... Además, está en comprimidos, una forma galénica que hay que evitar para los probióticos. Finalmente, contiene un aditivo controvertido en curso de evaluación.

- El producto D contiene enzimas digestivas, lo que es una buena idea para favorecer la digestión. Sin embargo, al parecer, los probióticos y las enzimas digestivas no son compatibles y deben tomarse por separado.

Una última información para los probióticos: es mejor que el producto aporte un mínimo de 4.000 millones de UFC, entre ellos dos *Lactobacillus* y un *Bifidobacterium* (salvo en casos particulares). Si has escogido el A..., ¡premio!

Tabla de contenidos

Introducción 9
Complementos alimenticios: once ideas preconcebidas que hay que rechazar . . . 13

PRIMERA PARTE
POR QUÉ LOS PRODUCTOS DE SALUD
NATURAL SON IMPRESCINDIBLES 15

Lleva tu salud al máximo nivel
con los complementos alimenticios 16

¿Qué es, en realidad, un complemento alimenticio? 17
Un enfoque natural de la salud 17
Ni un alimento, ni un medicamento 18
Salud óptima 19
Zona gris de las molestias fisiológicas 19
Enfermedad 19

Los efectos nutricionales de los productos de salud natural 20
Platos cada vez menos equilibrados 20
Platos cada vez con menos valor nutricional 21
Una población con cada vez más carencias por su estilo de vida 23

Los efectos fisiológicos de los productos de salud natural 26
Alimento o comprimido: concentraciones diferentes 26
Pero ¿qué significa «efecto fisiológico»? 27

Lo que dicen los estudios científicos 27
Beneficios reconocidos en la salud 27
. . . pero exigencias inapropiadas 28

¿La salud natural y la prevención van a desaparecer? 29

Un freno político en la comunicación de los beneficios 29
El papel de Europa 29
El papel de las redes sociales y de los gigantes de la web 35
¿Hacia una cultura de la cancelación? 36
La crisis de la medicina 37

¿Cómo distinguir lo verdadero de lo falso ? 38

Los tres pilares de tu salud 39

La alimentación, el carburante vital 39

Las proteínas: apuesta por la calidad y la variedad 40

Los lípidos: la grasa de la vida 40

Los glúcidos: el equilibrio correcto...41

Lactofermentación para un vientre feliz.......................................42

Los micronutrientes y antioxidantes 43

¡No te olvides del agua!..43

Rumbo a la vitalidad y a la longevidad, pero que sea con placer, por favor 44

La dieta mediterránea-cretense en la prevención de numerosas enfermedades 44

El sueño, tu aliado para la recuperación 45

Una buena noche de sueño... ¡hay que ganársela!..............................45

La actividad física: tu píldora antioxidante 48

Los beneficios del ejercicio para el cuerpo... 48

... pero también para la mente y el cerebro 48

Muévete cada día 49

Nunca es demasiado tarde para empezar.....................................50

¿Cómo escoger mejor tus complementos alimenticios?.............51

Saber leer una etiqueta..51

La lista de ingredientes 53

Las formas utilizadas 53

La cantidad de activos...55

El caso del bisglicinato de magnesio..57

Las contraindicaciones 58

Las plantas: caso por caso 59

Polvo frente a extracto 59

Los aditivos que debes evitar 62

Una forma galénica para cada uno.................................66

Líquido...66

Polvo...66

Cápsula blanda..66

Comprimido 67

Cápsula. 67

Gominola 67

Las interacciones posibles 69

Incompatibilidades. 69

Sinergias. 70

¿Qué es la revolución Nutrastream?. 75

SEGUNDA PARTE
PRODUCTOS DE SALUD NATURAL
ADAPTADOS A TUS NECESIDADES. 81

¿Por dónde empiezo? 82

Tus imprescindibles: la base 83

Tu dúo dinámico no negociable. 83

Tu trío ganador 84

Multivitaminas y minerales 84

Los omega-3. 87

Los probióticos 87

Tu programa a medida: la optimización. 89

Suplementos puntuales: la ocasión 91

Sueño: consigue unas noches reparadoras 92

Los mecanismos del sueño 93

¿Por qué es necesario dormir a pierna suelta? 93

¿Qué es lo que perturba el sueño? 93

Las soluciones naturales para recuperar un sueño de calidad 94

Adopta una rutina nocturna eficaz. 94

Ajusta tu higiene de vida 95

¡Atrévete con los productos de salud natural específicos! 96

Los que más recomiendo 96

Otros que deben considerarse 98

Estrés: controla el mal del siglo. 99

Los mecanismos del estrés 99

¿Para qué sirve el estrés? 99

¿Qué impacto tiene en tu salud el estrés repetitivo? 101

Las soluciones naturales para controlar el estrés 102

Utiliza la herramienta de la higiene de vida 102

Reprograma tu software mental 103

Elige los complementos antiestrés más eficaces............................103

Los que más recomiendo 104

Otros que deben considerarse 105

Estado de ánimo: mantén el rumbo hacia un buen equilibrio emocional..............................107

Los mecanismos que regulan el estado de ánimo 107

¿Qué determina el equilibrio emocional?....................................107

¿El cerebro es el único que manda a bordo? 108

Soluciones naturales para el bienestar mental........................109

Elige una alimentación para el «buen humor» 109

Regula tu ritmo de vida 110

Escoge buenos activos naturales 111

Los que más recomiendo 111

Otros que deben considerarse 112

Energía: recupera el vigor... 113

Los mecanismos de la pérdida de energía 114

¿Cuáles son las causas de la fatiga? 114

¿Por qué te sientes más y más cansado? 115

Soluciones naturales para potenciar tu energía 116

Opta por una alimentación revitalizante................................... 116

Muévete para recuperarte 117

Controla el estrés y las emociones... 117

Prueba con complementos específicos 117

Los que más recomiendo 118

Otros que deben considerarse 119

Inmunidad: estimula tus defensas 121

Los mecanismos de tu sistema inmunitario........................ 122

¿Cómo combate el cuerpo las infecciones y las enfermedades? 122
¿Por qué tu sistema inmunitario es menos eficaz? 123

Las soluciones naturales para estimular la inmunidad...............124
Apuesta por los alimentos escudo 124
Mejora tu estilo de vida...125
Descubre el *dream team* de los complementos para la inmunidad 125
Los que más recomiendo 126
Otros que deben considerarse 127

Digestión: mima tu vientre 129

Los mecanismos de tu aparato digestivo.............................130
¿Cuáles son las etapas de la digestión?....................................130
¿Qué punto tienen en común las molestias digestivas? 131

Las soluciones naturales para una digestión tranquila 132
Cuida tu alimentación 132
Reequilibra tu microbiota..133
Planteamientos suaves y globales..133
Opta por los activos naturales...134
Los que más recomiendo 134
Otros que deben considerarse 138

Cabello: conserva una melena llena de vida 139

Los mecanismos fisiológicos del crecimiento capilar.................139
Y el pelo... ¿cómo crece?...139
¿Qué factores influyen (mal) en tu pelo?..................................140

Las soluciones naturales para un cabello de ensueño...............142
Come lo que tu cabello necesita 142
Limita los factores agravantes en el día a día..............................142
Apuesta por los complementos para un cabello fuerte 144
Los que más recomiendo 144
Otros que deben considerarse 145

Piel: irradia belleza desde el interior 146

Los mecanismos de la piel...146
¿Cómo se estructura la piel? 146

¿Qué factores influyen (mal) en la piel?...147

Las soluciones naturales para preservar tu capital de juventud 149
De vuelta a los pilares de la piel 149
Cuida de tu hígado 150
Brilla con los principales activos de tu belleza................................ 150
Los que más recomiendo 150
Otros que deben considerarse 152

Deporte: potencia tu salud y tu rendimiento 154
Los mecanismos del deporte sobre el organismo..................... 154
¿Qué ocurre en tu cuerpo cuando haces deporte?...............................154
¿Cuáles son los factores del rendimiento deportivo? 156

Las soluciones naturales para optimizar la práctica deportiva 157
Opta por una alimentación que impulse tu rendimiento........................157
Adapta tu alimentación al momento del esfuerzo 158
Apuesta por complementos alimenticios de alto rendimiento 158
Los que más recomiendo 159
Otros que deben considerarse 160

Articulaciones: conserva tu movilidad a lo largo de los años 162
Los mecanismos de las articulaciones................................ 163
¿Cómo funcionan las articulaciones?...163
¿Qué factores producen molestias articulares? 164

Las soluciones naturales para la protección de las articulaciones ... 165
Adopta una alimentación antiinflamatoria 165
Haz ejercicio de forma regular...165
Opta por los complementos alimenticios esenciales............................167
Los que más recomiendo 167
Otros que deben considerarse 169

Regla: calma tus dolores menstruales............................170
Los mecanismos de la regla dolorosa 170
¿Para qué sirve la regla?...170
¿Por qué la regla puede ser dolorosa? 171

Las soluciones naturales para aliviar el dolor 173

Adapta tu alimentación 173

Haz deporte 174

Cuenta con los complementos alimenticios especializados 174

Los que más recomiendo 174

Otros que deben considerarse 175

SOP: equilibra tus hormonas 177

Los mecanismos del SOP 177

¿Cuáles son las causas del SOP? 177

¿Cuáles son los factores agravantes? 178

Las soluciones naturales para aliviar los síntomas del SOP 180

Adopta una buena higiene de vida 180

Apóyate en productos de salud natural potentes 180

Los que más recomiendo 181

Otros que deben considerarse 181

Bienestar genitourinario: cuida de tu intimidad 183

Los mecanismos del sistema genitourinario 184

¿Cómo funcionan los órganos genitourinarios? 184

¿Cuáles son los factores de riesgo y las causas? 184

Las soluciones naturales para el bienestar urinario 186

Bebe, bebe, bebe 186

Previene las infecciones 186

Recupera tu paz urinaria con productos de salud natural 187

Los que más recomiendo 187

Otros que deben considerarse 188

Fertilidad: aumenta al máximo las posibilidades 189

Los mecanismos de la fertilidad 189

¿Cuáles son las etapas de la reproducción? 189

¿Cuáles son los factores de riesgo? 190

Las soluciones naturales para prevenir la infertilidad 192

Apuesta por una alimentación que favorezca la fertilidad 192

Cuida tu higiene de vida 193

Busca un acompañamiento psicoemocional 194

Refuerza tu fertilidad con complementos. 194

Los que más recomiendo 195

Otros que deben considerarse 196

Embarazo: crea vida con serenidad 198

Los mecanismos del embarazo. 198

¿Qué pasa en tu cuerpo cuando estás embarazada? 198

¿Cuáles son los riesgos de un déficit durante el embarazo?. 199

Las soluciones naturales para vivir mejor tu embarazo 200

Muévete con placer y regularidad. 200

Mima tu sueño 200

Controla el estrés 201

Disfruta de una alimentación proembarazo en tu vida diaria 201

Garantiza los aportes con los complementos adecuados 202

Menopausia: sácale el máximo
provecho a tu segunda primavera 204

Los mecanismos de la menopausia 205

¿Qué ocurre en tu cuerpo? 205

¿Cuáles son los riesgos asociados a este trastorno hormonal? 206

Las soluciones naturales para que vivas mejor tu menopausia 207

Elige una alimentación protectora 207

Haz de la actividad física una aliada 207

Productos de salud natural para ayudar a las mujeres 208

Los que más recomiendo 208

Otros que deben considerarse 210

Andropausia: recupera el control de tu vitalidad 211

Los mecanismos de la andropausia 211

¿Qué ocurre en tu cuerpo? 211

¿Qué factores agravan la andropausia? 212

Las soluciones naturales para controlar la andropausia............. 213

Adapta tu alimentación 213

Atrévete a moverte 214

Selecciona los buenos complementos 215

Los que más recomiendo 215

Otros que deben considerarse 216

Próstata: controla la hipertrofia benigna 218

Los mecanismos de la hipertrofia benigna de la próstata 218

¿Qué es la próstata y cómo evoluciona con la edad? 218

¿Cuáles son los factores de riesgo? 219

Las soluciones naturales para frenar la HBP 220

Apunta a la alimentación 220

Planifica una actividad física regular 221

Respeta las ganas de orinar 221

Adopta activos «propróstata» 222

Los que más recomiendo 223

Otros que deben considerarse 223

Circulación: optimiza el sistema cardiovascular y la tensión arterial 225

Los mecanismos del sistema circulatorio 226

¿Cómo funciona la circulación sanguínea? 226

¿Cuáles son los factores de riesgo? 226

Piensa en tu tensión arterial 227

Las soluciones naturales para estimular tu circulación 227

Adopta una higiene de vida vasculoprotectora 227

Apuesta por las plantas y los complementos 229

Los que más recomiendo 229

Otros que deben considerarse 230

Ojos: cuida tu salud visual 232

Los mecanismos de la vista 232

¿Cómo funcionan los ojos? 232

¿Cuáles son los factores de riesgo para la salud visual? 233

Las soluciones naturales para preservar la vista.....................235

Adopta una higiene de vida protectora del ojo................................. 235

Escoge en un abrir y cerrar de ojos los buenos productos de salud natural...... 236

Los que más recomiendo 236

Otros que deben considerarse 237

Memoria y concentración: maximiza tu salud cerebral 239

Los mecanismos de la memoria y la concentración 240

¿Cómo funciona la memoria? 240

¿Cómo funciona la concentración? 240

¿Qué factores influyen en tu rendimiento cognitivo? 241

Las soluciones naturales para reforzar la salud cerebral 242

Apuesta por una alimentación que proteja el cerebro. 242

Mantén la forma física para fortalecer tu mente 243

Optimiza tu entorno de trabajo o de aprendizaje 243

Escoge soluciones naturales para mejorar las capacidades cerebrales 245

Los que más recomiendo 245

Otros que deben considerarse 246

Sexualidad: vibra de forma natural 248

Los mecanismos de la función sexual 248

¿Cómo funciona el placer sexual? 248

En el hombre 248

En la mujer 249

¿Cuáles son los factores que alteran la salud sexual? 249

Las soluciones naturales para reforzar la salud sexual 250

Adapta la alimentación y tu modo de vida 250

Dale músculo al perineo y activa tu esfera pélvica 251

Favorece la salud sexual con productos de salud natural 252

Los que más recomiendo 252

Otros que deben considerarse 254

Glucemia: regula el nivel de azúcar y lucha contra la resistencia a la insulina 255

Los mecanismos de la regulación de la glucemia 256

¿Qué ocurre en tu cuerpo cuando comes algo dulce? 256

¿Cuáles son los factores de riesgo y sus causas? 258

Las soluciones naturales para regular la glucemia. 260

Opta por una alimentación protectora 260

Programa una actividad física diaria. 260

Relájate 261

Apuesta por las plantas y complementos nutricionales de interés 261

Los que más recomiendo 261

Otros que deben considerarse 262

TERCERA PARTE
LOS INGREDIENTES DE LA SALUD NATURAL, EXAMINADOS CON LUPA 265

Instrucciones 266

Fichas de los activos por orden alfabético 268

Ácido hialurónico 268

Ajo 268

Alcachofa 269

Arándano 269

Arándano rojo 270

Arginina 270

Ashwagandha 271

Azafrán 271

Bacopa 272

Berberina 272

Betaína-HCL 273

Brezo 273

Calcio 274

Camomila 274

Canela 275

Carbón vegetal 275

Cardo mariano 276

Castaño de Indias 276

Ceramida de trigo (Lipowheat®) 277

Cisteína y metionina 277

Cobre 278

Coenzima Q10 278

Colágeno 279

Creatina 279

Cromo 280

Curcumina 280

DAO. 281

Desmodio 281

D-manosa 282

Enzimas digestivas 282

Espino blanco. 283

Ginkgo biloba 283

Ginseng. 284

Glucosamina y condroitina 284

Glutamina 285

Grifonia. 285

Hierro 286

Isoflavonas de soja 287

Jengibre 287

Luteína y zeaxantina 288

Maca 288

Magnesio 289

Manganeso. 290

Melatonina 290

Melisa. 291

Multivitaminas y minerales 291

NADH 292

Omega-3 (EPA y DHA) 292

Onagra (aceite). 293

Ortiga 293

Pasiflora 294

Probióticos. 294

Resveratrol 295

Rodiola 295

Salvia. 296

Saúco negro (baya). 296

Saw palmetto. 297

Selenio. 297

Semilla de calabaza (aceite). 298

Té verde. 298

Teanina 299

Tomillo 299

Triptófano 300

Valeriana 300

Vid roja 301

Vitamina A. 301

Vitaminas B 302

Vitamina C. 303

Vitamina D. 304

Vitamina E 305

Vitamina K. 305

Yodo 306

Zinc 307

Contraindicaciones de otros complementos de salud natural abordados en este libro 309

Conclusión 313

Agradecimientos 315

Bibliografía 317

Respuestas a los «Tú decides» 349

Tabla de contenidos 353

Este libro se terminó de imprimir
en el mes de mayo de 2025.